타우Tao 플로우 요가

About Tao Flow

우리가 인생이라는 길을 가는 동안 많은 경험을 하게 되는데 난생 처음 겪는 낯선 경험과 이미 여러번 반복되어 익숙해진 경험들이 있습니다. 이러한 경험의 과정을 반복하면서 우리는 달콤한 성공을 맛보기도하고 때로는 쓰디 쓴 실패도 경험하게 되는데 어떤 결과를 초래하든 우리는 이러한 과정을 경험하며 정신과 육체가 같이 성장 해 가는 값진 교훈을 얻게 됩니다.

우리는 이 수업을 통해 또 하나의 경험을 하게 되고 그로인해 삶을 더욱 값지게 만드는 방법을 깨닫게 될 것입니다.

타우 플로우 요가는 계속되는 흐름 속에서 하나의 아사나를 다음 아사나와 자연스럽게 연결하는 요가프로그램입니다. 이는 단순히 동작셋트에 한정되거나 육체적인 훈련 이상이며 자신의 내부세계와 외부세계를 역동적으로 결합하여 에너지의 흐름을 안정시키는데 목적이 있습니다. 다시 말해 플로우 요가는 에너지의 흐름을 자연스럽게 외적으로 표현하는 것이며 에너지의 흐름이 안정될 수 있도록 아사나 하나하나에 모든 정신을 집중해야 합니다. 또한 호흡이 자연스럽게 연결되어야 하며 삶을 바라보는 시선 역시 변화에 대해 매 순간 긍정적인 시선으로 바라보고 그로인해 느낄 수 있는 행복이 서로 자연스럽게 연결 될 수 있도록 해야 합니다.

그것이 균형이며 이 균형은 근력과 유연성, 가벼움과 무거움, 동적인 것과 정적인 것들의 상호작용을 의미하고 이는 호흡과 연결되어 있어 호흡이 흔들리지 않는다면 내 마음 또한 흔들리지 않게 됩니다.

이제 눈을 감고 편안한 마음으로 내 안에 본질적으로 내제되어 있는 균형의 요소를 찾아보세요. 그리고 그것이 자연스럽게 어우러져 몸과 마음의 균형을 찾아가는 과정을 통해 자신을 깨워내는 흐름을 느껴보세요.

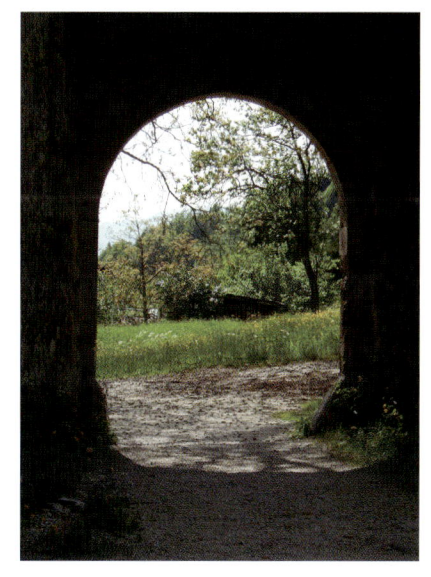

이렇게 플로우 요가의 특징은 우리의 몸이 태초의 상태로 돌아가게 하는 것에 중점을 두고 있습니다. 어린아이가 태어나서 겪게 되는 인생의 과정이나 인간의 삶을 살아가며 점점 변화해가는 척추의 모습들을 시퀀스를 통해 표현 하였습니다. 수련을 통한 에너지의 흐름 속에서 자신의 진정한 내면의 모습과 삶을 살아가는 자세들을 객관적인 시선으로 바라보고 나를 마주할 수 있는 시간이 되길 바랍니다.

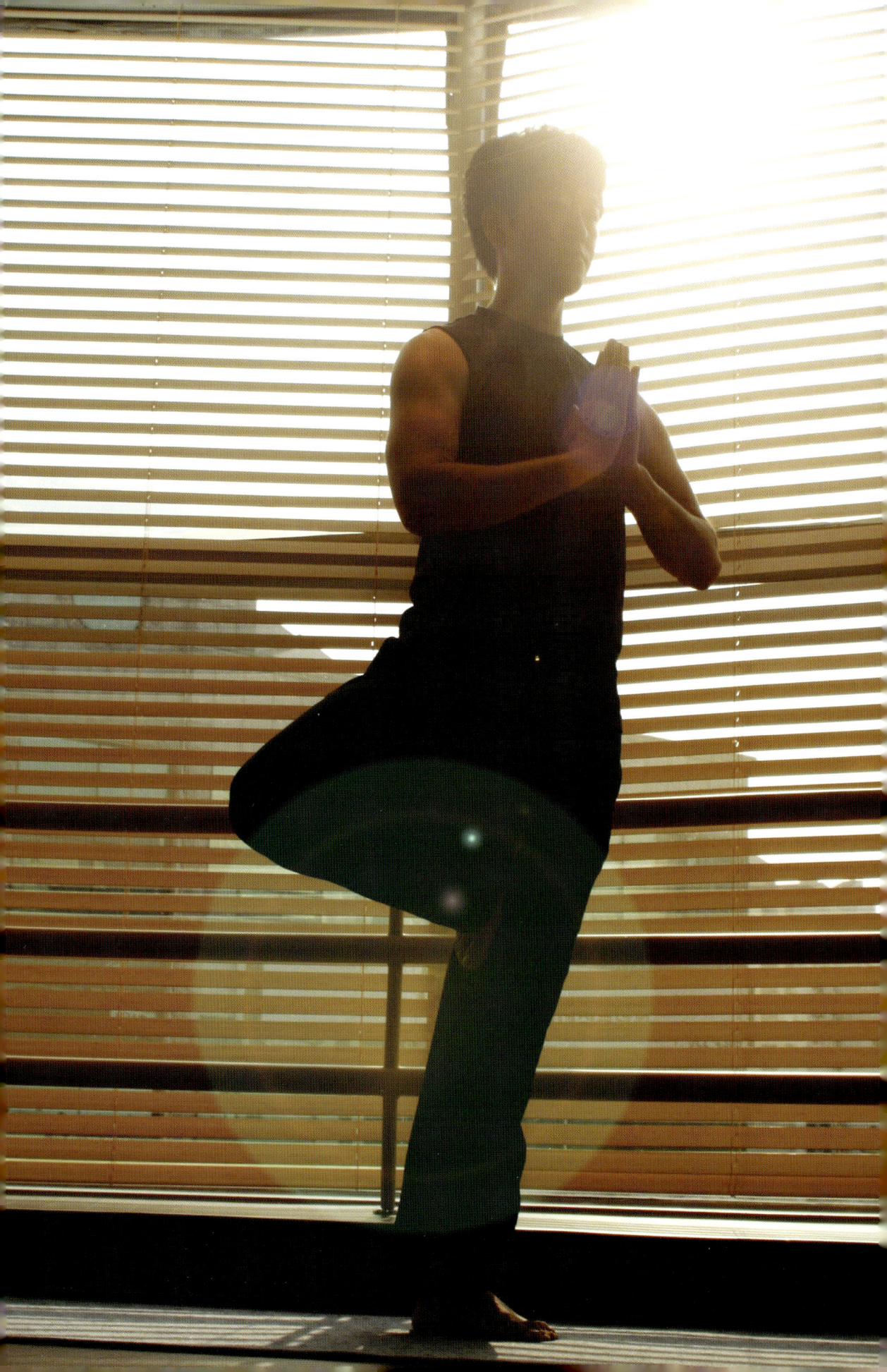

Contents

요가의 역사 및 요가 종류 ⋯ 006
요가의 8단계 ⋯ 008
좌법, 기본 무드라 ⋯ 010
기본 아사나 ⋯ 016
호흡법 ⋯ 044
나디, 차크라, 반다 ⋯ 048
수리야 나마스카라 A, B ⋯ 052
변형 아사나 ⋯ 058
야마, 니야마, 3가지 구나 ⋯ 142
6가지 크리야 ⋯ 149
다양한 무드라 ⋯ 153
커플요가 ⋯ 160
명상 ⋯ 196
요가용어 ⋯ 200

요가의 역사

예전부터 요가는 신비한 삶의 성스러운 과학으로 평가되며, 명상을 통하여 깨달음을 얻은 성자들에 의하여 전해져 내려왔다. 오래된 고고학 자료들을 보면 BC3,000년경 전에 인더스 강 계곡에서 요가자세를 취한 돌인형을 볼 수가 있다. '요가(yoga)'라는 말이 맨 처음 언급된 것은 '베다(Veda)'라는 경전집에서 이다. 베다의 일부분은 약 2,500년 전에 형성되었으나 요가의 가르침을 체계화한 것은 후기 베다인 우파니샤드(Upanishads)에서 설명하였다. 이것은 베단타 철학으로도 알려져 있다. 베단타 철학의 중심사상은 전 우주의 근본으로 여기는 브라만(Brahman)으로 알려져 있는 절대의식 또는 절대존재의 사상이다.

BC 6세기경에 두 개의 대서사시가 나왔는데 발미키(Valmiki)가 쓴 라마야나(Ramayana)와 바샤(Vyasa)가 쓴 마하바라타(Mahabharata)이다. 마하바라타에는 모든 요가경전에서 가장 잘 알려진 바가바드 기타(Bhagavad Gita)가 포함되어 있다. 바가바드 기타에서는 신이나 브라만의 화신을 크리쉬나(Krishna) 신이라 하는데, 그는 장수 아르쥬나에게 요가를 가르치며 자신의 의무를 충실히 이행함으로써 삶에서 자유를 획득한다고 설파하였다. 라자요가(Raja Yoga)의 기본골격은 파탄잘리 요가 수트라에 기인하며 BC 3세기경에 쓰여졌다. 하타요가(Hatha Yoga)의 고전문헌인 하타요가 프라디피카에는 다양한 호흡법과 아사나들이 설명되어 있으며 이것은 현대 요가의 수행실천의 기초가 되고 있다.

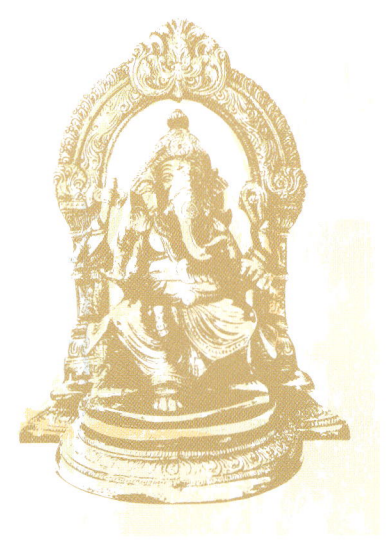

요가의 종류

요가의 주된 네 가지 길은 - 카르마요가(Karma Yoga), 박티 요가(Bhakti Yoga), 즈나나 요가(Jnana Yoga) 라자 요가(Raja Yoga)이다. 이들은 각기 접근하는 길이 다르고 그 나름대로의 특성이 있으나 궁극적인 목표는 신(神) 또는 브라만과의 합일(合一)이며 삶의 통합성에 대하여 연구하고 있다.

카르마 요가는 행동의 요가로서 외향적인 성격에 적합하다. 사심을 버리고 결과에 치우침 없이 행동하라고 가르친다. 행동에서 오는 결과를 신에게 맡김으로 결과로부터 자유로워지며 스스로를 정화한다. 이 요가를 성취하기 위해서는 어떠한 행동이라도 만트라를 반복하는 마음이 집중되어야 한다.

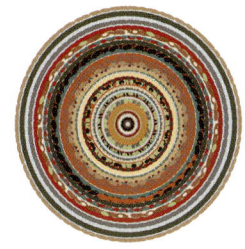

박티 요가는 헌신의 길이며, 특히 감성적인 사람에게 적합하다. 박티요가의 핵심은 '사랑'이며, 신은 사랑의 화신이다. 진정한 헌신자는 기도와 예배를 통하여 신을 찬양하고 신에게 모든 것을 바치는 무조건적인 사랑과 헌신의 감성을 발달시킨다. 신을 찬양하고 찬송하는 것이 박티요가의 주된 부분이다.

즈나나 요가는 지혜와 지식의 요가이며 상당한 의지력과 지력(知力)을 필요로 한다. 베단타 철학에 의하여 즈나나 수행자는 본성을 깨닫기 위하여 지성을 사용한다. 즈나나 요가는 우리가 우리의 안과 밖을 다르게 보는 것처럼 우리 자신은 신으로부터 분리되어 있다고 생각한다. 그리고 지성을 통하여 신과 하나됨을 깨닫는다. 이 요가를 수행하기 전에 다른 요가에 통달해야 한다. 왜냐하면 이기적이지 않은 마음, 신에 대한 사랑, 강인한 몸과 마음이 없이는 진정한 본래의 자아를 찾기 어려울 뿐더러, 잘못하면 공허한 망상에 빠지기 때문이다. 그러므로 몸과 마음을 강하게 만들며 구도자의 길을 가려는 자세로 임해야 한다.

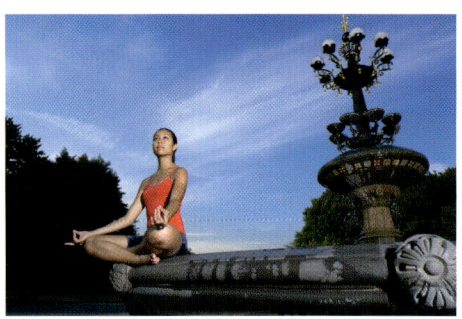

요가의 8단계

현인 파탄잘리는 요가 수트라 경전에서 라자요가의 8단계를 통하여 몸과 마음의 정화를 단계적으로 발전시켰다. 궁극적인 깨달음으로 인도하는 요가수행 체계의 하나이다.

① **야마(Yamas)** : 하지 말아야 할 다섯가지 규범
 - 자연을 파괴하지 말고 폭력적이지 않아야 한다. 진리에 입각한 생각과 행동을 한다. 도둑질을 하지 않는다. 소유욕을 가지지 말며 검소한 생활을 한다. 모든 것을 브라마(하느님)의 입장으로 본다.

② **니야마(Niyamas)** : 내적 깨끗함을 지켜주는 규범
 - 순수성, 만족감, 절제, 경전에 대한 공부와 성스러운 현존(現存)의 자각과 함께 생활하는 것이다.

③ **아사나(Asanas)** : 자세

④ **프라나야마(Pranayamas)** : 규칙적인 호흡법

⑤ **프라트야하라(Pratyahara)** : 밖으로 향한 감각을 내면으로 돌리는 것

⑥ **다라나(Dharana)** : 마음을 한곳에 집중하는 법

⑦ **디야나(Dhyana)** : 명상의 단계

⑧ **사마디(Samadhi)** : 초의식의 절정

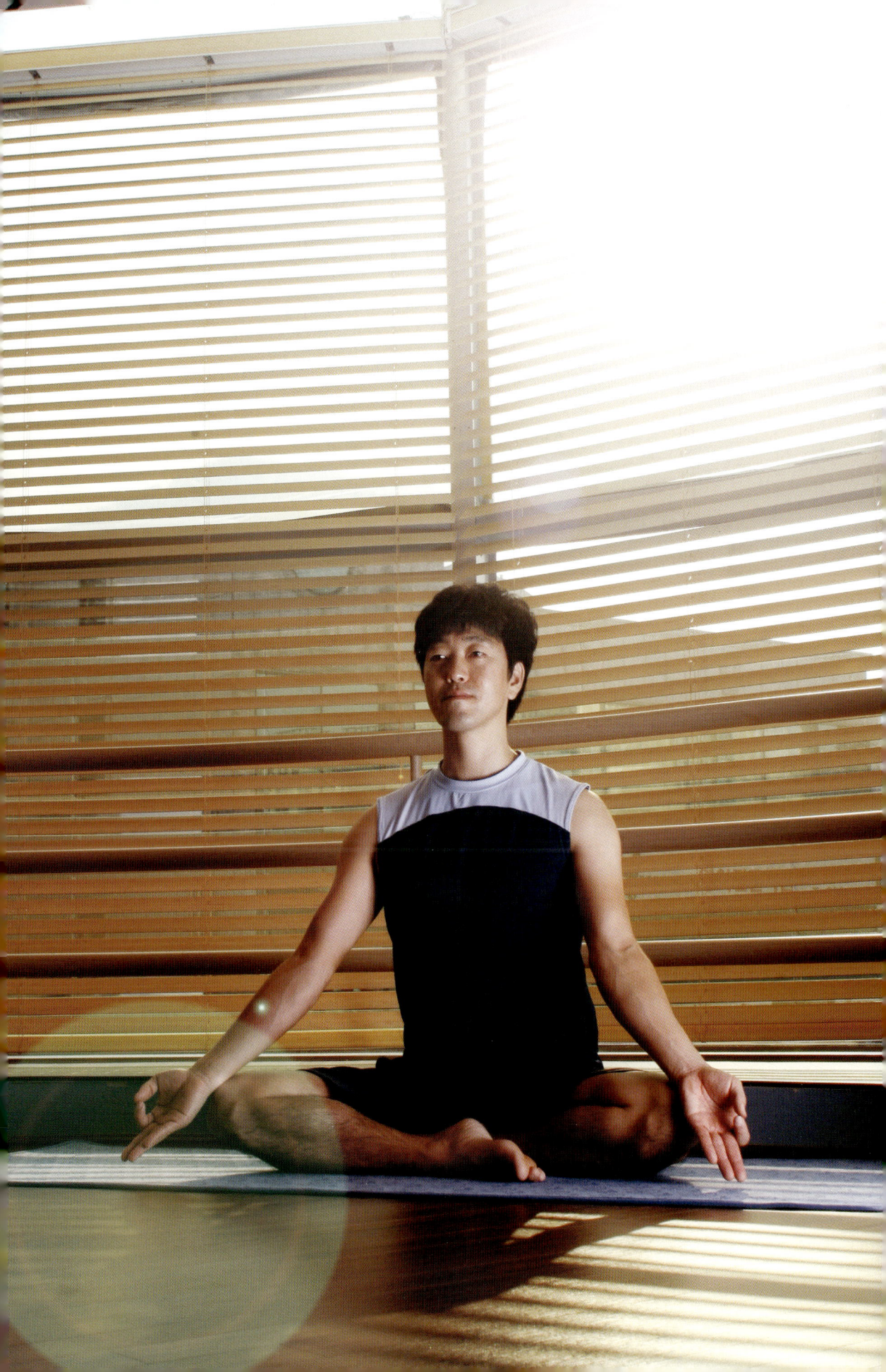

좌법

바른 자세
허리를 펴고 바른 자세로 앉는다. 자세를 취할 때는 꼬리뼈부터 머리 끝 중앙인 정수리까지 몸을 길게 늘려 주는 것이 중요하다. 턱을 아래로 살짝 당겨주며, 복부의 긴장을 풀고, 가슴을 열며, 어깨는 부드럽게 내려 이완해 준다.

마음과 손의 연결
어린 아이가 엄지손가락을 말아 쥐고 있는 것은 마음에 안정을 찾기 위함이다. 이렇듯 우리의 손에는 오장육부와도 연결이 되며 마음과도 연결이 된다. 이는 우리 손이 기운을 받고 전달하는 능력을 가지고 있기 때문이다. 따라서 손을 어디에 어떻게 놓는지는 올바른 자세의 중요한 요소이다.

* 기분이 많이 가라앉아 있거나 몸이 피곤하고 쳐지는 느낌이 든다면, 손바닥을 하늘로 향해 열어주면 양손이 신선하고 양적인 에너지를 하늘로부터 받아들이게 되며, 몸과 마음은 부드럽게 열려 활력을 경험할 수 있을 것이다. 반면 기분이 많이 들떠 있거나 민감할 때 혹은 스트레스를 많이 받아 머릿속이 복잡할 때, 손바닥을 지면을 향해 내려놓으면 산만한 몸과 마음이 서서히 차분해져 가라앉는 것을 느낄 수 있을 것이다.

편안하게 앉는 방법
먼저 발목과 무릎, 골반이 편안해야 하며 두 무릎은 골반보다 바닥을 향해 더 아래로 가라앉아 있어야 한다. 앉아 있는게 불편할 때에는 엉덩이 아리에 담요를 두둑이 쌓아 앉아주고 무릎이 바닥에서 많이 뜨면 무릎 아래에 돌돌만 담요 혹은 블록을 놓아 무릎의 부담을 덜어주는게 좋다.

a. 수카사나 Sukhasana(반가부좌)

무릎을 구부려 양발을 몸 쪽으로 가까이 끌어당기고, 구부린 무릎은 바깥 방향으로 열리게 내려놓는다. 한 다리를 다른 다리 위에 올려놓고, 올린 다리의 발가락을 다른 다리 사이에 끼워 넣는다.

b. 싣다사나 Siddhasana(달인좌)

무릎을 구부려 두 발을 몸 쪽으로 가까이 끌어당기고, 구부린 무릎은 바깥 방향으로 열리게 바닥에 내려놓는다. 한쪽 발을 회음부 가까이 당겨놓고 한 발 뒤꿈치가 다른 발의 뒤꿈치 앞에 놓여 두 뒤꿈치가 일직선이 되게 놓는다.

c. 아르다 파드마사나 Ardha Padmasana(결가부좌)

무릎을 구부려 두 발을 몸 쪽으로 가까이 끌어당기고, 구부린 무릎은 바깥 방향으로 열리게 내려놓는다. 오른쪽 다리를 왼쪽 허벅지 위에 올려 놓고, 왼발도 오른쪽 허벅기 위에 올린 후 올린 다리의 무릎을 바닥에 가깝게 내려 놓는다.

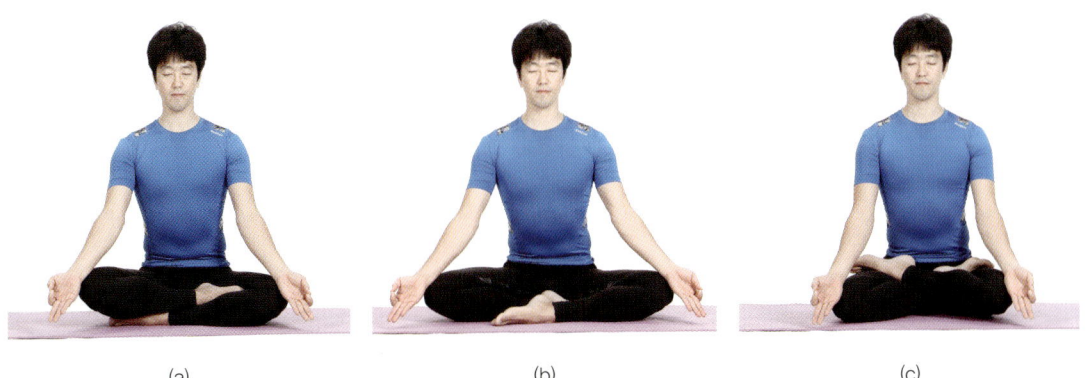

(a)   (b)   (c)

기본 무드라

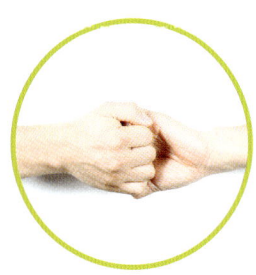

가네샤 무드라
(코끼리, 지혜의 신, 모든 장애를 극복하는 신성)

가슴 앞쪽에서 왼손은 손등이 몸쪽으로 오른손은 손등이 바깥쪽으로 향하게 한 후 똑같이 손가락을 구부려 그림처럼 왼손의 구부러진 손가락에 건다. 두 손은 가슴 앞쪽의 심장 위치에 둔다.

숨을 내쉬는 동안 잡은 손이 풀어지지 않도록 유지하며 힘껏 양쪽으로 잡아당긴다. 그러면 상완근과 가슴 부위가 긴장될 것이다. 숨을 들이쉬는 동안 모든 긴장을 풀어준다. 여섯 번 반복하고 그 자세 그대로 양손을 흉골 위에 붙인다. 흉골 부위에서 일어나는 느낌에 정신을 집중한다.

이번에는 오른손의 손바닥이 바깥쪽을 향하도록 두 손의 위치를 바꾼다. 이 자세로 똑같은 과정을 반복한다. 그다음 잠시 동안 침묵 속에 머문다. 하루 1회 시행하는 것으로 충분하다.

변형 앞의 무드라와 운동 방법은 똑같지만 팔을 수평으로 하지 않고 대각선으로 한다. 한쪽 팔꿈치는 비스듬히 위로 향하게 하고 다른 쪽 팔꿈치는 대각선으로 아래를 향하게 한다.

효과 용기, 자신감
- 심장의 운동을 자극하고 심장근육을 강화시키며 기관지를 열어 주고 이 부근의 모든 긴장을 풀어 준다.
- 심장 차크라를 열어주고, 우리에게 용기와 자신감을 주며, 타인을 향해 마음을 열게 한다.

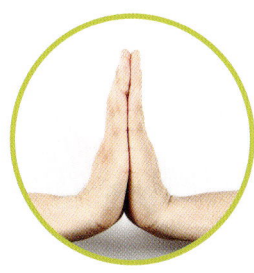

아뜨만잘리 무드라
(기도하는 손 모양)

두 손을 심장 차크라(아나하타 차크라) 앞에서 합장하듯이 모은다. 손바닥 사이는 약간의 공간을 남겨둔다. 명상을 시작할 때, 앉거나 선 자세로 팔을 펴서 하늘을 향해 들어올린 자세를 먼저 취한다.

효과 평온한 마음
- 생각을 평온하게 정화시킨다.
- 좌뇌와 우뇌를 똑같이 활성화하고, 조화롭게 한다.

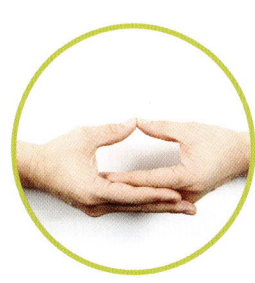

디야니 무드라
(묵상 또는 명상하는 손 모양)

두 손을 겹쳐서 그릇 모양을 만들고 넓적다리 위에 올려놓는다. 이때 왼손이 오른손 안으로 들어가게 하고 엄지손가락 끝은 서로 붙인다.

효과 자유로운 영혼
- 고전적인 명상 자세로 그릇처럼 만들어진 두 손은 영적으로 필요한 모든 것을 얻기 위해 우리의 내면이 자유롭고 정결하며, 비어 있다는 것을 보여준다.

즈나나 무드라와 친 무드라
(지식과 지혜의 무드라)

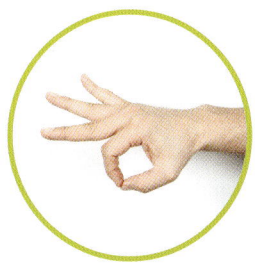

즈나나 무드라

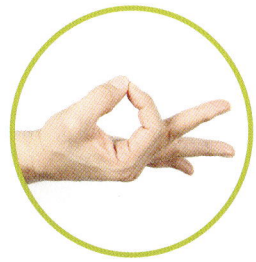

친 무드라

엄지손가락과 집게손가락 끝을 붙이고 다른 손가락들은 편다. 손은 편안하게 넓적다리 위에 올려놓는다. 두 손을 같이 실행한다. 손가락 끝이 하늘을 향해 있을 때 즈나 무드라라고 부르며, 땅을 향해 내려져 있을 때는 친 무드라라고 부른다. 이 무드라는 두가지 방법으로 행한다.

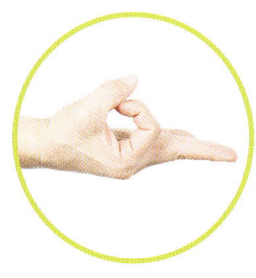

첫 번째 방법은 엄지손가락과 집게손가락을 붙이는 것이고, 두 번째 방법은 집게손가락 끝을 엄지손가락의 첫 번째 관절에 붙이고, 엄지손가락으로 집게손가락의 손톱 위를 가볍게 누르는 것이다. 첫 번째 방법은 수동적으로 받는 자세이고, 두 번째는 능동적으로 주는 자세이다.

효과 지혜와 영성
- 하타 요가에서 두 번째로 잘 알려진 자세로, 몸과 마음, 영혼의 단계에 효과가 있다.
- 기억력과 집중력을 향상시킬 뿐만 아니라 정신적인 긴장과 장애를 치유하는 데 효과적이다.
- 졸음과 우울증, 고혈압뿐만 아니라 불면증을 치료하는 데도 좋다.

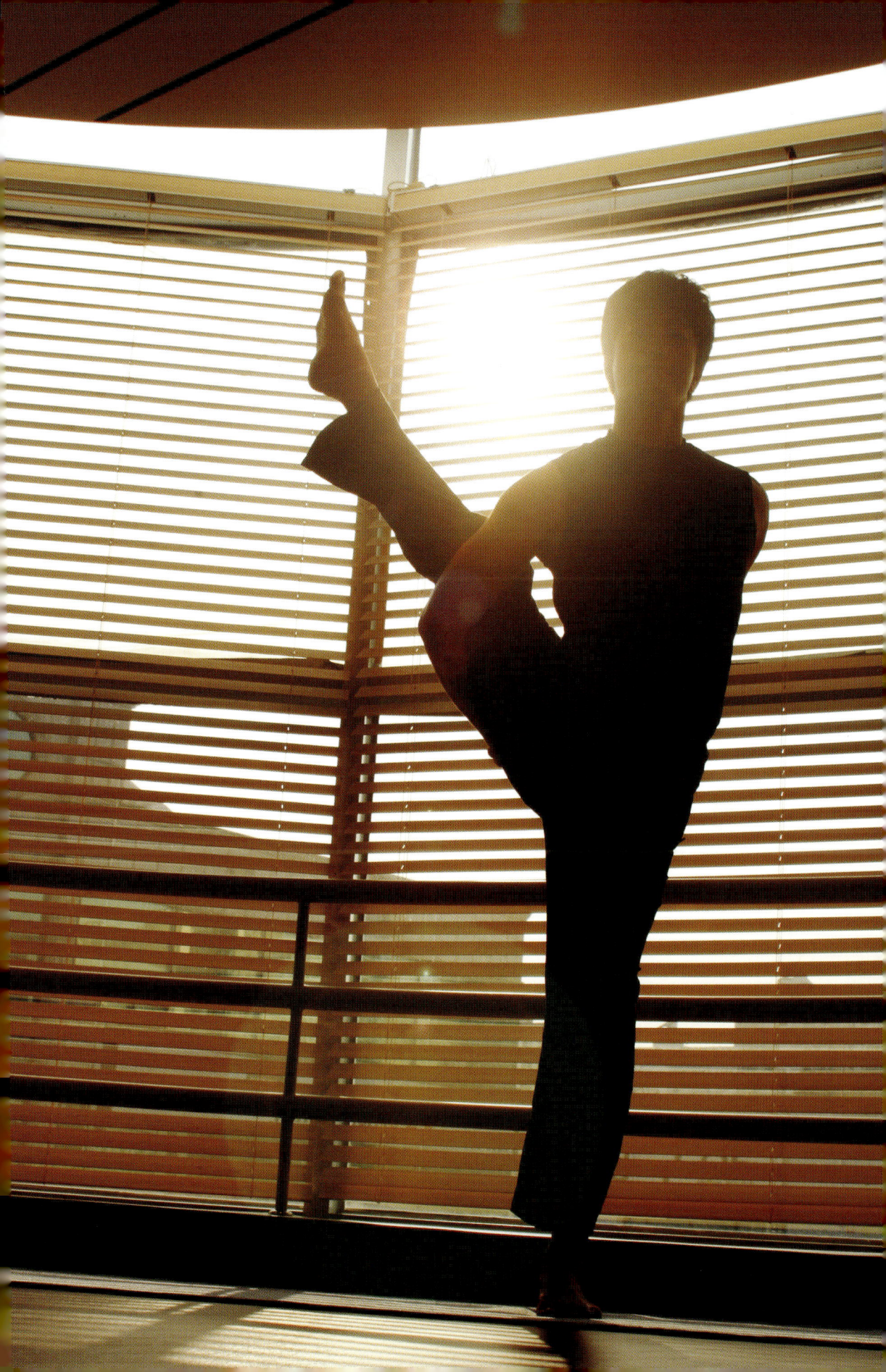

The Sun Salutation Pose

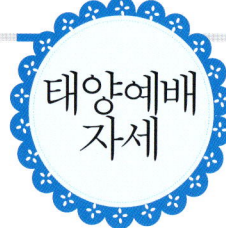

태양예배 자세(수리아 나마스카라 Surya Namaskar)는 아사나를 하기 위한 준비자세로 몸 전체를 부드럽게 마사지 해준다. 12가지 자세로 연속되는 이 동작들은 매우 훌륭한 자세이다. 각각의 자세는 바로 앞의 자세와 짝을 이루어 몸의 균형을 잡아주며 가슴은 팽창수축되어 호흡을 부드럽게 하게한다. 매일 규칙적으로 수행함으로써 척추를 바로 세워주고 관절과 인대에 탄력을 주며 허리를 유연하게 만들어 준다.

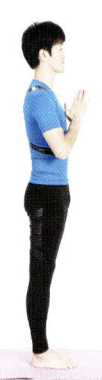 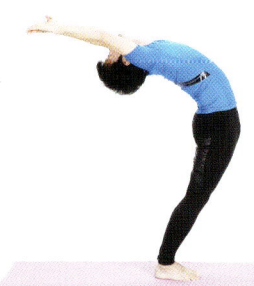 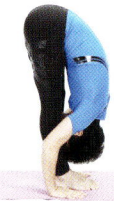

1 두발을 모으고 두 손을 합장하여 가슴에 모은다. 체중을 온몸에 고르게 실은 후, 숨을 천천히 내쉰다.

2 숨을 들이쉬면서 팔을 위로 뻗어 허리를 뒤로 젖힌 다음 엉덩이를 앞으로 밀고 다리는 곧게 편다. 목은 이완시킨다.

3 숨을 내쉬면서 머리를 앞으로 숙여 가슴을 무릎에 대고 손바닥을 바닥에 댄다.

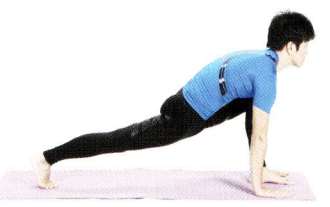 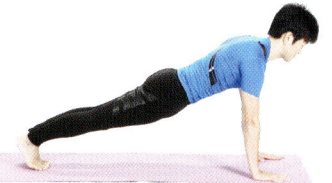 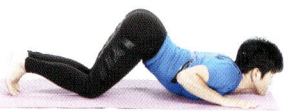

4 숨을 들이쉬면서 오른쪽 다리(또는 왼쪽 다리)를 뒤로 빼고 왼쪽 다리를 앞으로 굽혀 양손 사이에 놓는다. 시선은 정면의 한 곳을 응시한다.

5 숨을 멈추고 앞으로 굽힌 다리를 뒤로 빼내어 발가락과 손에 체중을 지탱한다. 시선은 정면을 바라본다.

6 숨을 내쉬면서 무릎과 가슴을 차례로 바닥에 내린다. 엉덩이는 위로 올리고 발가락은 안쪽으로 하여 세운다.

태양예배 자세는 다음과 같이 크게 두 가지 과정을 해야만 1회로 간주한다. 4번과 9번의 동작에서 오른발은 앞으로 내어서 하고 그 다음 왼발을 앞으로 내어서 하는 것을 1회로 간주한다. 동작 3~10번까지는 양손을 한 위치에 고정한 채로 동작과 호흡을 일치 시킨다. 이러한 동작들은 처음에는 4회 반복하다가 시간이 지남에 따라 12회까지 늘려 나간다. 그러면 지금부터 태양예배 자세의 12동작을 천천히 호흡과 함께 해보자.

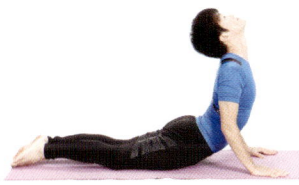

7 숨을 들이쉬면서 엉덩이 내린다. 두 다리를 붙이고 발가락을 뒤로하여 쭉 편다. 어깨는 내리고 목을 젖혀 시선은 뒤로 향한다.

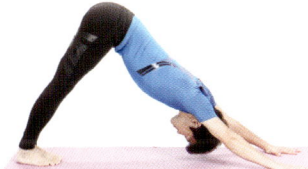

8 숨을 내쉬면서 다시 안쪽으로 두 발을 모으고 역 V자형 자세를 취한다. 발바닥은 바닥에 댄 채로 어깨는 뒤로 당기고 머리는 앞으로 쭉 뺀다.

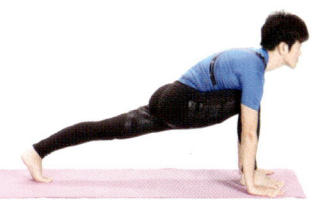

9 숨을 들이쉬면서 왼쪽 다리(또는 오른쪽 다리)를 뒤로 빼고 오른쪽 다리를 앞으로 굽혀 양손 사이에 놓는다. 시선은 정면의 한 곳을 응시한다. 이 동작은 4번과 동일하다.

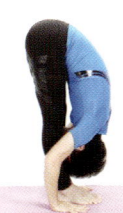

10 숨을 내쉬면서 허리를 굽혀 가슴을 무릎에 댄다. 손바닥은 바닥에 댄다. 이 동작은 3번과 동일하다.

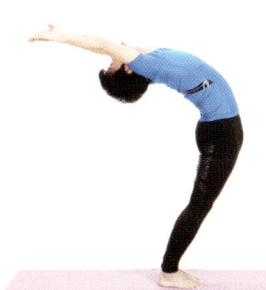

11 숨을 들이쉬면서 팔을 위로 뻗어 허리를 뒤로 젖힌다. 엉덩이를 앞으로 밀고 다리는 바로 세우면서 목을 이완 시킨다. 이 동작은 2번과 동일하다.

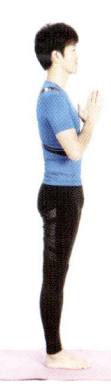

12 숨을 내쉬면서 두 팔을 내려 처음의 자세로 돌아와 두 손을 가슴 앞에 합장한다.

Leg Raises

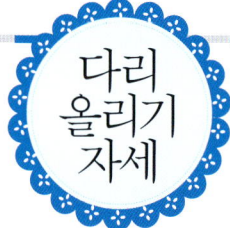

다리 올리기 자세

아사나를 하기 위한 준비동작으로 머리서기와 같은 자세를 취하기 위해 복부와 등아래의 근육을 단련시키며, 허리와 허벅지를 강화시키는 동작이다.

● 한쪽 다리 올리기

한쪽 다리는 바닥에 둔 채 한쪽 다리만 들어 올린다. 처음 다리를 올릴 때, 손바닥으로 바닥을 밀면서 다리를 올린다. 가능한 무릎을 굽히지 않고 들어 올리며 척추도 곧게 유지한다.

1. 숨을 들이쉬면서 오른쪽 다리를 가능한 높이 든 다음 숨을 내쉬면서 천천히 내린다. 왼쪽도 같은 방법으로 하며 3회 반복한다.

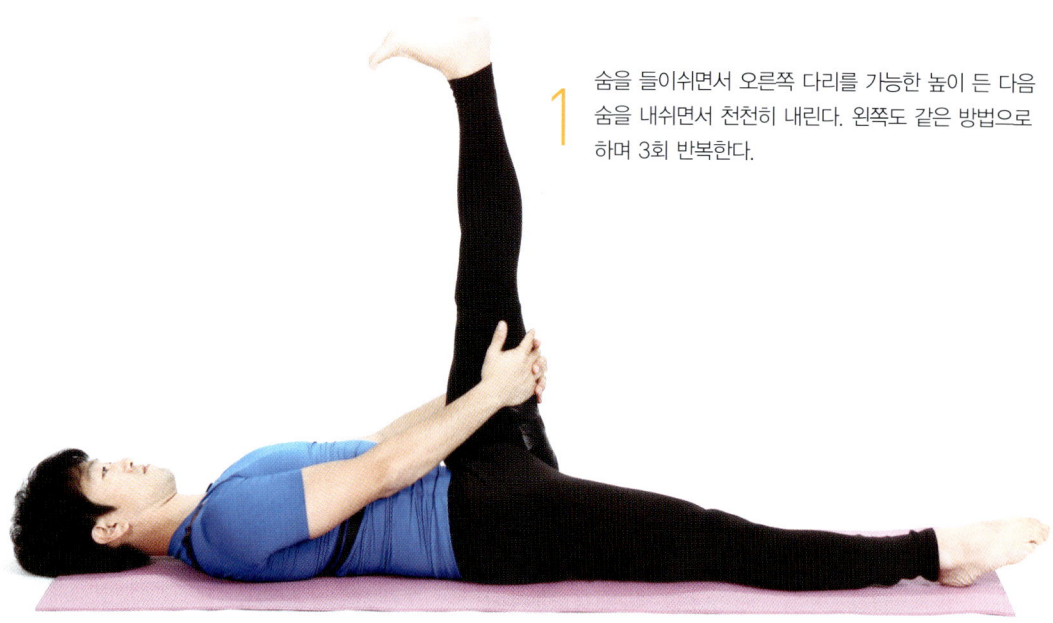

● 한쪽 무릎 감아 올리기

바타야나사나(Vatayana-sana)라 하며 소화기관을 문질러 주어 위와 장의 가스를 제거시킨다. 동작을 할 때 가능한 등 아래와 엉덩이는 바닥에서 떨어지지 않도록 유의한다. 다른 한쪽다리도 바닥에서 떨어지지 않도록 주의한다.

2 숨을 내쉬면서 오른쪽 무릎을 굽혀 양손으로 감싼 후, 가슴쪽으로 당긴다. 숨을 들이쉬며 다리를 내리고 팔을 풀어준다. 왼쪽도 반복한다.

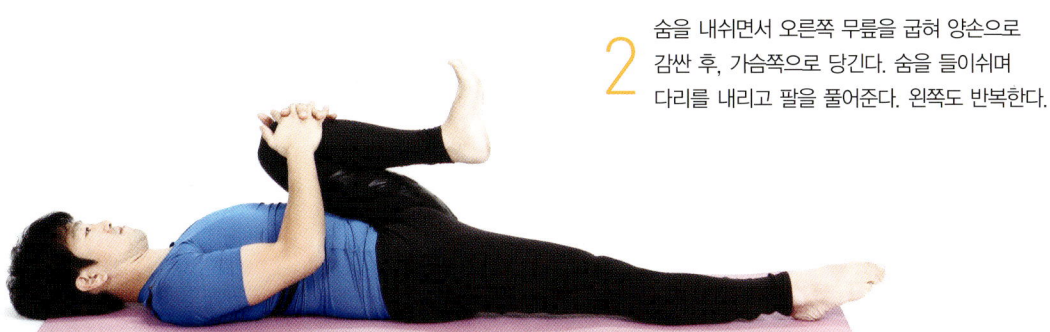

● 두 무릎 감아 올리기

'한 다리 감아 올리기'와 같이 장을 마사지하여 가스를 배출시킨다. 머리와 어깨를 바닥에 대고 등 아랫부분을 바닥으로 밀어낸다. 몸을 앞뒤, 양옆을 흔들 때는 규칙적이며 리듬을 타도록 한다. 이 흔드는 동작은 척추골 마디, 등 근육 인대를 마사지하여 척추의 경직된 부분들을 부드럽게 풀어준다.

3 숨을 내쉬면서 두 무릎을 양팔로 감싼 후, 가슴으로 당긴다. 숨을 들이쉬면서 다리를 풀어준다.

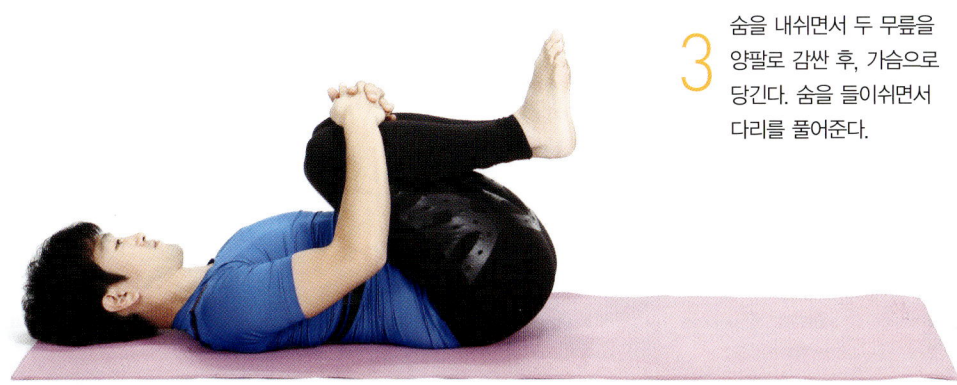

● 고관절 풀어주기

허리, 엉덩이 골반의 유연성을 향상시켜 주고 틀어진 골반을 교정시켜 준다.

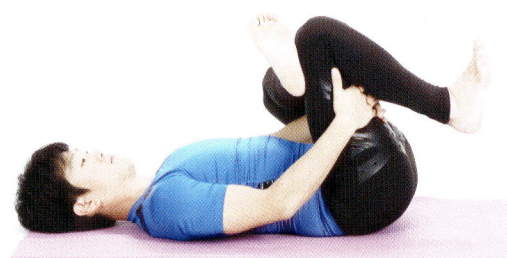

1 숨을 들이쉬며 오른발을 왼다리 무릎위에 올린다. 숨을 내쉬며 오른쪽 허벅지를 양손으로 잡고 무릎을 가슴으로 당긴다. 들이쉬면서 다리를 풀어준다.

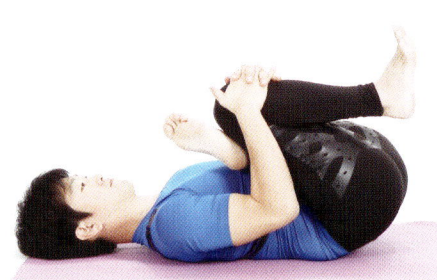

2 숨을 들이쉬며 오른발을 왼다리 무릎에 올린다. 숨을 내쉬면서 오른쪽 무릎을 양손으로 감싼 후, 가슴으로 서서히 당긴다. 들이쉬면서 다리를 풀어준다.

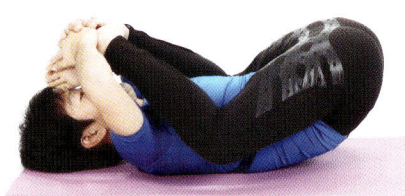

3 숨을 마시며 발바닥을 마주 붙여 두 손으로 감싼 후, 내쉬며 무릎을 벌려 발 끝을 이마로 가져온다.

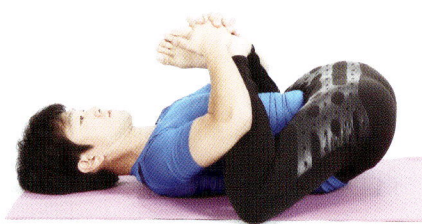

4 숨을 마시며 발바닥을 마주 붙여 두 손을 감싼 후, 내쉬며 무릎을 벌려 발 끝을 가슴 가까이 가져온다.

●공자세

내장기관이 튼튼해지고, 등의 통증을 완화시키는데 탁월한 효과가 있다.

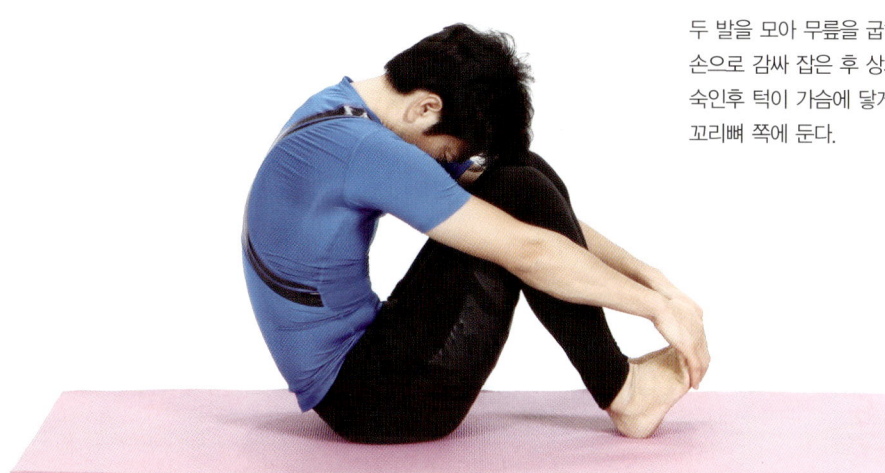

두 발을 모아 무릎을 굽혀 가슴으로 당겨 발끝을 손으로 감싸 잡은 후 상체를 둥글게 하여 머리를 숙인후 턱이 가슴에 닿게 한다. 이때 중심은 꼬리뼈 쪽에 둔다.

●나비자세 Baddha Konasana

비뇨기계의 질환으로 고통받는 이들에게 권하는 자세이다. 골반, 복부, 등은 혈액의 충분한 공급으로 자극받게 되는데, 이것은 신장, 전립선, 방광을 건강한 상태로 유지해준다. 좌골 신경통을 치료해주고, 탈장을 예방해준다.

두 발의 발바닥과 발꿈치를 서로 붙이고, 다리 벌려 무릎 을 바닥에 닿을 때까지 낮춘다. 숨을 마시며 양손으로 발을 잡고, 내쉬며 상체를 숙이면 서 팔꿈치로 넓적다리 위에 놓고 아래로 지그시 누른다. 상체를 최대한 숙여 이마를 바닥에 닿게 한다. 자세가 완 성되면 정상 호흡으로 유지한다.

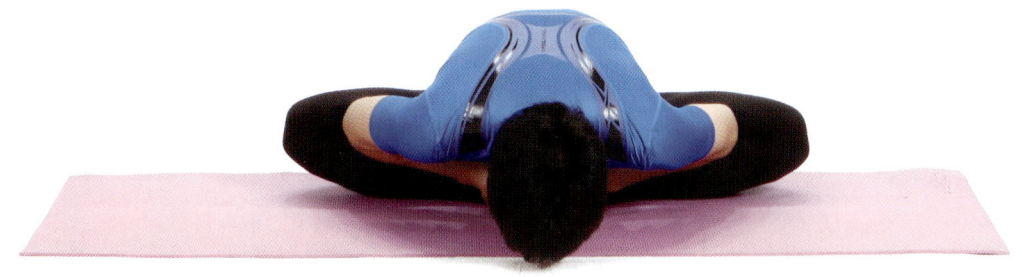

● 고양이 자세 Marjari asana

목과 어깨의 피로를 풀어주고 척추의 유연성 향상과 노화를 예방한다. 여성 생식기계를 부드럽게 정상화한다. 소화기와 호흡기 기능을 향상 시켜주고, 내장기관을 마사지해 주어 변비가 없어진다.

1 'ㄷ'자 형태로 바닥에 엎드린다. 숨을 들이쉬며 허리를 아래로 끌어당기고 꼬리뼈를 위로 들어 올리고 시선은 위로 향한다.

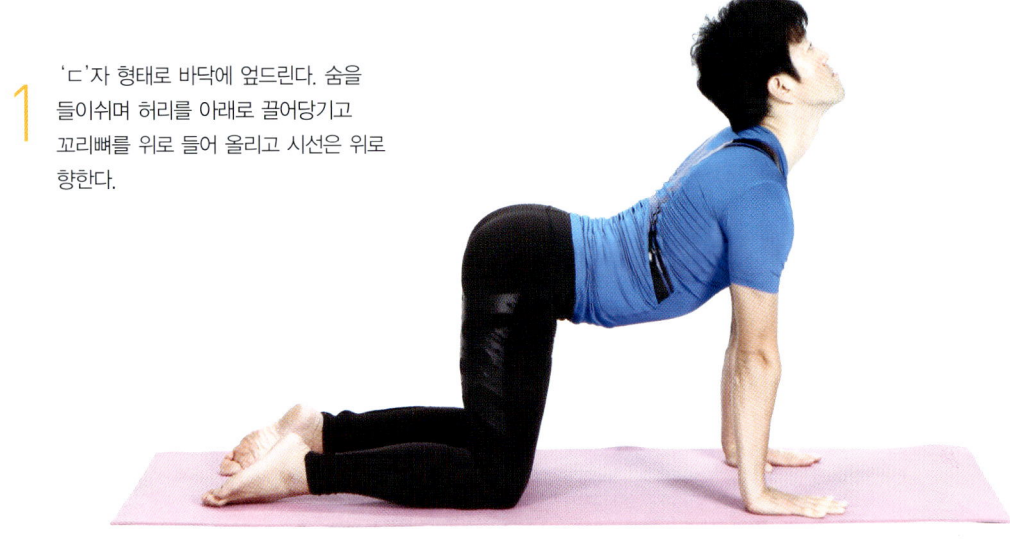

2 숨을 내쉬면서 허리와 등을 최대한 위로 동그랗게 말아 올리고 고래를 숙여 시선은 배꼽 을 바라본다. 이때 복부를 최대한 수축시킨다.

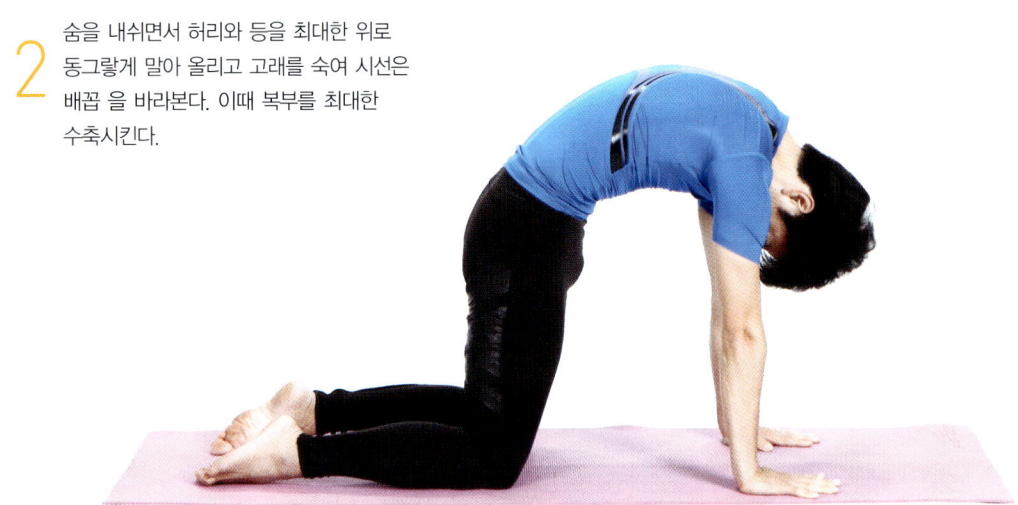

● 고양이 변형자세

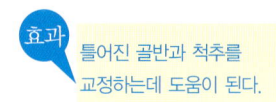
효과 틀어진 골반과 척추를 교정하는데 도움이 된다.

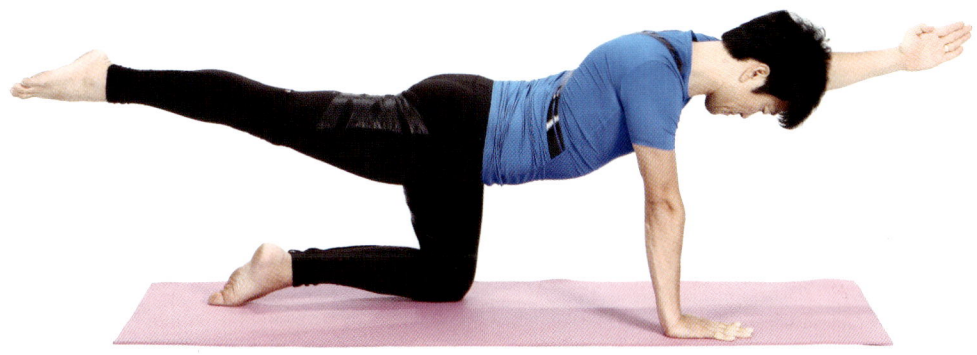

'ㄷ'자 형태로 바닥에 엎드린다. 호흡을 들이쉬면서 오른쪽 다리를 곧게 펴고 내쉬는 호흡에 왼쪽 팔을 천천히 뻗는다. 자세가 완성되면 복식호흡으로 1분정도 유지한다. 반대쪽도 반복한다.

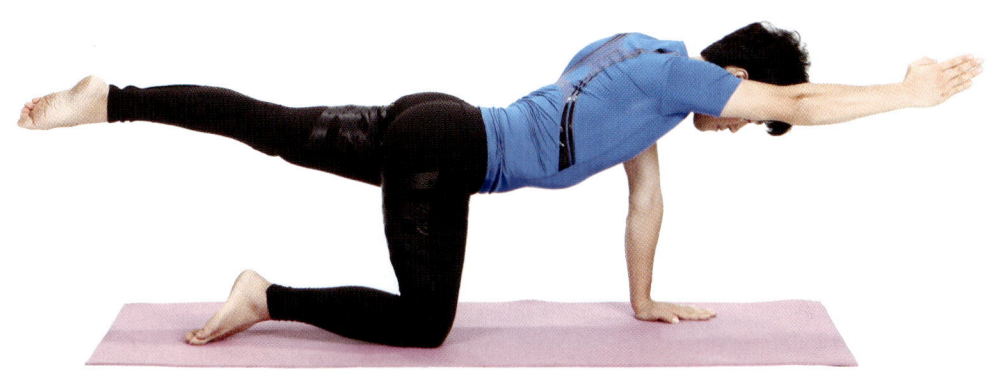

머리서기 자세

The Headstand Pose

'아사나의 왕'이라고도 불리는 이 동작은 머리서기 자세 또는 시르사사나(Sirshasana)라고도 하며 몸과 마음에 가장 많은 효과를 주는 동작 중의 하나이다. 평상시에 오는 많은 질병들, 특히 심장질환, 순환기계통과 혈압 등에 많은 효과를 볼 수 있다. 또한 기억력, 집중력, 감각기능이 향상되며 깊은 호흡으로 산소가 공급되어 머리를 맑게 한다.

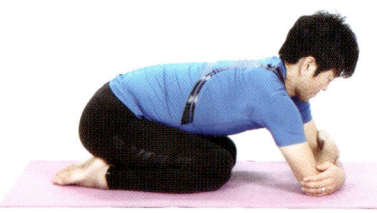

1 무릎을 꿇고 엎드려 양손으로 팔꿈치를 감싼다. 체중은 팔 앞쪽으로 싣는다.

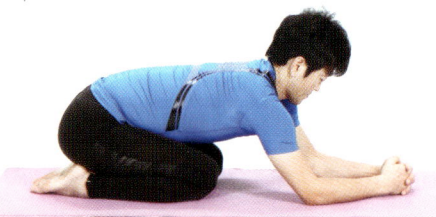

2 팔을 감싼 손을 풀고 깍지를 낀 후, 앞에 놓는다. 이때, 팔꿈치는 움직이지 않는다.

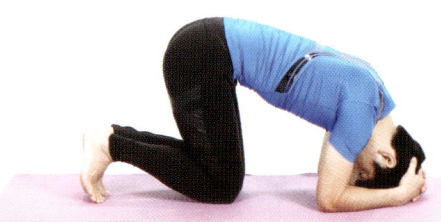

3 머리 뒷부분은 두 손안에 넣고 정수리를 바닥에 댄다. 손과 양 팔꿈치를 삼각형으로 만든 뒤, 거꾸로 서는 자세를 준비한다.

4 무릎을 쭉 펴고 엉덩이를 치켜올린다.

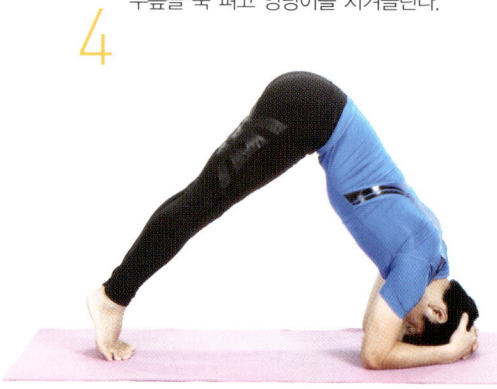

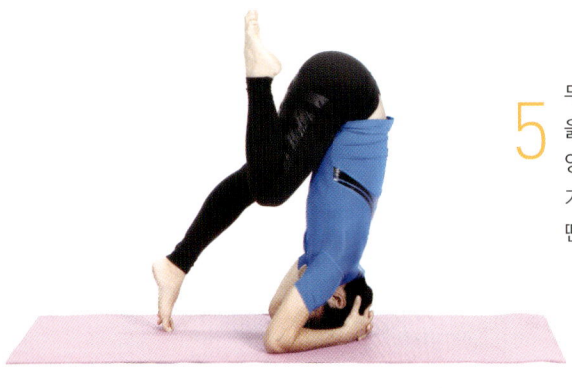

5 무릎을 편채 발을 가능한 머리 가까이로 옮겨 놓고, 목은 척추와 일직선이 되도록 엉덩이를 당긴다. 한 쪽 무릎을 굽혀 가슴쪽으로 당기면서 서서히 바닥에서 발을 뗀다.

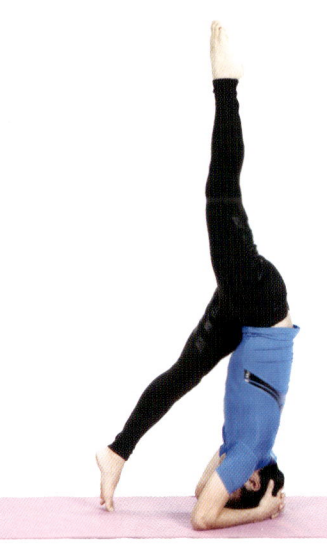

6 양 팔꿈치와 정수리로 중심을 지탱한 상태에서 다리를 곧게 편다.

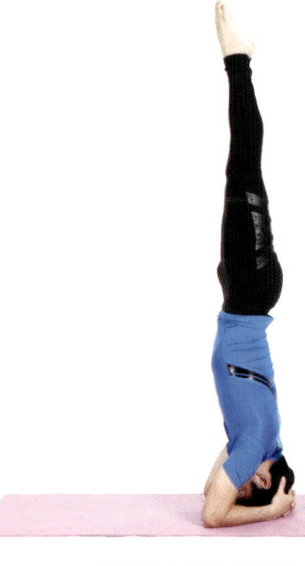

7 반대쪽 다리도 서서히 곧게 편다. 체중이 몸을 받치고 있는 아래팔에 쏠리는 것을 느낄 것이다. 다리를 내릴 때는 7, 6, 5의 순서대로 행한다. '아기 자세'를 취하며 1분 정도의 깊은 숨을 쉬며 휴식을 취한다.

〈아기 자세〉 '머리서기 자세'가 끝난 후, 혈액 순환을 정상화시키기 위한 자세. 무릎을 꿇고 발가락은 펴고 앞으로 숙여 이마를 바닥에 댄다. 엎드려 양팔을 뒤로 하고 손바닥은 위를 향하게 한 후, 발 옆에 둔다.

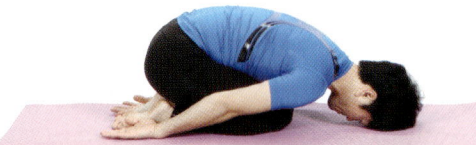

 주의사항

고혈압, 녹내장, 안구 이탈의 병을 가지고 있는 사람은 머리서기 자세를 하기 이전에 몸을 어느 정도 정상화시킨 다음 행하는 것이 좋고, 목디스크 환자와 생리중일 때는 이 자세를 피하는 것이 좋다.

The Shoulderstand Pose

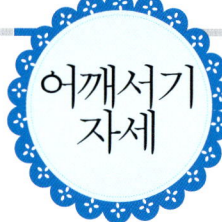

어깨서기 자세

스와미 시바난다에 의하면 '머리서기' '어깨서기' 그리고 '앞으로 굽히기' 이 세가지 아사나만으로도 충분히 건강을 유지할 수 있다고 한다. 어깨서기 자세(사르방가사나 Sarvangasana)는 온몸에 영향을 주는 아사나로 전신에 활력을 넣어주고 젊음을 소생시킨다.

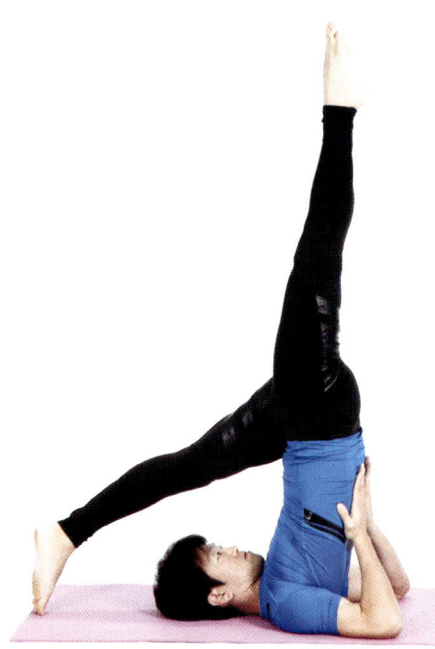

1. 숨을 들이쉬며 양다리를 모으고 바닥에 눕는다. 숨을 내쉬며 손바닥으로 바닥을 밀면서 천천히 다리를 머리 뒤로 넘기고 양손으로 허리를 받쳐준다. 숨을 들이쉬면서 오른다리를 위로 뻗어 올립니다.

2. 척추는 바로 세우고 다리와 몸을 수직으로 만든다. 턱을 강하게 당겨 가슴에 밀착시키고 천천히 숨을 쉰다. 몸을 수직으로 세우기 위해 팔을 어깨 쪽으로 바짝 당겨 몸을 지탱한 다. 목을 압박하면서 어깨로 선다. 호흡을 천천히 하며 얼마간 서 있다가 다리를 내리며 발의 긴장을 푼다.

The Plough Pose

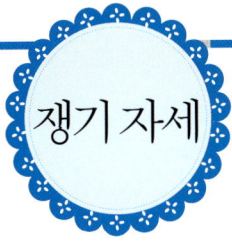

쟁기 자세

쟁기 자세(할라사나 Halasana)는 어깨서기 자세의 완성된 자세이다. 손과 발을 바닥에 대고 마치 옛날 쟁기의 형상을 만드는 자세이다. 이 자세는 '어깨서기 자세'와 같은 효과를 지니며 척추와 목을 유연하게 해주고 복부에 강한 압박을 주어 내장기관을 마사지 해준다. 또한, 등과 어깨, 팔 근육을 강화시켜 준다.

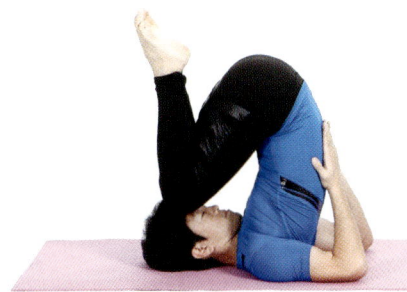

1 완성된 어깨서기 자세에서 등으로 몸을 지탱하면서 두 다리를 굽혀 무릎을 이마에 닿게 한다.

2 양 손으로 허리를 받치고, 다리를 머리 뒤로 넘긴다. 만약 발이 닿지 않으면 좀 더 깊은 숨을 쉰다. 발이 머리 뒤쪽 바닥으로 가능한 멀리 가도록 한다. 발가락은 안으로 향하게 하고 몸통을 밀어 올리면서 엉덩이는 뒤로 민다. 두 손을 깍지 끼운 다음 등 뒤로 뻗는다. 호흡은 천천히 깊게 한다.

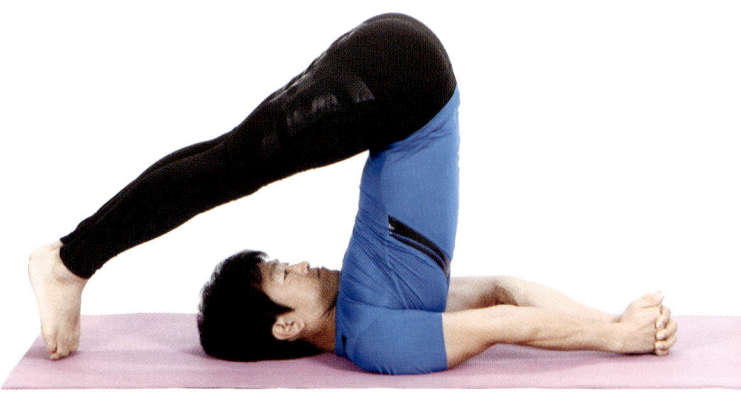

● 쟁기자세 변형

척추의 각 부분을 차례로 굽혔다 뻗어주는 자세이다. 다리는 머리와 가까이 있는 발을 당김으로써 아래쪽 등을 늘린다. 이때, 항상 변형동작 전에 표준 쟁기자세를 취한다.

귀 무릎에 대기
쟁기자세를 취할 때에는 숨을 내쉬면서 다리를 구부리고 무릎을 귀 옆에 댄다. 두 손을 깍지 끼운 다음 등 뒤로 뻗는다.

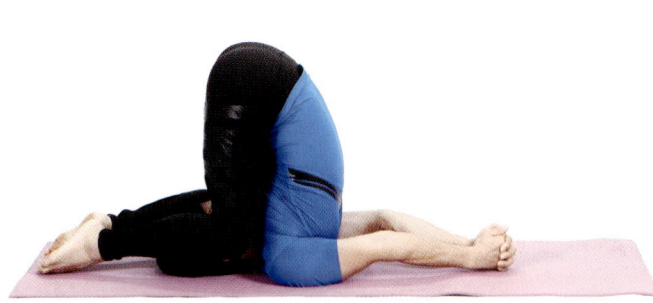

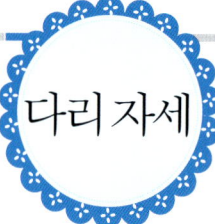

다리 자세

The Brdge Pose

다리 자세는 '쟁기자세'의 보완자세로 '어깨서기 자세'의 반대방향으로 다리를 내린다. 척추를 반대방향으로 구부려 목에 가했던 압박을 풀어준다. 산스크리트어로 세투 반다사나(Sethu Bandhasana)이며 그 뜻은 '다리'로 머리에서 발가락까지 완전한 아치형의 다리모양의 자세를 취한다. 이로써 복부와 등 아래의 근육을 강화시킴으로써 척추와 손목이 부드러워진다.

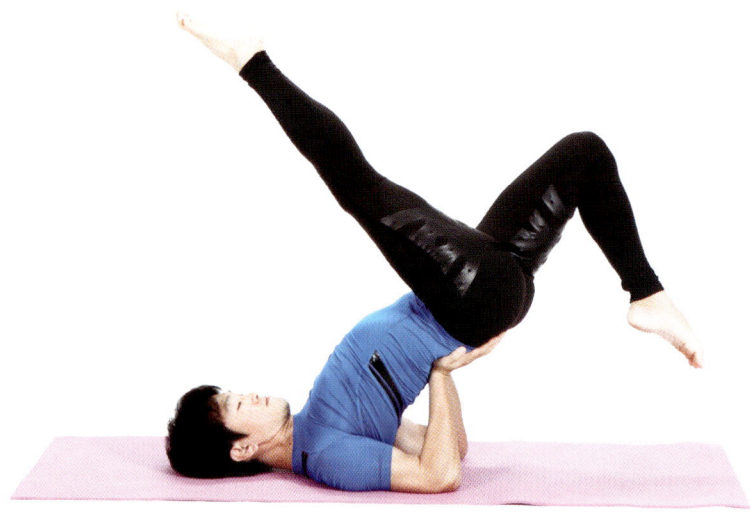

1 어깨서기 자세에서 양손으로 허리를 받치고 한쪽 다리는 굽혀 바닥으로 내린다.

 주의사항

이 자세에서 주의할점은 몸을 받치고 있는 손의 위치이다. 어깨서기 자세처럼 엄지손가락을 앞쪽에 둔다. 만일 등 뒤에 두면 손가락을 삘 위험이 있다.

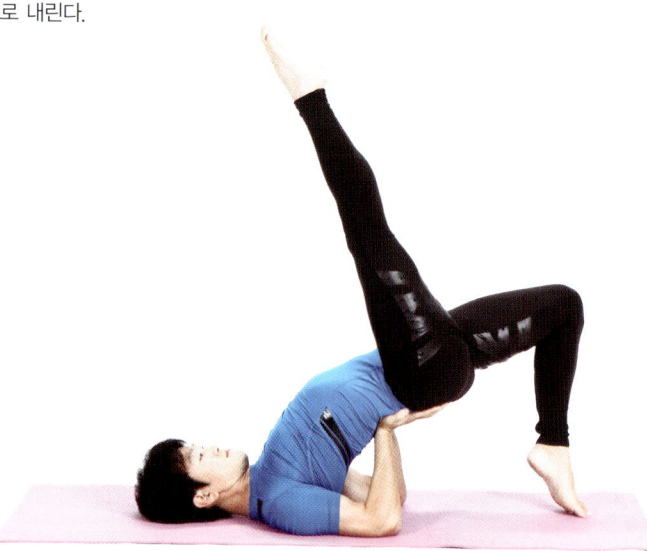

2. 다리쪽 다리도 바닥에 내려놓는다. 이 자세에서 2~3번 깊게 숨을 쉬고 다리를 다시 끌어 올린다. 숨을 들이쉬면서 어깨서기 자세로 돌아와서 풀어준다. 이 자세에서 손을 어깨 가까이 받칠 수 있으면 두 다리를 동시에 내려 길게 다리 자세를 취할 수 있다. 엉덩이를 천천히 바닥으로 내린 후, '앞으로 굽히기 자세'를 취하며 6회 정도의 깊은 숨을 쉬며 휴식을 취한다

> **초보자를 위한 가이드**
>
> 바닥에 누워서 두 발을 모으고 무릎을 굽힌다. '어깨서기 자세'에서와 같이 손을 등 아래에 대고 엉덩이를 높이 들어 올린다. 이제 아래 두 단계를 행한다. 천천히 거꾸로 하여 자세를 푼다.

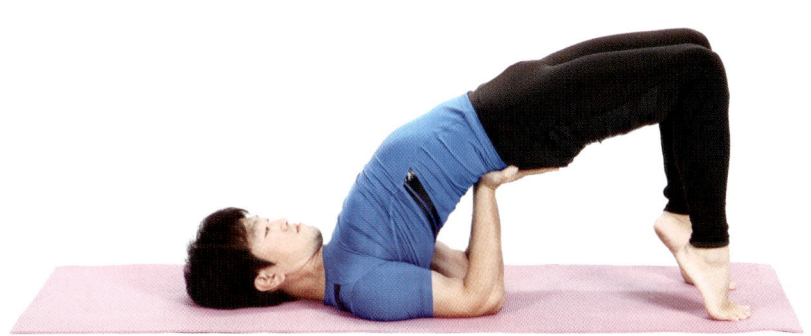

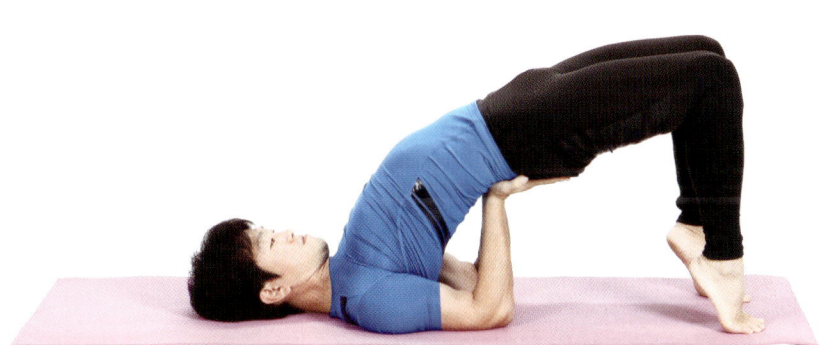

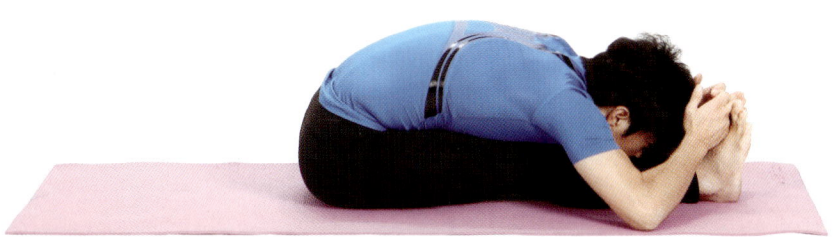

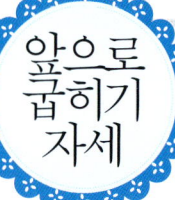

The Forward Bend Pose

앞으로 굽히기 자세(파스치모타나사나 Paschimothanasana)는 쉽고 간단해 보이지만 매우 중요하고 힘든 자세이다. 산스크리트 어로 'Paschima 파스치마'란 '서쪽'을 의미하며 우리 몸에서는 '등'쪽을 뜻한다. 이 아사나를 수행하면 내장기관을 활성화시켜 주며, 비만을 방지하며, 신경계 전체에 상당한 자극을 준다.

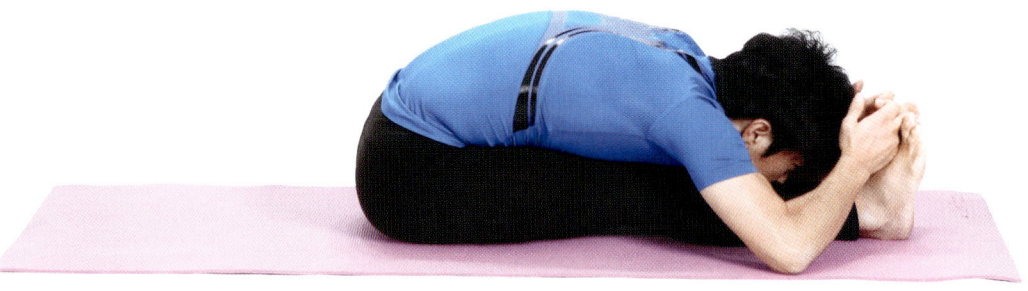

1 누운 자세에서 두 팔을 머리위로 쭉 뻗은 채로 숨을 들이쉬면서 일어나 앉는다. 두 팔을 머리위로 쭉 뻗어 척추를 늘려준다.

2 복부를 당기고 숨을 내쉬면서 몸을 앞으로 천천히 굽힌다. 이때, 가슴은 앞으로 내밀고 등은 곧게, 턱은 정강이에, 가슴은 허벅지에 닿도록 한다. 척추가 굽어서는 안된다.

3 무릎을 굽히지 않고 상체가 다리와 발에 닿게 하여 엄지발가락을 잡는다. 계속 연습하다 보면 무릎 뒤쪽도 바닥에 댈 수 있으며 팔목을 잡을 수도 있다.

이 동작은 자세를 유지하면서 숨을 깊게 들이쉬고 몸을 앞으로 굽힐 때마다 숨을 조금씩 내쉰다. 처음에는 3~4회 정도 호흡을 하다가 점차 횟수를 늘려 나간다. 몸을 올린 만큼 앞으로 부드럽게 숙일 수 있다.

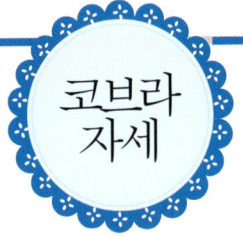

코브라 자세

The Cobra Pose

코브라 자세(부장가사나 Bhujangasana)는 머리와 경추에 아주 좋은 효과를 주며 마치 코브라가 목과 몸통을 치켜드는 것과 같은 우아한 자세이다. 이 자세는 척추가 뒤쪽으로 굽혀지므로 척추의 마디마디에 자극을 주고 근육이 부드럽게 이완된다. 가슴과 여러 장기에 상당한 효과를 주며, 특히 여자들의 월경불순과 생리통, 변비에 아주 효과적이다.

1. 다리를 모으고 엎드려 손바닥을 어깨 밑의 바닥에 댄다. 그리고 이마도 바닥에 댄 채 잠시동안 휴식한다.

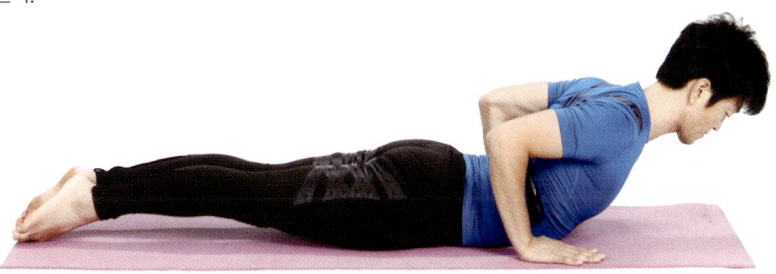

2. 숨을 들이쉬면서 코, 턱, 머리의 순서로 천천히 들어올린다. 양손은 바닥을 밀고 등 근육의 힘을 이용하여 가슴을 최대한 치켜든다. 이 자세에서 몇 번 심호흡을 하고 1번 자세로 돌아온다. 이때, 턱은 끝까지 들린 상태이어야 한다.

3. 숨을 들이쉬면서 앞의 자세와 같이 상체를 들어 올린다. 척추가 펴질때까지 양 손은 바닥을 밀고 상체를 들어 올린다. 이 자세에서 2~3회 깊게 숨을 쉬고 상체를 내린다.

The Locust Pose

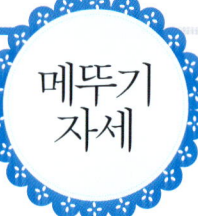

메뚜기 자세

다른 아사나와 다르게 메뚜기 자세(사라바사나 Salabhasana)를 취하기 위해서는 급격한 동작이 필요하다. 이 자세는 '코브라 자세'를 보완하는 자세로서, 코브라 자세가 몸의 상체를 다루는데 비해 메뚜기 자세는 몸의 하체를 다룬다. 뒤로 젖히는 다른 자세들처럼 메뚜기 자세도 내장기관들을 마사지하며 소화기계통에 상당한 효과가 있으며 변비를 예방한다.

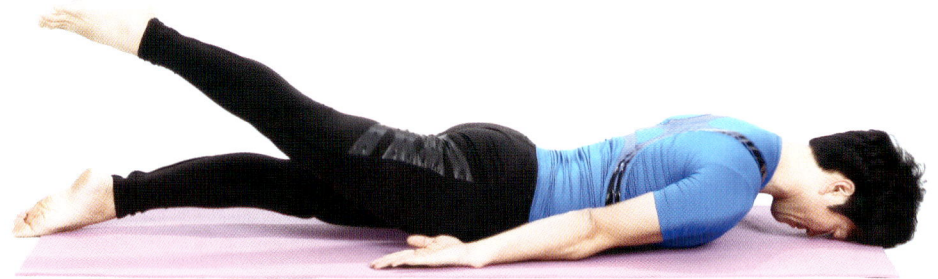

1. 숨을 들이쉬면서 입술과 코를 바닥에 대고 양다리를 모아준다. 숨을 내쉬며 손바닥은 위로 향하도록 하고 몸의 양다리 옆에 놓는다.

2. 숨을 들이쉬면서 양손을 지렛대로 이용하여 오른쪽 다리를 들어올린다. 두 번 깊이 호흡하고 내쉬면서 다리를 내린다. 왼쪽 다리도 똑같이 한다. 다리를 쭉 펴고 엉덩이는 흔들리지 않도록 한다.(반메뚜기 자세)

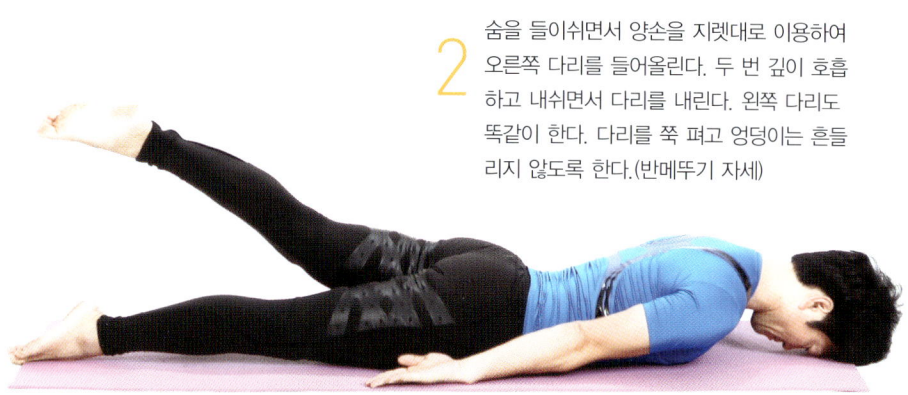

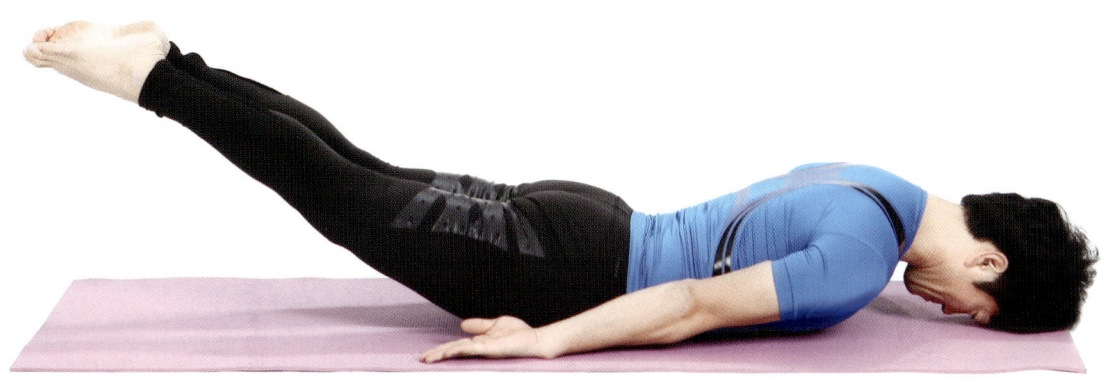

3 세 번 호흡을 한 뒤, 숨을 들이쉬고 멈춘 상태에서 두 다리를 들어올린다. 이 자세에서 호흡은 정상적으로 한다. 이제 숨을 내쉬면서 다리를 내린다.

4 양손을 새끼손가락이 맞닿게 모으고 손바닥이 바닥을 향하도록 몸의 중앙에 놓는다. 숨을 들이쉬고 멈춘 상태에서 두 다리를 들어올린다. 이 자세에서 호흡은 정상적으로 한다. 이제 숨을 내쉬면서 다리를 내린다. 호흡이 가다듬어지면 동작을 반복한다.

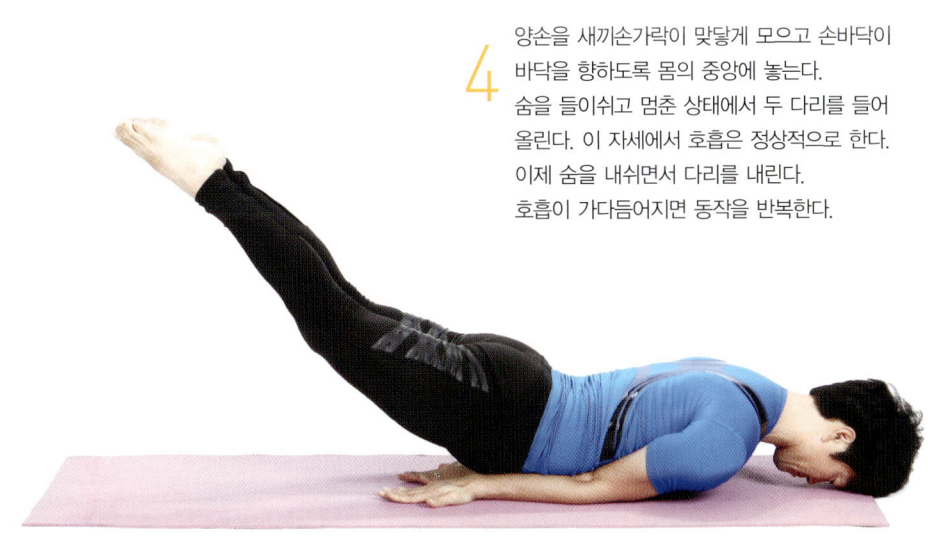

The Bow Pose

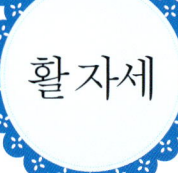
활 자세

활 자세(다누라사나 Dhanurasana)는 몸의 상반신과 하반신을 동시에 들어 올리는데, '코브라 자세'와 '메뚜기 자세'가 결합된 자세이며 '쟁기 자세'와 '앞으로 굽히기 자세'의 반대 자세이다. 마치 궁수가 활을 뒤로 당기는 듯 손을 등 뒤로 뻗어 두 다리를 잡고 당기게 되면 몸은 곡선을 그리며 휘게 된다. 자세를 취하면서 척추는 탄력을 유지하게 되며 근육은 뒤로 젖혀줌으로써 생기를 띠게 된다.

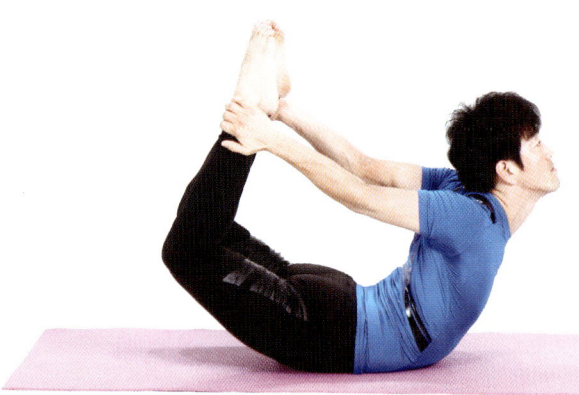

1 엎드린 후, 바닥에 머리를 댄다. 숨을 들이쉬면서 무릎을 뒤로 굽혀 올리고 양손으로 발 목을 잡는다. 숨을 내쉰다.

2 숨을 들이쉬면서 머리와 가슴을 올리고 동시에 손으로 잡은 발을 멀리 밀어주며 바닥에서 무릎과 허벅지를 떨어뜨린다. 활모양이 되도록 하며 시선은 위를 향한다. 이 자세에서 3회 심호흡을 한 후, 숨을 내쉬면서 다리를 풀어준다.

3 다리를 X자로 교차해서 잡아주며 2번과 같이 반복한다

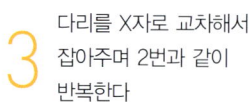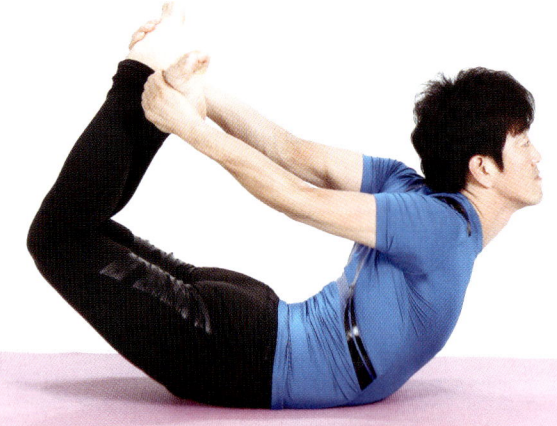

*최대한 뒤로 젖혀 흔드는 자세
특히 내장기관을 강하게 마사지하여 그 효과는 증가된다. 활 자세에서 흔들 때 앞으로 갈 때는 숨을 내쉬고, 뒤로 갈 때는 숨을 들이쉰다. 이때, 머리는 고정시키고 움직이지 않는다. 10회 정도 반복한 다음 휴식한다.

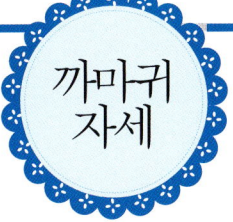

The Crow Pose

까마귀 자세

이 아사나는 체중을 모두 양팔에 의지한 후, 머리를 앞으로 쭉 내민다. 마치 까마귀의 형상을 닮아 까마귀 자세(카카사나 Kakasana)라 불린다. 아사나 가운데 몸의 균형과 조화를 잘 이룰 수 있는 자세이며, 어렵게 보이기는 하나 의외로 쉽게 이룰 수 있는 자세이기도 하다. 이 자세는 흔들리는 마음이 신체의 조화를 유지하면서 하나로 모아지는 것이다.

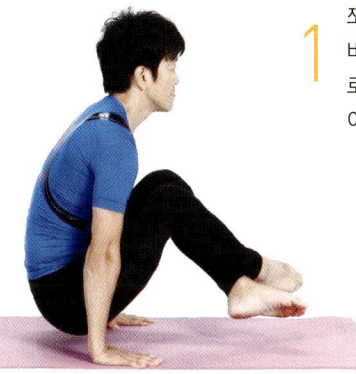

변형1

1 쪼그리고 앉아 두 손을 어깨넓이만큼 벌려 바닥을 짚는 후, 숨을 들이 쉬다가 멈춘 상태로 체중을 팔로 옮기면서 상체를 띄운다. 이때, 다리는 굽힌 상태에서 발목을 교차한다.

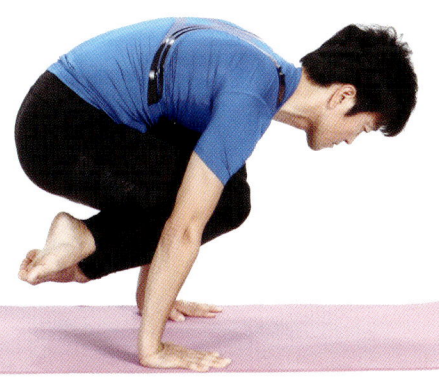

변형2

2 체중이 실린 양팔에 균형을 유지하며 복부 근육을 이용하여 두발을 팔 뒤로 보낸다.

3 무릎을 팔과 겨드랑이 사이에 위치하고 시선은 바닥의 한곳을 바라본다. 숨을 내쉬고 5번 심호흡을 하면서 자세를 유지한다.

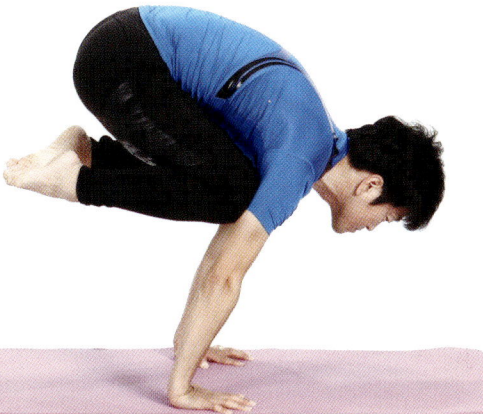

수레바퀴 자세

수레바퀴 자세는 가장 많이 구부리는 자세로 차크라를 자극시켜 생기를 넣어준다.

1. 무릎을 굽힌 상태로 바닥에 누워 뒤꿈치가 엉덩이 가까이 오도록 발바닥을 바닥에 내려놓는다. 다리 간격은 골반 너비로 유지한 후, 숨을 들이쉬고 내쉬며 엉덩이를 높이 들어 올린다. 내려올땐 등, 허리, 엉덩이 순으로 척추 마디마디를 이용하여 천천히 돌아온다.

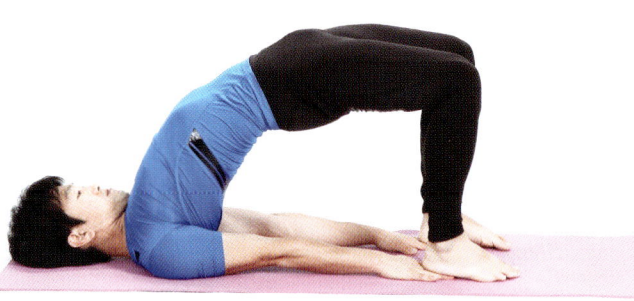

2. '1번'과 동일한 방법으로 엉덩이를 높이 올린 상태에서 숨을 내쉬었다 다시 마시며 양손을 머리 위로 뻗는다.

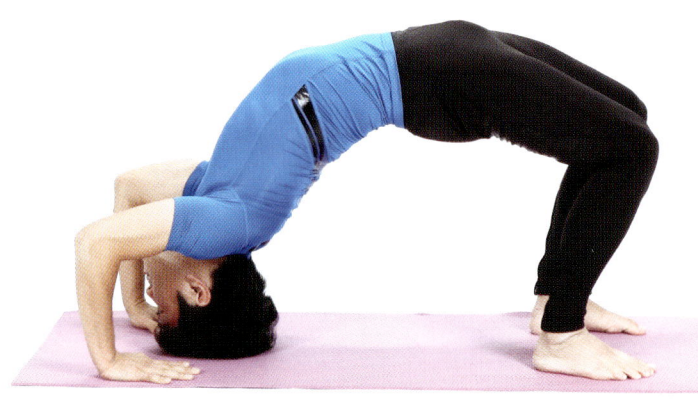

3. 숨을 들이쉬며 손바닥을 귀옆에 놓고 바닥을 눌러주면서 엉덩이를 들어올리고 정수리를 바닥에 닿게 한다.

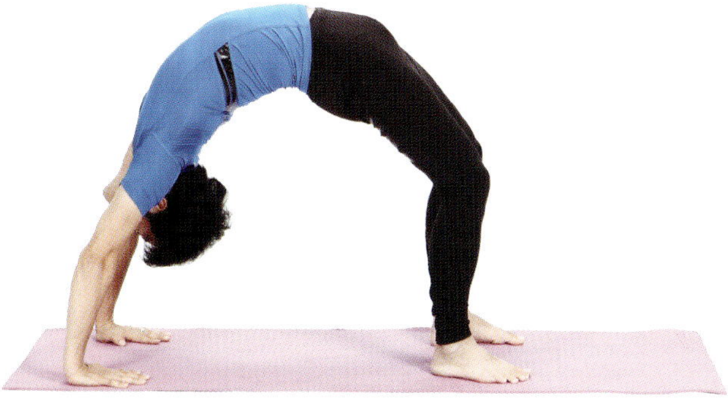

5 왼쪽발과 양손으로 중심을 잡고
오른쪽 발을 천천히 들어올린다.

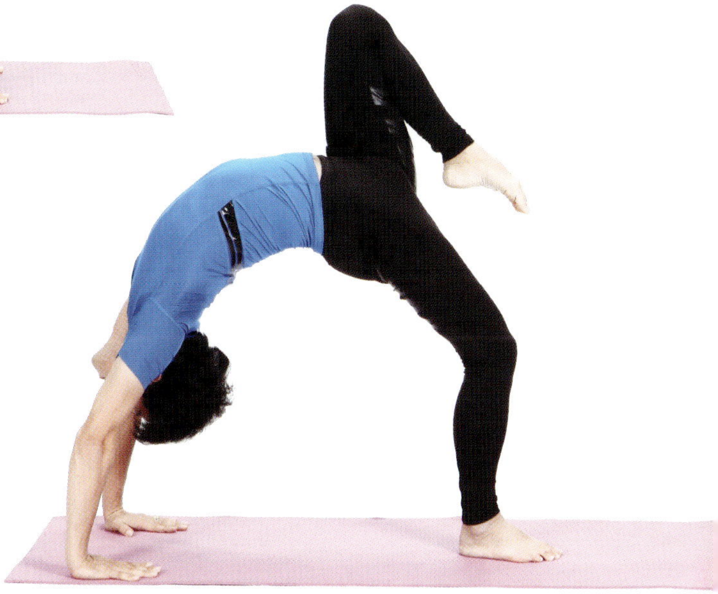

4 숨을 내쉬며 팔을 쭉 뻗고
머리는 밑으로 향하게 한다.
엉덩이를 높이 들어올린다.

6 들어올린 다리는 곧게 펴고
시선은 바닥의 한점을
바라본다. 호흡은 정상적으로
한다. 다리를 내릴 때는 6, 5,
4의 순서대로행한다.

'앞으로 굽히기 자세'를
취하며 10회 정도의 깊은
숨을 쉬며 척추를 펴준다.

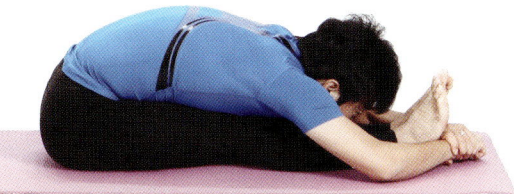

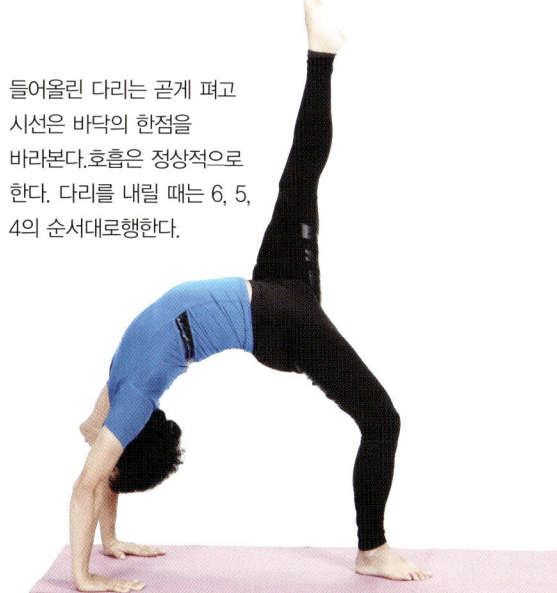

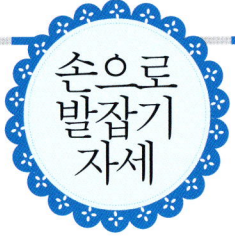

손으로 발잡기 자세

The Hands to Feet Pose

손으로 발잡기 자세(하스타사나 Hastasana)는 앉아서 '앞으로 굽히기 자세'와 비슷한 효과를 준다. 이 자세는 허리와 다리를 날씬하게 하며, 척추를 유연하게 한다. 또한, 발의 인대가 늘어나며 혈액순환도 원활해진다.

1 발을 모으고 똑바로 서서 숨을 내쉰다. 다시 숨을 들이쉬면서 팔을 모아 머리 위로 쭉 뻗어 올린다. 숨을 내쉬면서 골반을 중심으로 양손을 앞으로 쭉 뻗으면서 상체를 숙인다. 척추와 무릎은 굽히지 않으면서 상체와 하체가 최대한 가까워지도록 한다.

2 최대한 몸을 앞으로 숙여 발목을 잡거나 엄지 발가락을 잡는다. 자세가 완성되면 자연스런 호흡을 한다. 천천히 숨을 들이쉬며 일어선다. 두 팔을 머리 위로 뻗었다가 몸 옆으로 내린다.
계속 연습하다 보면 사진과 같이 상체와 하체가 가까워지고 손바닥이 바닥에 닿을 수도 있다.

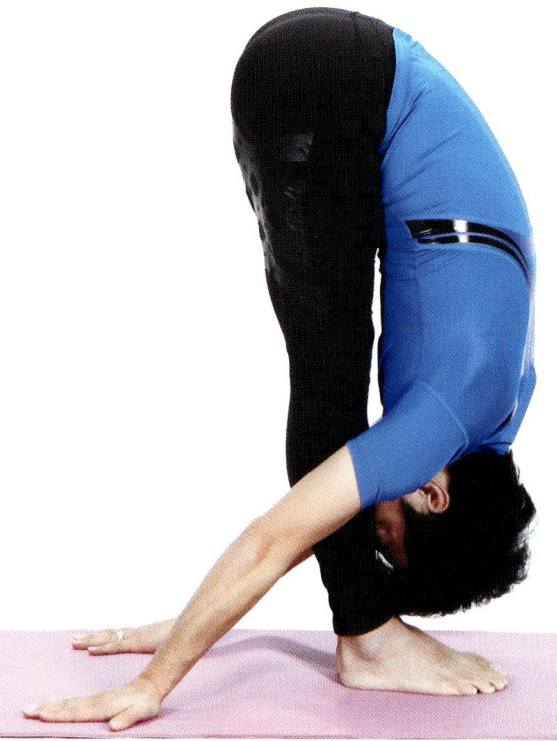

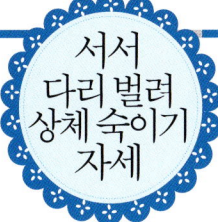

Separate Leg Stretching Pose

좌골신경통과 허리질환을 예방하고 척추의 탄력성을 높여준다.

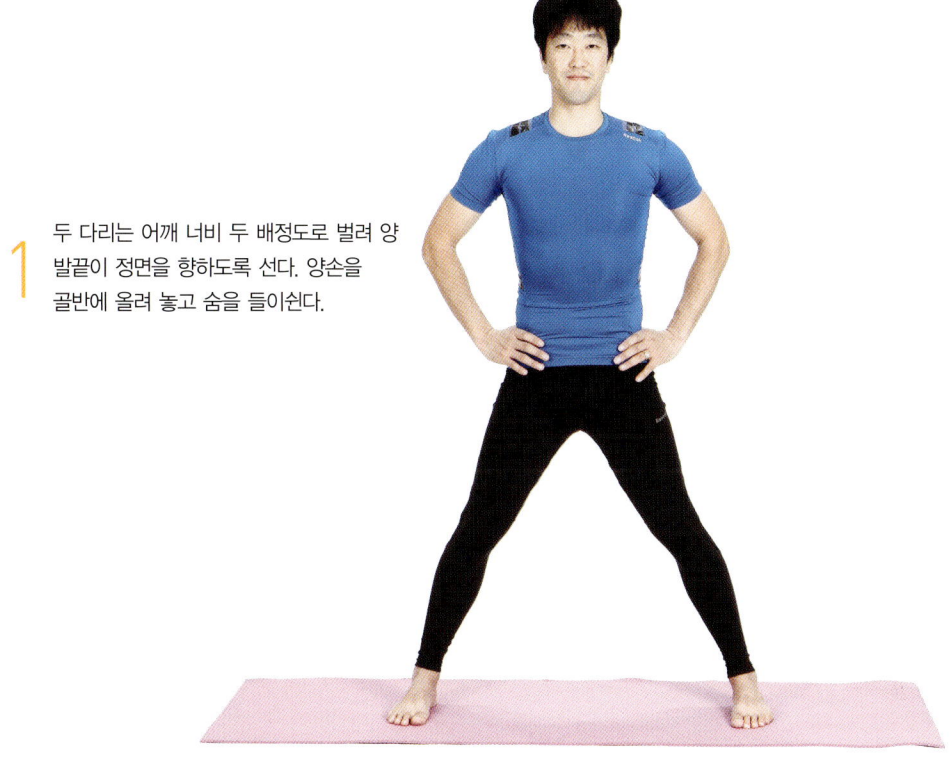

1. 두 다리는 어깨 너비 두 배정도로 벌려 양 발끝이 정면을 향하도록 선다. 양손을 골반에 올려 놓고 숨을 들이쉰다.

2. 숨을 내쉬면서 양팔을 뒤로 하여 손끝이 바닥을 향하게 허리를 바친 후, 척추를 곧게 편 상태로 상체를 숙여준다.

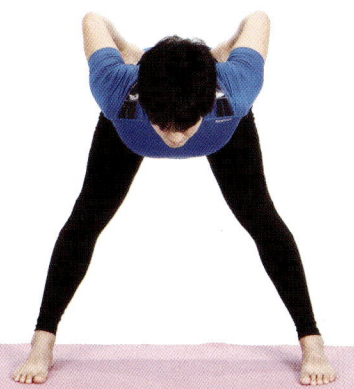

3. 숨을 들이쉬면서 양손을 뒤꿈치 밑으로 넣고 팔은 직각이 되게 한다. 숨을 내쉬면서 정수리가 바닥에 닿도록 하고 척추 마디마디를 늘여준다.

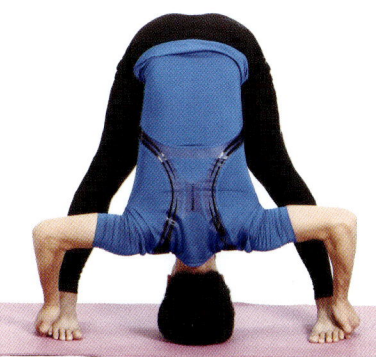

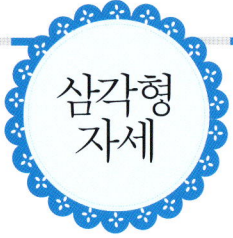

삼각형 자세

The Triangle Pose

삼각형(트리코나사나 Trikonasana)자세는 기본 아사나의 과정 중 마지막 과정으로 '척추 반 비틀기 자세'를 보완한다. 척추의 측면을 늘리므로써 척추 신경계와 소화기관에 아주 좋다. 또한, 몸을 가볍게 만들어 다른 아사나를 하는데 도움이 된다.

발을 1m 정도 벌리고 서서 오른발의 끝을 오른쪽으로, 왼발을 오른쪽으로 약간 기울인다. 왼쪽 팔은 귀에 바짝대고 수평으로 뻗어주며 오른쪽 팔은 아랫쪽 대각선으로 뻗는다.

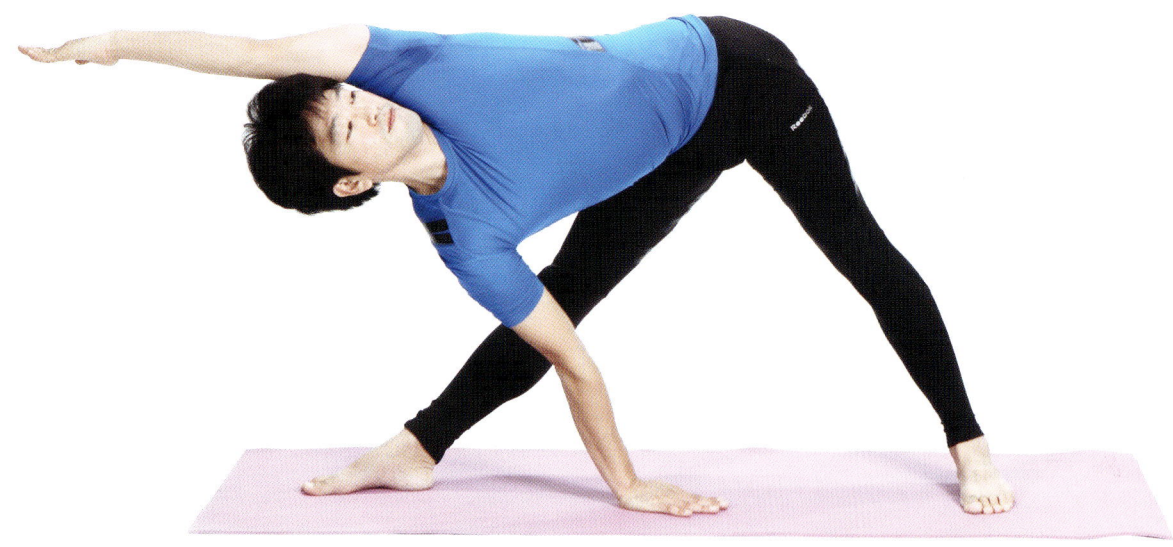

변형1

1. 발을 1m 정도 벌리고 서서 오른발 끝을 오른쪽으로, 왼발을 오른쪽으로 약간 기울인다. 숨을 들이쉬며 양팔을 수평으로 뻗는다.

2. 숨을 내쉬면서 오른쪽으로 상체를 기울여 오른손은 오른발바깥쪽의 바닥에 놓고 왼손을 최대한 뻗는다. 시선은 왼손 끝을 바라보고, 상체는 더욱더 확장시킨다. 반대쪽도 같은 방법으로 반복한다.

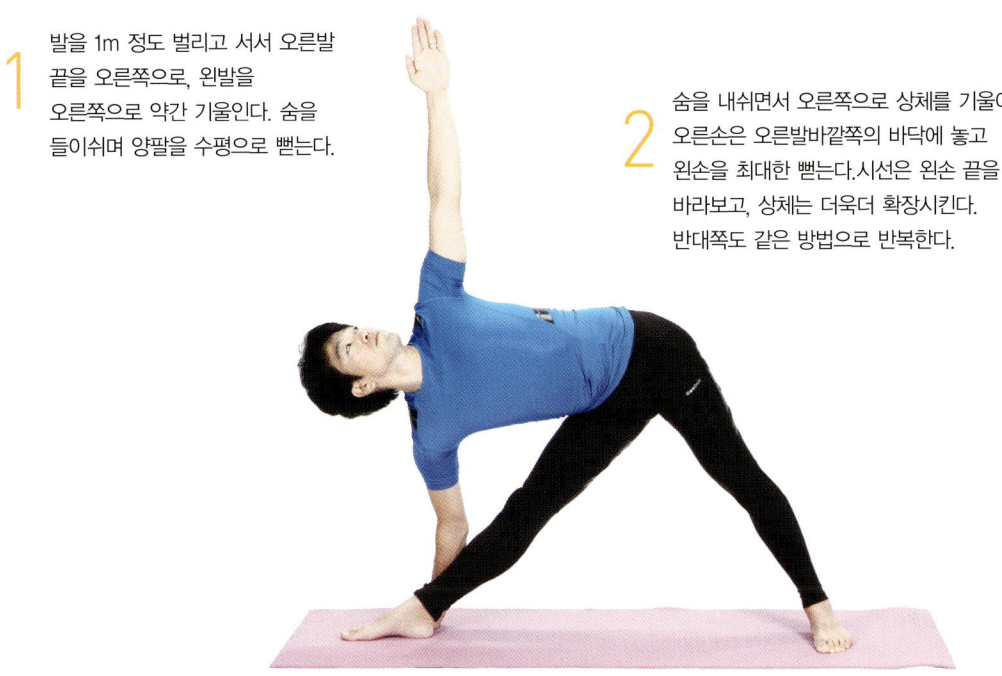

변형2

회전 삼각자세

1. 양발의 간격을 1m 정도 두고 앞뒤로 벌려 선 다음 양손을 수평으로 뻗는다.

2. 숨을 들이쉬며 상체를 앞에 있는 다리의 방향으로 최대한 비틀어 준다.

3. 숨을 내쉬면서 왼손을 오른발 바깥쪽 바닥에 놓고 오른손을 위로 뻗는다. 반대쪽도 같은 방법으로 반복한다.

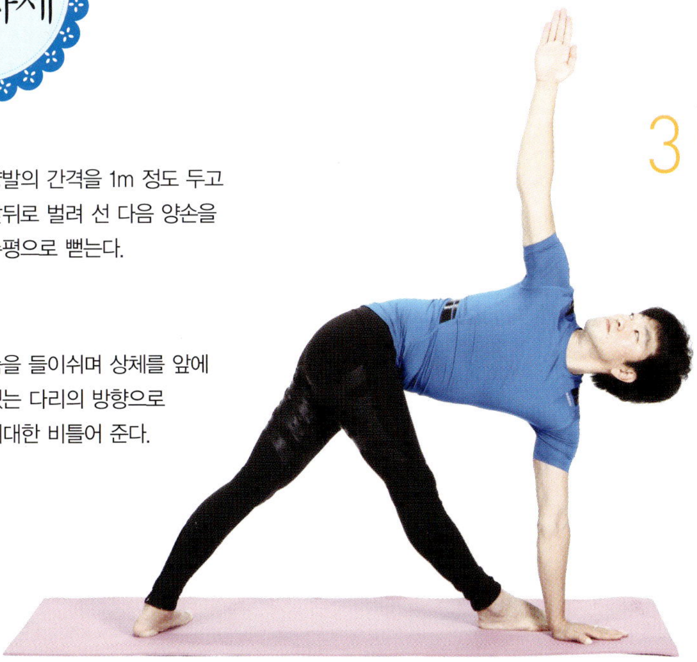

Revolve Abdomen Pose

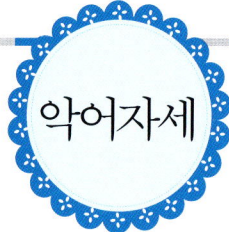

악어자세

허리와 복부를 비틀어 주는 자세로, 아랫배 군살을 제거해주며 허리와 척추 교정에 도움이 된다.

1 누워서 양팔을 수평으로 뻗고 왼 무릎을 접어 오른무릎위에 올려놓는다.

2 숨을 내쉬면서 왼 무릎을 오른쪽으로 넘기고 고개는 왼 손 끝을 바라본다. 왼 무릎이 바닥에 닿을 수 있도록 오른손으로 눌러 준다. 반대쪽도 같은 방법으로 반복한다.

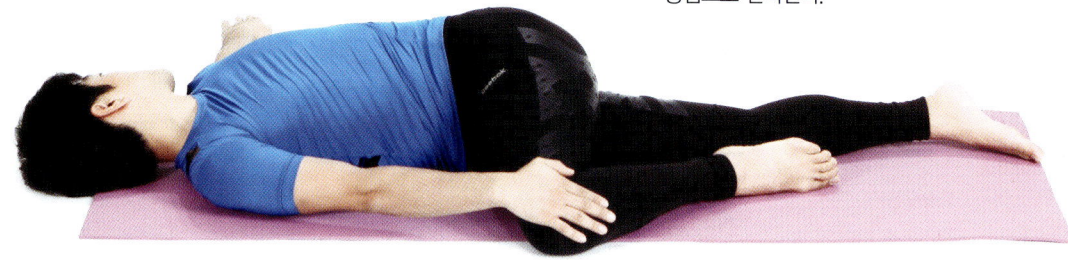

1 바르게 누워서 숨을 마시며 왼발을 들어올려 오른손의검지와 중지로 왼발의 엄지발가락을 잡는다.

2 숨을 내쉬며 왼다리를 오른쪽으로 넘기고 시선은 반대쪽을 바라본다. 오른 무릎을 굽혀 왼손으로 오른발 안쪽을잡아준다. 자세가 완성되면 호흡은 복식호흡을 유지한다.반대쪽도 같은 방법으로 반복한다.

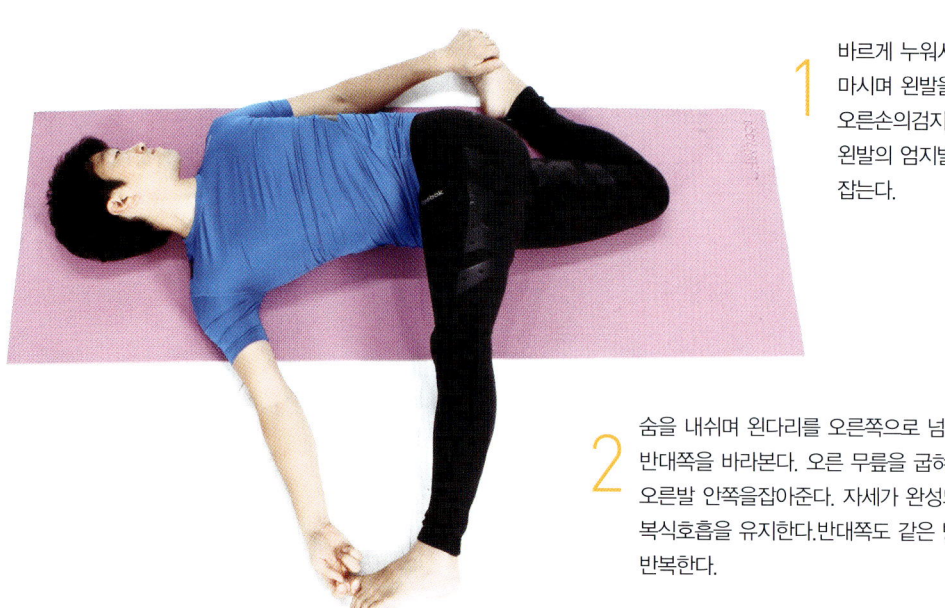

●누워 다리 당기기 자세

골반을 확장시켜 하체의 기혈 흐름을 촉진시키고, 허벅지 안쪽 근육을 이완시켜 다리선을 아름답게 만들어 준다.

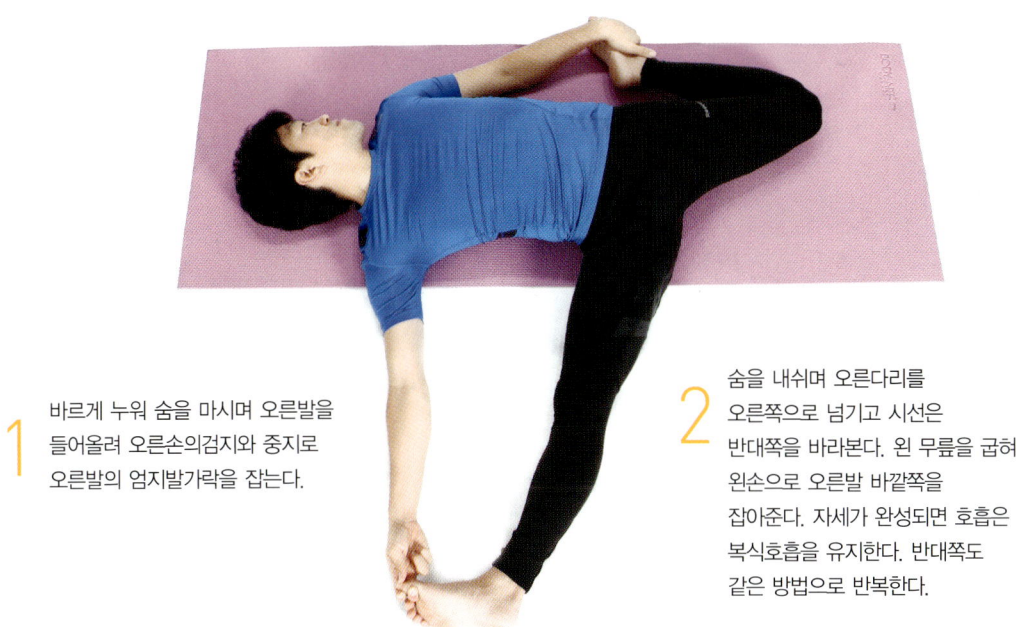

1 바르게 누워 숨을 마시며 오른발을 들어올려 오른손의검지와 중지로 오른발의 엄지발가락을 잡는다.

2 숨을 내쉬며 오른다리를 오른쪽으로 넘기고 시선은 반대쪽을 바라본다. 왼 무릎을 굽혀 왼손으로 오른발 바깥쪽을 잡아준다. 자세가 완성되면 호흡은 복식호흡을 유지한다. 반대쪽도 같은 방법으로 반복한다.

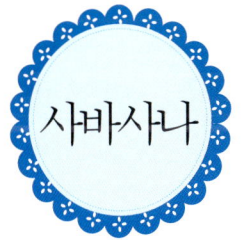

The Corpse Pose

심신이 편안하게 이완되고 기운이 안정된다. 호흡, 뇌파, 혈압을 정상화하여 온몸의 순환을 촉진시킨다.

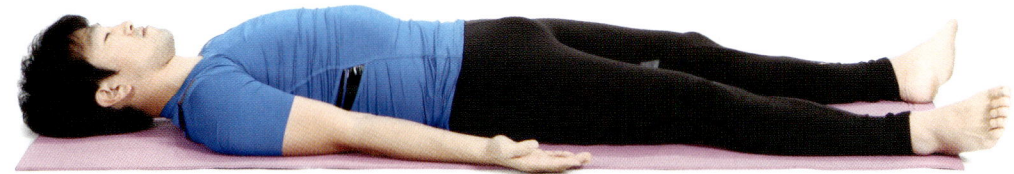

바닥에 편안하게 누워 손등이 바닥을 향하도록 두고 양발은 골반 너비만큼 벌려준다. 턱을 몸쪽으로 살짝 당기고 눈을 살포시 감은 후, 편안한 복식호흡으로 심신을 안정시킨다. 약 10분 동안 편안하게 심신의 안정을 유지한다.

요가 호흡법 6가지

요가의 호흡법에서는 프라나를 통제하는 것과 마음을 통제하는 것을 가르친다. 우리가 보통 화가 났거나 흥분이 되었을 때는 호흡이 거칠어지고 빨라지며, 반대로 이완되어 있거나 마음이 편안할 때는 호흡이 고르고 느려진다. 이것은 스스로가 쉽게 확인할 수 있다. 예를 들어 방에서 나지막이 음악을 들을 때는 음악에 집중되어 무의식적으로 호흡이 가라앉을 것이다. 마음의 상태는 호흡의 흐름에 따라 반영되는데 마음의 상태를 조절하면 호흡도 따라서 조절이 된다. 그러므로 호흡을 고르고 느리게 할수록 산소를 더욱 많이 들이마셔서 정신집중과 명상을 더욱 쉽게 할 수 있다.

요가에서 호흡법은 멈추고 내쉬는 것을 아주 중요하게 다루고 있는데, 내쉬는 시간은 들이쉬는 시간의 두 배로 하고 멈추는 시간은 네배로 한다.

아사나의 3단계(자세를 취함, 자세를 유지함, 자세를 풀어줌)와 같이 프라나야마에도 3단계가 있는데 들이쉬고, 멈추고, 내쉬는 호흡이다.

● 기본 호흡법 — Basic Breathing

① 카팔라바티(Kapalabhati)

카팔라바티(Kapalabhati)는 여섯 크리야(정화수행법) 중 하나인데 강제로 숨을 쉼으로써 폐의 나쁜 공기를 배출 시키고 산소를 가득 차게 하여 호흡기를 깨끗하게 해주는 훌륭한 프라나야마 수행법이다.

산스크리트어로서 '두개골 정화법'이라는 의미이다. 몸속 산소량을 증가시켜 집중력을 높이고 마음을 맑게 해준다.

이 호흡법은 '들이쉬기'와 '내쉬기'로 이루어지며 마지막으로 숨을 한번 멈추는 과정으로 되어있다. 숨을 내쉴 때는 복부근육이 조여들고 횡격막이 올라가며 폐에서 공기가 빠져나간다. 숨을 들이쉴 때는 근육은 이완되며 폐에 공기가 가득 찬다. 내쉬는 호흡은 짧고 강하게 하며, 들이쉬는 호흡은 길고 조용하다. 횡격막의 오르내림은 위장과 심장에 좋은 영향을 준다.

처음에는 60번씩 3회 펌핑으로 실천하고 점차 횟수를 늘려 나중에는 120회까지 할 수 있다.

● **참고**

1세트에 1분간 카팔라바티를 하고 1분간은 복식호흡을 한다. 이렇게 3~5세트 정도 반복한다.

② 아누로마 빌로마(Anuloma Viloma)

양쪽 콧구멍을 손가락으로 교대로 막고 들이쉬고, 멈추고, 내쉬는 호흡의 비율을 2:8:4로 한다. 이 호흡법에서는 한쪽 콧구멍으로 숨을 들이 쉰 다음 다른쪽 콧구멍으로 숨을 내쉬게 된다. 왼쪽 콧구멍을 이다(Ida)의 통로라 부르고, 오른쪽 콧구멍을 핑갈라(Pingala)의 통로라 부른다. 건강한 사람이라면 한시간 오십분 동안 이다로 숨을 들이쉬고 핑갈라로 숨을 내쉴 수 있다. 그러나 많은 사람들이 이러한 자연적인 리듬을 방해받는다. 아누로마 빌로마는 프라나 양극의 흐름을 조화롭게 하여 균형을 이루도록 한다. 이것은 나디의 중심인 수슘나관을 통하여 프라나를 상승하게 한다. 아누로마 빌로마는 6단계로 구성된다. 일반적으로 처음(초보자)에는 3회 반복하고 서서히 20회 정도까지 늘려나간다. 호흡의 비율은 반드시 지키도록 한다.

● **비슈누 무드라**

아누로마 빌로마에서는 오른손으로 코를 막는데 집게손가락, 가운데 손가락을 말아쥐고 코에 가져간다. 엄지손가락은 오른쪽 콧구멍에 약손가락과 새끼손가락은 왼쪽 콧구멍에 댄다. 왼손은 엄지와 검지로 원을 만든다.

● 아누로마 빌로마의 한 바퀴 회전
1-엄지손가락으로 오른쪽 콧구멍을 막고 왼쪽 콧구멍으로 숨을 들이쉰다.
2-양쪽 콧구멍을 막고 숨을 멈춘다.
3-왼쪽 콧구멍을 약손가락과 새끼손가락으로 막은 채로 오른쪽 콧구멍으로 숨을 내쉰다.
4-여전히 왼쪽 콧구멍을 막은 채로 오른쪽 콧구멍을 통하여 숨을 들이쉰다.
5-양쪽 콧구멍을 모두 막은 채로 숨을 멈춘다.
6-엄지로 오른쪽 콧구멍을 막은 채로 왼쪽 콧구멍으로 숨을 내쉰다.

③ 브라마리(Brahmari)

브라마리는 양쪽 코로 숨을 들이쉴 때, 성문(聲門)을 일부 막고, 코고는 소리를 내며, 내쉴때는 벌이 윙윙거리는 소리를 내면서 천천히 내쉰다. 이러한 수련을 통해 목이 진동하여 깨끗이 정화된다. 또한, 숨을 내쉴 때하는 긴 콧소리는 날숨을 길게 한다.

길게 내쉬는 호흡의 수련은 특히 출산직전 임산부들에게 아주 효과적이다. 일반적으로 브라마리는 콧소리 호흡(허밍)이라고 하는데, 목소리를 깨끗하고 아름답게 해준다. 특히 목을 많이 쓰는 사람들에게 강력히 권장하는 방법이다. 5~10회 행하면 아주 좋은 효과를 얻을 수 있다.

④ 싯카리(Sitkari)

싯카리와 시타리는 요가호흡법 중에 코로 하지 않고 입으로 하는 특별한 호흡이다. 싯카리는 혀끝을 입천장에 대고 '쉬~잇' 소리를 천천히 내며 들이쉰다. 그리고 호흡을 가능한 길게 멈춘 다음 코로 숨을 내쉰다.

5~10회 정도 반복한다. 전통적으로 싯카리는 아름다운 얼굴을 만들어 준다고 전해져왔다. 하타요가 프라디피카는 말하기를 "이 수행법을 통하여 아름다움 안에서 신의 사랑으로 이끌어 준다"고 하였다. 싯카리나 시타리는 몸을 차갑게 하며 목의 갈증이나 배고픔을 경감시켜준다. 그래서 더운 기후에서나 단식을 할 때 많이 사용된다.

⑤ 시타리(Sithali)

혀를 입밖으로 조금 내밀고 그림처럼 동그랗게 말아 '대롱'처럼 만들어 숨을 빨아들인다. 입을 다물고 호흡을 멈춘 다음 천천히 코로 내쉰다. 혀를 말 수 없을 때는 혀를 입술 사이로 약간 내밀고 그 사이로 공기를 빨아들인다. 5~10회 정도 반복한다.

● 요가 호흡법   Advanced Breathing

⑥ 우자이(Ujjayi)

우자이(Ujjayi)는 신경계통과 소화기계통을 강화시켜 주며 가래나 담을 제거시킨다. 우자이나 수리야베다는 몸을 따뜻하게 하는 호흡법으로, 내쉬는 호흡은 이다의 통로인 왼쪽 콧구멍만 사용한다. 우자이는 양쪽 콧구멍으로 숨을 들이쉬고 성문(聲門)을 조금 닫는다.(브라마리보다는 덜 닫는다.) 이때, 약간 흐느끼는 소리가 나며 공기는 코로 새어나간다. 숨을 멈추고 잘란다라와 물라 반다를 행한다. 이 호흡법은 폐 전체를 이용하는 호흡법으로 폐활량을 늘려주고 요가 아사나를 할때 몸을 최적의 상대로 만들어 준다.

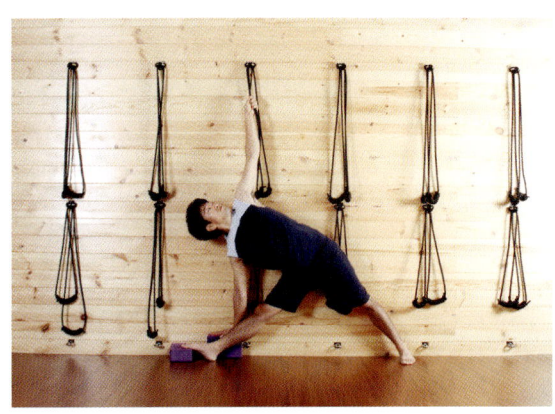

나디, 차크라, 반다

● 나디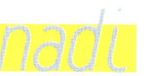

프라나가 흐르는 신경통로이다. 고대의 요기들에 따르면 인간의 몸에는 약 72,000개의 나디가 있다고 한다. 모든 나디 중에서 가장 중요한 것이 수슘나관(척추관)인데, 양쪽에는 이다(Ida)와 핑갈라(Pingala)가 있다. 이는 척추에 있는 교감신경과 연결된다.

① 이다 나디(Ida-nadi) : 교감신경
음기(陰氣). 몸의 왼쪽으로 흐르는 기의 통로. 왼쪽 콧구멍으로 마시는 기운의 통로.

② 핑갈라 나디(Pingala-nadi) : 교감신경
양기(陽氣). 몸의 오른쪽으로 흐르는 기의 통로. 오른쪽 콧구멍으로 마시는 기운의 통로.

③ 수슘나 나디(Sushumna-nadi) : 척추관
각성(覺醒)된 쿤달리니-샥티(Kundalini-sakti)가 척주(脊柱)의 중앙을 타고 흐르는 기(氣:Prana)의 통로이다.

육체적인 기(氣)를 통합하여 정신적 지복(至福)의 경지에 이르게 하는 기(氣)가 흐르는 중앙의 통로를 의미한다.

챠크라 7가지

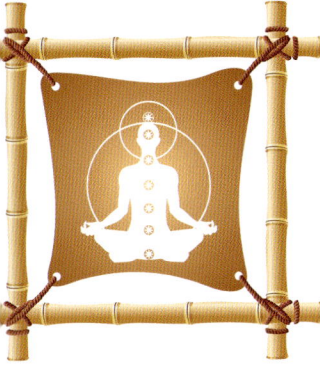

일곱 개의 차크라

차크라는 심체 에너지의 중심이다. 여섯 차크라는 수슘나관을 따라 위치하며 일곱 번째인 사하스라라 차크라는 머리 상부에 위치한다. 각 차크라에서 관장하는 나디의 숫자는 연꽃잎의 숫자로 표시된다. 연꽃잎은 쿤달리니가 차크라를 통과할 때 발생되는 소리의 진동으로 나타난다. 그 자체의 색깔이나, 요소, 뿌리를 지니고 있는 사하스라라 차크라 이외의 나머지 차크라들은 척추관을 따라 신경망으로 연결되어 있다. 수슘나관의 맨 아래에는 물라다라 차크라이며 항문 위에 선골 신경총이다. 여기에 쿤달리니가 잠자고 있다. 다음은 스와디스타나 차크라로서 전립선 신경총에 해당된다. 마니푸라 차크라는 세 번째 차크라인데 태양 신경총에 해당되며 프라나의 주 저장고이다. 아나하타 차크라는 심장부근에 위치하며 심장 신경총에 해당된다. 비슈다 차크라는 목 부근으로 후두선 신경총이다. 아즈나 차크라는 양미간 사이에 위치하며 동굴 신경총에 해당된다. 사하스라라 차크라는 일곱 번째이며 가장 높은 차크라인데 송파선에 해당된다. 쿤달리니가 각각의 차크라를 통과할 때마다 각기 다른 의식을 경험한다고 한다. 쿤달리니가 사하스라라 차크라에 도달되었을때 사마디(초의식)에 이르게 된다. 이때, 비록 물질세계에 연결되어 있다하더라도 요기들은 시간과 공간과 인과를 넘어선 참 존재의 경지에 이르게 되는 것이다.

① 사하스라라 챠크라
천 개의 연꽃잎의 상징이며, 차크라의 왕이고 절대세계이다. 쿤달리니가 이 지점에 이르면 요기는 사마디, 즉 초의식 수준에 도달한다.

② 아즈나 챠크라
눈처럼 흰 색깔을 띠고 2개의 꽃잎을 갖는다. 마음에 머무르며 만트라는 옴(OM)이다.

③ 비슈다 차크라

꽃잎이 16개이고 바다처럼 푸른 색깔을 띄었으며 기본원소는 에테르이며 만트라는 함(Ham)이다.

④ 아나하타 차크라

12개의 꽃잎으로 되었으며 연기처럼 뿌연 색깔이고 기본원소는 공기이며 만트라는 얌(Yam)이다.

⑤ 마니푸라 차크라

꽃잎이 10개인 빨간색 차크라이며 기본원소는 불이며 만트라는 람(Ram)이다.

⑥ 스와디스타나 차크라

6개의 꽃잎으로 되었으며 색깔은 하얀색이고 기본원소는 물이며 만트라는 밤(Vam)이다.

⑦ 물라다라 차크라

4개의 꽃잎으로 되었으며 노란색이고 기본원소는 흙이며 만트라는 르암(Lam)이다.

● 반다 3가지 — Bandhas

반다(Bandhas)란 '자물쇠로 잠근다'는 뜻이며 고급 호흡법의 수련을 통하여 프라나를 보존하고 이용하는데 알맞은 자세이다. 이 자세는 프라나를 저장하여 영적인 에너지로 순환시켜준다. 프라나야마에 반다를 적용하려면 수 일간 수련해야만이 가능해진다. 잘란다라 반다와 물라 반다를 동시에 유지하여 프라나와 아파나를 결합시키기 위해서는 숨을 멈추는 사이에 행하도록 한다. 우디야나 반다는 숨을 내쉰 후에 프라나를 수슘나 나디로 끌어 올려 쿤달리니를 상승시킨다.

① 잘란다라 반다

숨을 멈춘 상태로 턱을 가슴으로 가져간다. '어깨서기 자세'처럼 프라나가 몸의 상부로부터 달아나는 것을 막는다. 이 반다는 숨을 내쉴 때 머리를 들어주면서 이완한다.

② **우디야나 반다**

숨을 완전히 내쉰 후에 배를 척추 뒤쪽으로 끌어올린다. 이것은 프라나를 수슘나 나디까지 끌어올린다.

③ **물라 반다**

숨을 멈춘 동안 항문의 괄약근을 조이고 배의 근육을 수축한다. 하체에서 아파나가 빠져나가는 것을 막고 위로 올려 프라나와 결합시킨다.

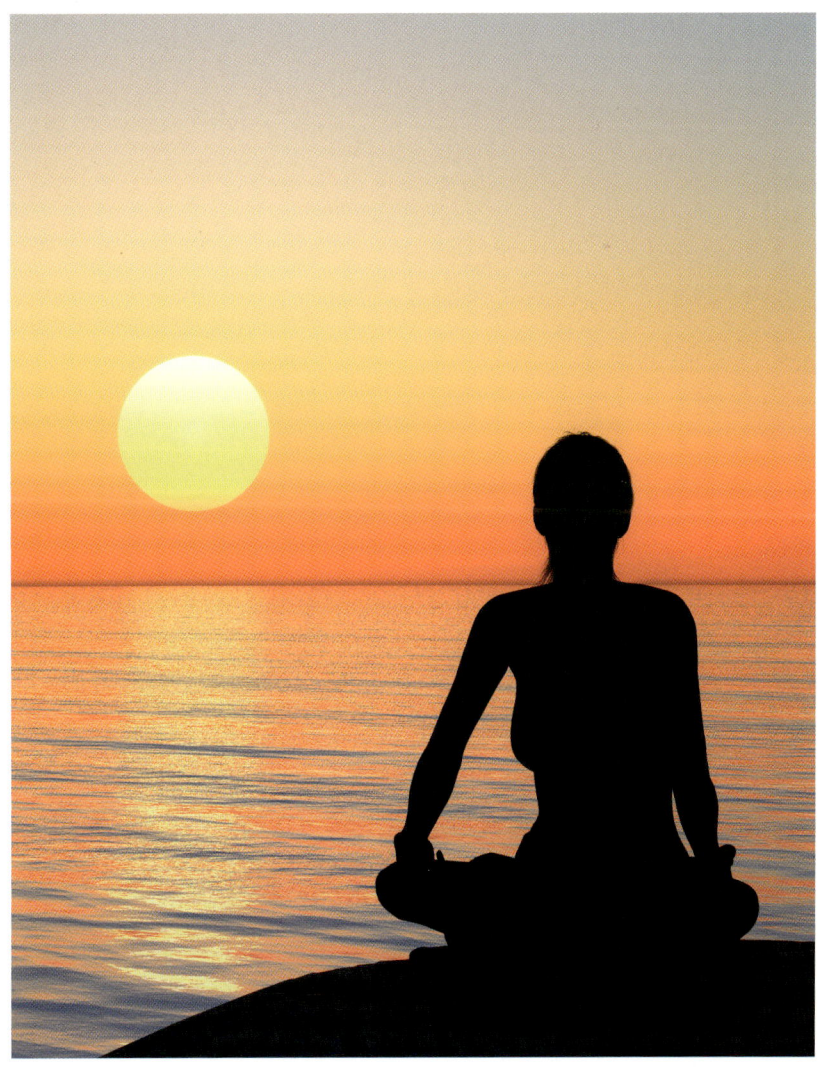

수리야 나마스카라 A

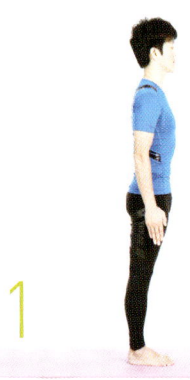

1

양다리를 모으고 척추를 길게 하여 차렷 자세로 선다.

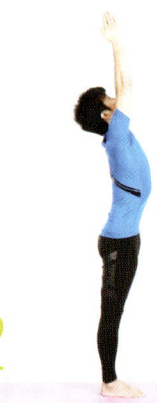

2

숨을 마시며 양팔을 위로 뻗어 올려 양 손을 합장한다. 시선은 손끝을 바라본다.

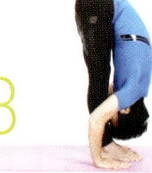

3

숨을 내쉬며 상체를 숙이고 양손은 양발 옆에 놓는다. 상체와 하체가 최대한 가까워지도록 한다.

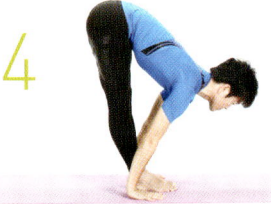

4

숨을 마시며 머리를 들어 척추를 길게 편다.

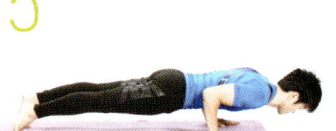

5

숨을 멈추며 양 발을 점프하여 다리를 뒤로 옮긴다. 숨을 내쉬며 양팔을 구부려 손과 발만으로 몸을 지탱한다. 이때, 팔꿈치는 옆구리에 붙이고 몸은 바닥과 수평이 되게 똑바로 몸을 낮춘다.

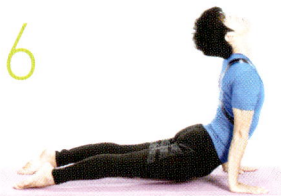

6

숨을 마시며 팔을 펴고 발 등을 바닥에 내려 놓으며 가슴은 들어올린다. 이때, 무릎과 허벅지는 바닥에 닿지 않는다.

Surya Namaskara A

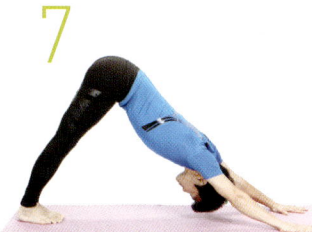

7

숨을 내쉬며 엉덩이를 밀어 올려 꼬리뼈에서 정수리까지 척추를 길게 늘려준다. 발 뒤꿈치는 바닥을 향에 눌러준다. 동작을 유지한 상태에서 호흡을 깊게 5회 실시한다.

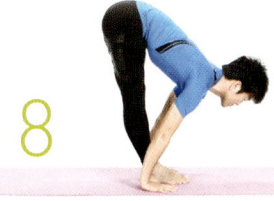

8

숨을 마시며 머리를 들어 척추를 길게 편다.

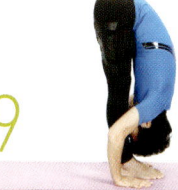

9

숨을 내쉬며 상체를 숙이고 양손은 양발 옆에 놓는다. 상체와 하체가 최대한 가까워지도록 한다.

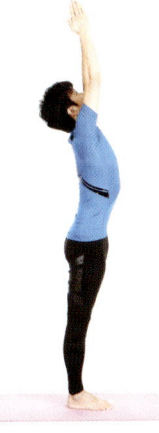

10

숨을 마시며 양팔을 위로 뻗어 올려 양 손을 합장한다. 시선은 손끝을 바라본다.

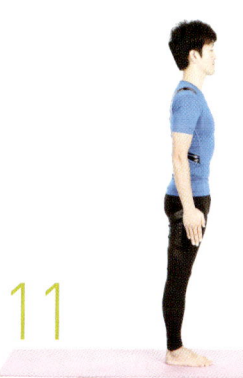

11

숨을 내쉬며 1의 시작자세로 돌아온다.

수리야 나마스카라 B

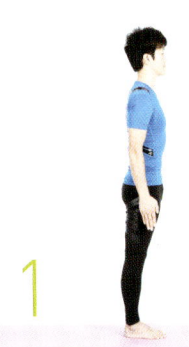

1

양다리를 모으고 척추를 길게 하여 차렷 자세로 선다.

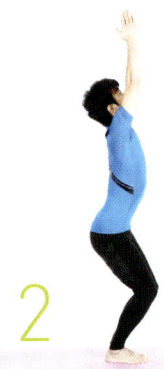

2

숨을 마시며 무릎을 구부리고 양팔을 위로 뻗어 올려 양 손을 합장한다. 시선은 손끝을 바라본다.

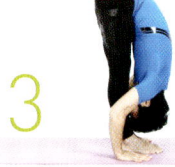

3

숨을 내쉬며 상체를 숙이고 양손은 양발 옆에 놓는다. 상체와 하체가 최대한 가까워지도록 한다.

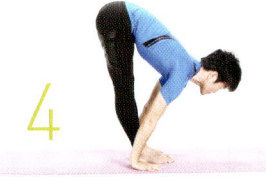

4

숨을 마시며 머리를 들어 척추를 길게 편다.

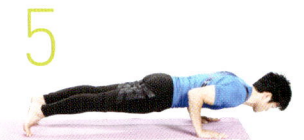

5

숨을 멈추며 양 발을 점프하여 다리를 뒤로 옮긴다. 숨을 내쉬며 양팔을 구부려 손과 발만으로 몸을 지탱한다. 이때, 팔꿈치는 옆구리에 붙이고 몸은 바닥과 수평이 되게 똑바로 몸을 낮춘다.

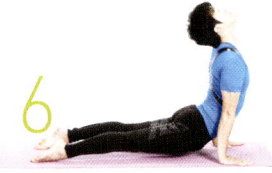

6

숨을 마시며 팔을 펴고 발 등을 바닥에 내려 놓으며 가슴은 들어 올린다. 이때, 무릎과 허벅지는 바닥에 닿지 않은 상태로 곧게 펴준다.

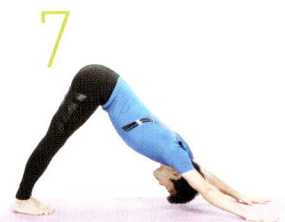

7

숨을 내쉬며 엉덩이를 밀어 올려 꼬리뼈에서 정수리까지 척추를 길게 늘려준다. 발 뒤꿈치는 바닥을 향에 눌러준다.

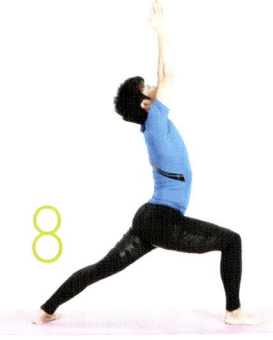

8

숨을 마시며 오른발을 앞으로 가져와 양 손 사이에 놓고 하체의 근력으로 균형을 유지하며 상체를 일으켜 세운다. 두 손은 합장하여 위로 뻗어 올린다.

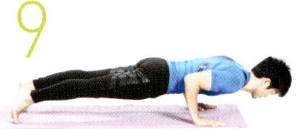

9

숨을 내쉬며 양손을 바닥에 놓고 플랭크(Plank)자세에서 양팔을 구부려 손과 발만으로 몸을 지탱한다. 이때, 팔꿈치는 옆구리에 붙이고 몸은 바닥과 수평이 되게 똑바로 몸을 낮춘다.

Surya Namaskara B

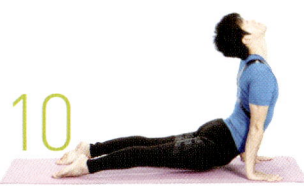

10

숨을 마시며 팔을 펴고 발 등을 바닥에 내려 놓으며 가슴은 들어 올린다. 이때, 무릎과 허벅지는 바닥에 닿지 않은 상태로 곧게 펴준다.

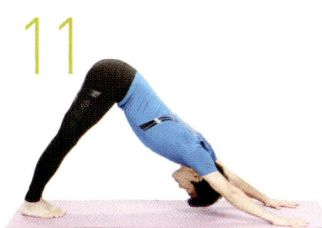

11

숨을 내쉬며 엉덩이를 밀어 올려 꼬리뼈에서 정수리까지 척추를 길게 늘려준다. 발 뒤꿈치는 바닥을 향해 눌러준다.

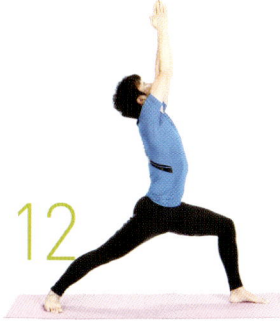

12

숨을 마시며 왼발을 앞으로 가져와 양 손 사이에 놓고 하체의 근력으로 균형을 유지하며 상체를 일으켜 세운다. 두 손은 합장하여 위로 뻗어 올린다.

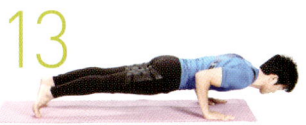

13

숨을 내쉬며 양손을 바닥에 놓고 플랭크(Plank)자세에서 양팔을 구부려 손과 발만으로 몸을 지탱한다. 이때, 팔꿈치는 옆구리에 붙이고 몸은 바닥과 수평이 되게 똑바로 몸을 낮춘다.

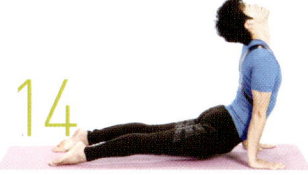

14

숨을 마시며 팔을 펴고 발 등을 바닥에 내려 놓으며 가슴은 들어 올린다. 이때, 무릎과 허벅지는 바닥에 닿지 않은 상태로 곧게 펴준다.

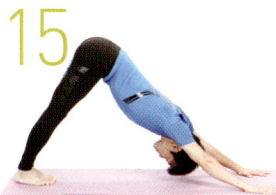

15

숨을 내쉬며 엉덩이를 밀어 올려 꼬리뼈에서 정수리까지 척추를 길게 늘려준다. 발 뒤꿈치는 바닥을 향해 눌러준다.

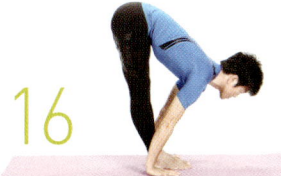

16

무릎을 살짝 구부려 점프하여 양 발을 앞으로 가져온다. 숨을 마시며 머리를 들어 척추를 길게 편다.

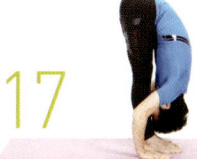

17

숨을 내쉬며 상체를 숙이고 양손은 양발 옆에 놓는다. 상체와 하체가 최대한 가까워지도록 한다.

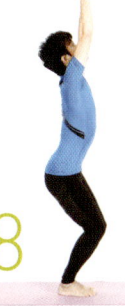

18

숨을 마시며 무릎을 구부리고 양팔을 위로 뻗어 올려 양 손을 합장한다. 시선은 손끝을 바라본다.

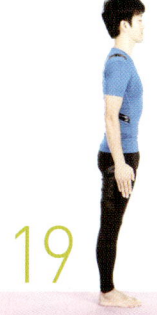

19

숨을 내쉬며 1의 시작자세로 돌아온다.

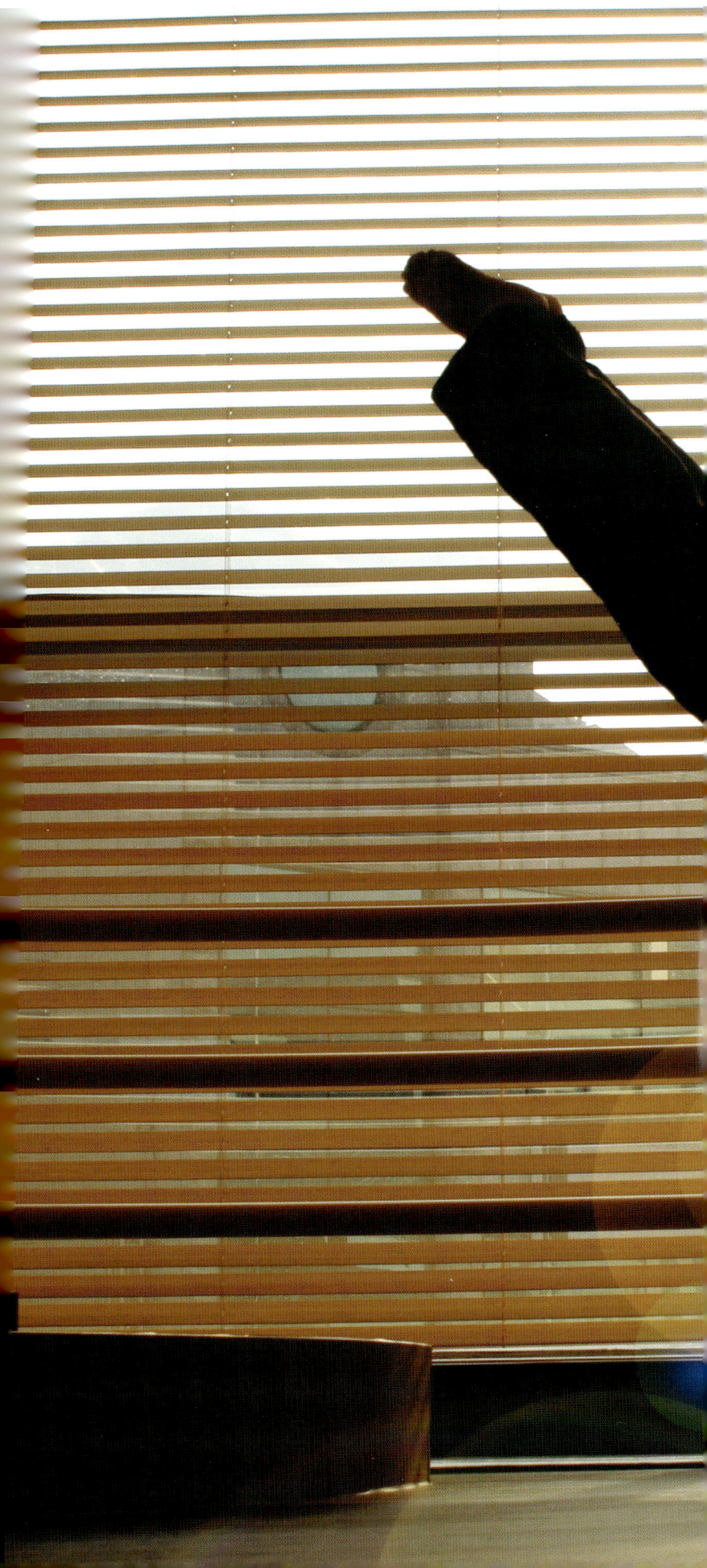

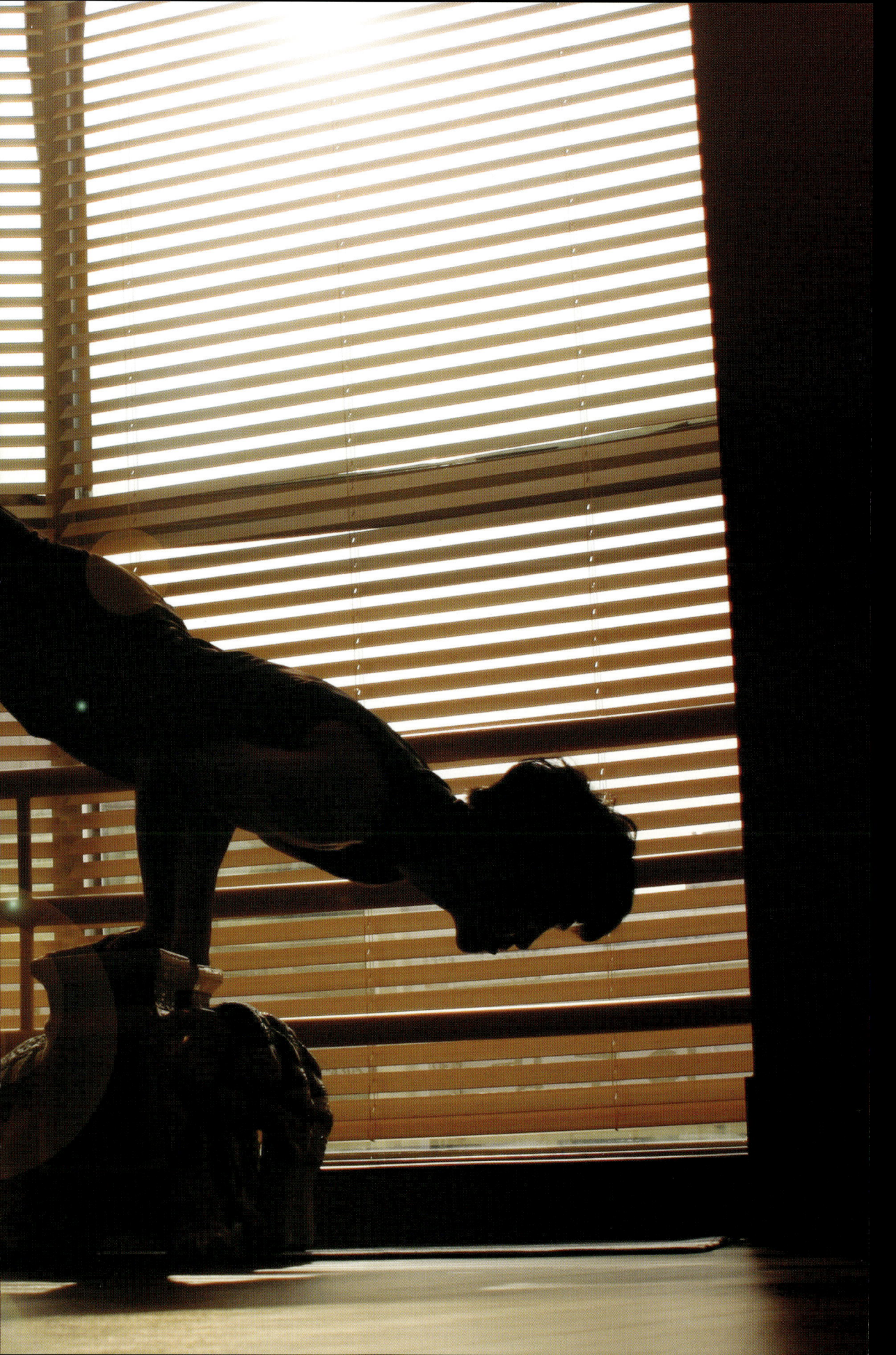

우티타 트리코나사나

- 숨을 마시며 어깨와 일직선으로 양팔을 펼쳐 주면서 두 다리를 90~100cm 정도 옆으로 벌린다.
- 오른발을 바깥쪽으로 90도 돌린다. 왼발을 오른쪽으로 약간 돌린다.
- 숨을 내쉬며 상체를 오른쪽으로 구부리고

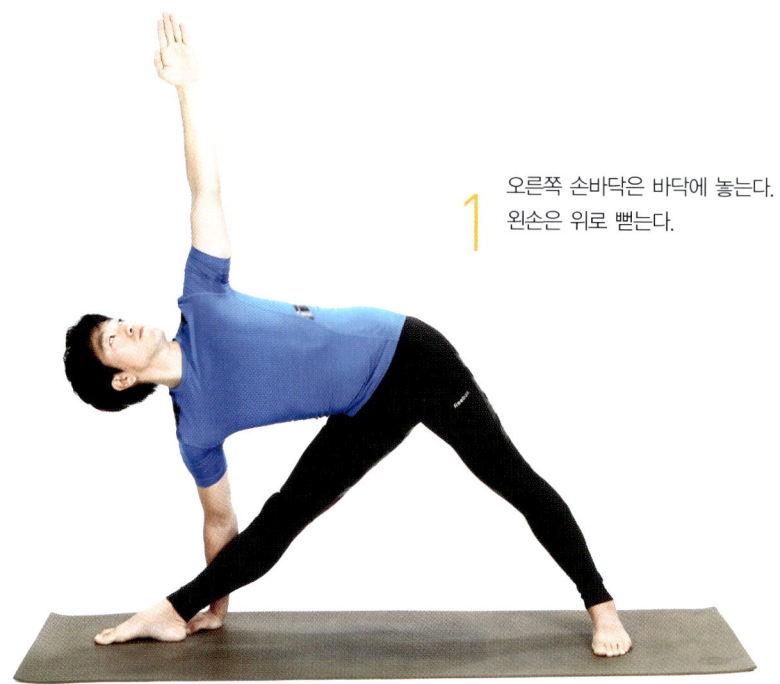

1 오른쪽 손바닥은 바닥에 놓는다. 왼손은 위로 뻗는다.

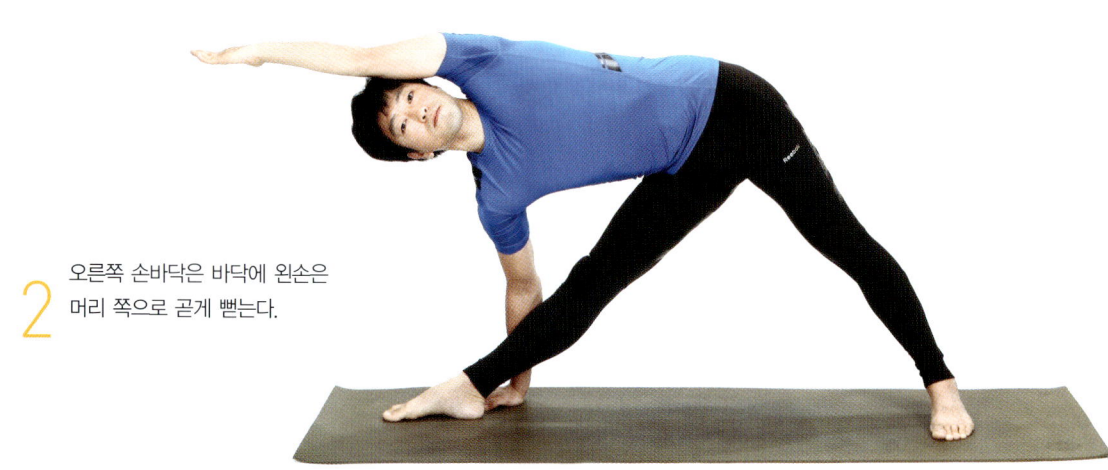

2 오른쪽 손바닥은 바닥에 왼손은 머리 쪽으로 곧게 뻗는다.

Utthita Trikonasana

3 오른쪽 손바닥은 바닥에 왼손은 등 뒤로 하여 오른다리 안쪽을 잡는다.

Tip 허리 아랫부분이 무너지지 않도록 해준다. 계속 몸통을 돌리듯이 열어줘서 뻗은 다리와 일자를 유지하게 한다. 균형을 잘 잡도록 몸통은 양쪽으로 균등하게 확장시킨다.

효과 다리근육 강화. 등의 통증과 목의 뻠을 없애 주고, 가슴을 확장 시켜 준다.

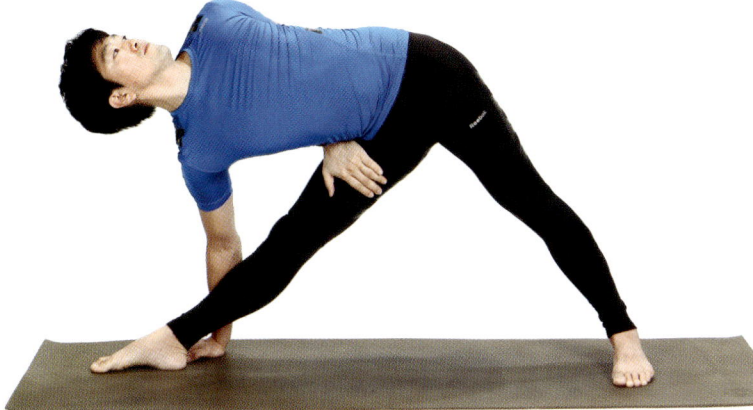

4 오른손은 오른다리 앞에서 등뒤로 왼손은 등 뒤로하여 양손을 잡아준다.

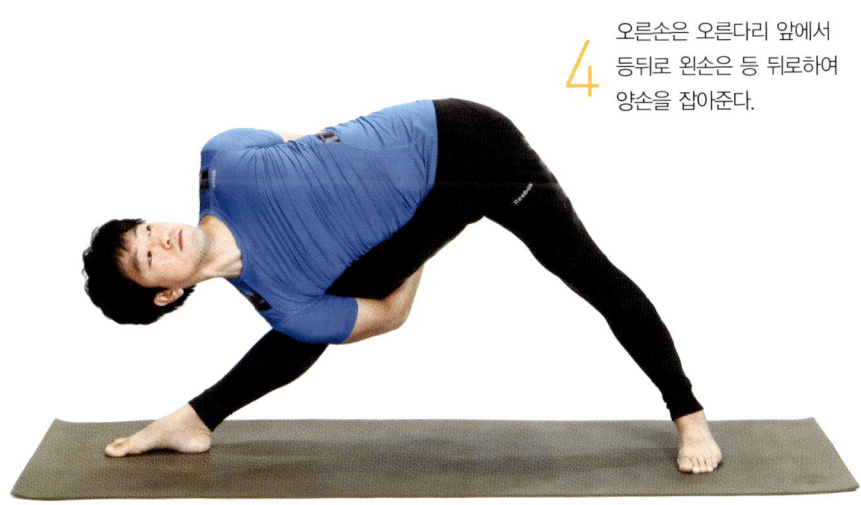

- 자세를 취하고 30초 유지하며 호흡을 깊게 한다.
- 숨을 마시며 천천히 상체를 일으키고 양 발은 나란히 돌려준다.
- 숨을 내쉬며 처음자세로 돌아온다.
- 반대반향도 동일하게 실시한다.

파리브리따 트리코나사나

- 숨을 마시며 두 다리를 90~100cm 정도 옆으로 벌린다.
- 오른 발이 오른 팔과 같은 방향을 향하게 돌려준다. 왼 발이 45도 각도가 될 때까지 왼 발가락을 안으로 돌려준다.
- 숨을 내쉬며 골반을 오른쪽 방향으로 완전히 돌려주고, 팔을 풍차처럼 돌려 상체를 오른쪽으로 구부린다.

1 오른발 안쪽 옆에 블록을 놓고 왼손 바닥을 지지하는데 사용해도 된다.

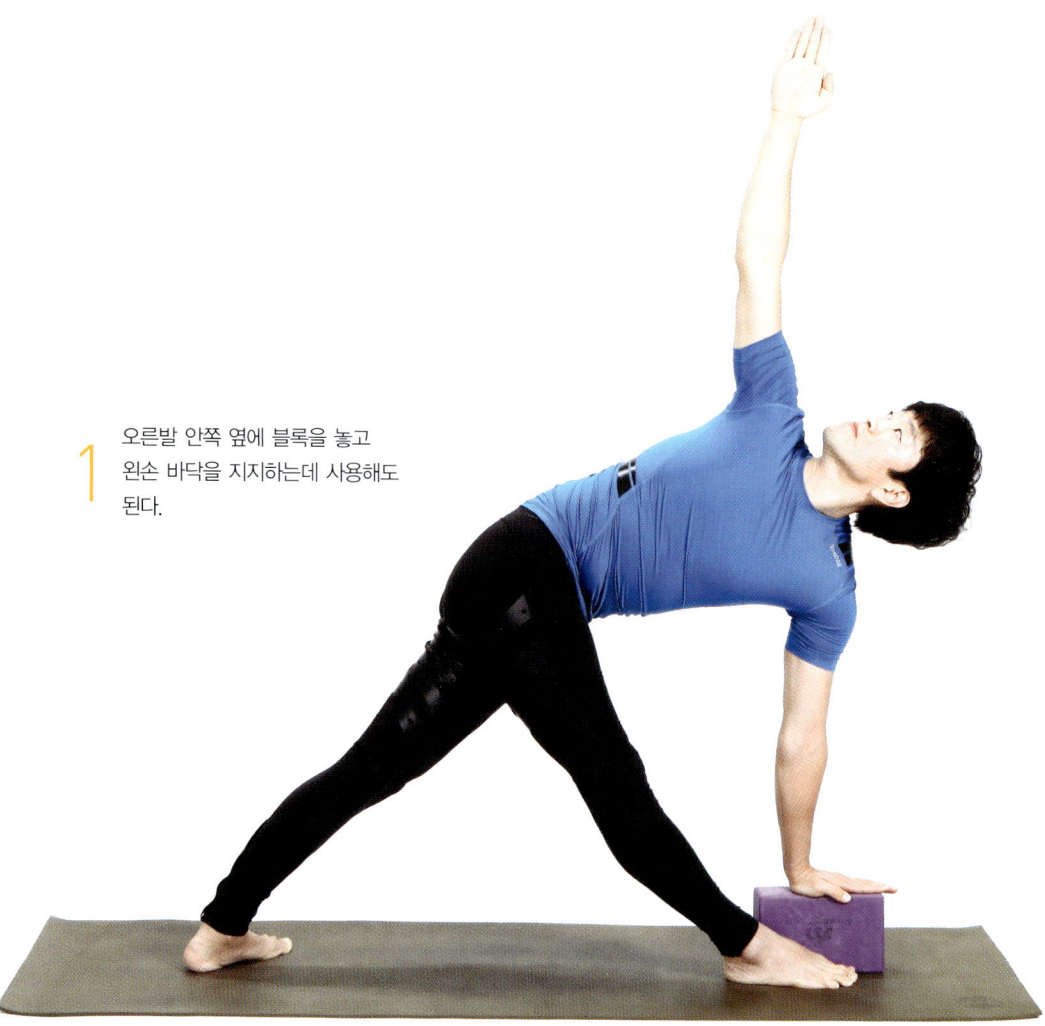

변형1

01

Parivritta Trikonasana

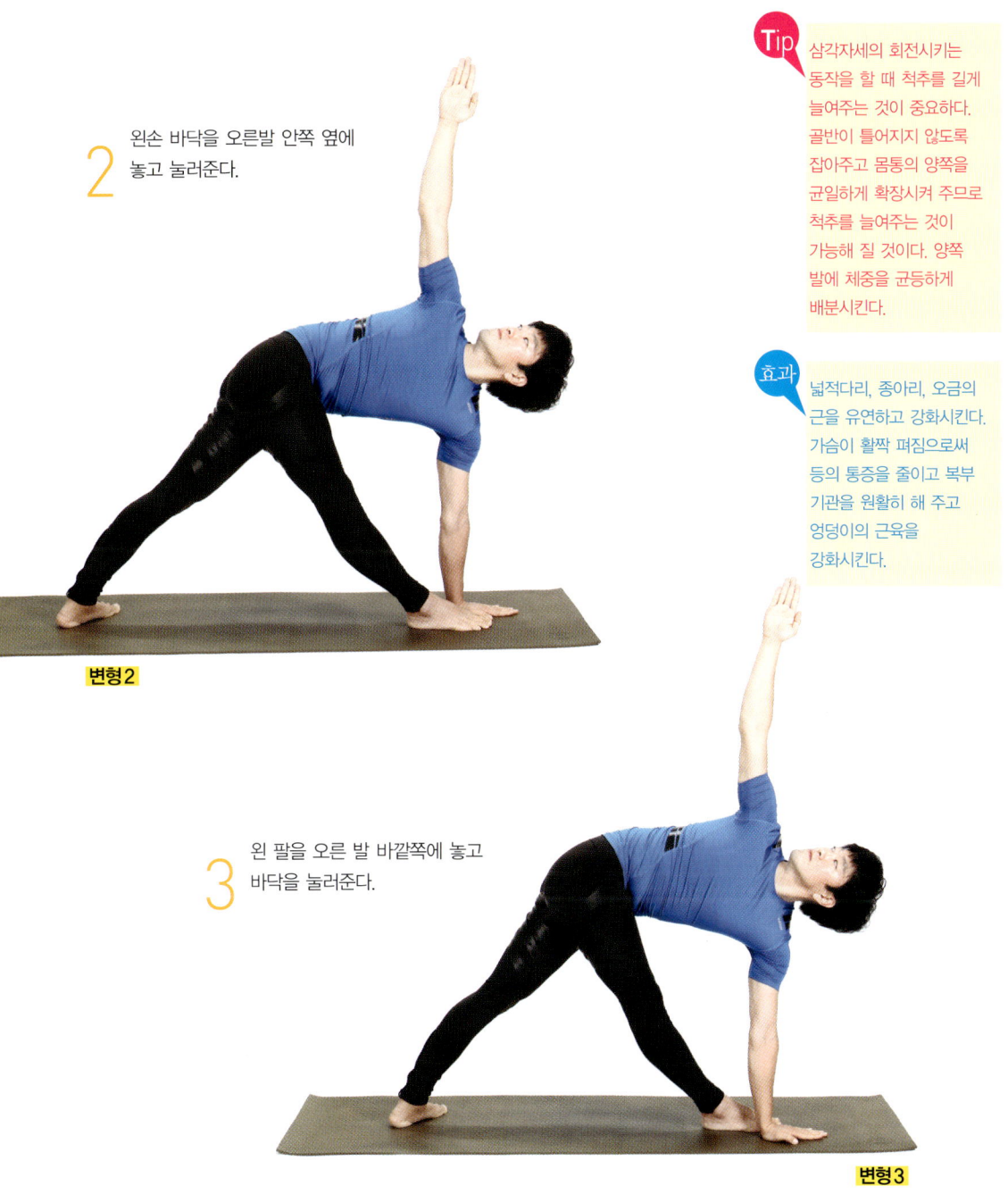

2 왼손 바닥을 오른발 안쪽 옆에 놓고 눌러준다.

Tip 삼각자세의 회전시키는 동작을 할 때 척추를 길게 늘여주는 것이 중요하다. 골반이 틀어지지 않도록 잡아주고 몸통의 양쪽을 균일하게 확장시켜 주므로 척추를 늘여주는 것이 가능해 질 것이다. 양쪽 발에 체중을 균등하게 배분시킨다.

효과 넓적다리, 종아리, 오금의 근을 유연하고 강화시킨다. 가슴이 활짝 펴짐으로써 등의 통증을 줄이고 복부 기관을 원활히 해 주고 엉덩이의 근육을 강화시킨다.

변형2

3 왼 팔을 오른 발 바깥쪽에 놓고 바닥을 눌러준다.

변형3

- 자세를 취하고 30초 유지하며 호흡을 깊게 한다.
- 숨을 마시며 천천히 상체를 일으키고 양 발은 나란히 돌려준다.
- 숨을 내쉬며 처음자세로 돌아온다.
- 반대반향도 동일하게 실시한다.

우티타 파르스바코나사나

- 숨을 마시며 두 다리를 120cm 정도 벌린다. 팔을 어깨가 일직선이 되게 옆으로 올리고 손바닥은 아래를 향하도록 한다.
- 왼발은 왼쪽으로 90도, 오른발은 왼쪽으로 약간 돌린 상태에서 밖으로 쭉 뻗는다.
- 숨을 내쉬며 왼쪽 무릎이 발뒤꿈치 바로 위에 올 때까지 구부린다.

1 왼팔은 직각이 되게 굽혀 팔꿈치를 무릎 위에 올려놓고, 오른팔은 위쪽으로 곧게 뻗어준다. 시선은 손끝을 바라본다.

2 왼 손을 낮추어 왼 발목을 잡고, 오른팔은 머리 옆으로 뻗어준다. 시선은 손끝을 따라간다.

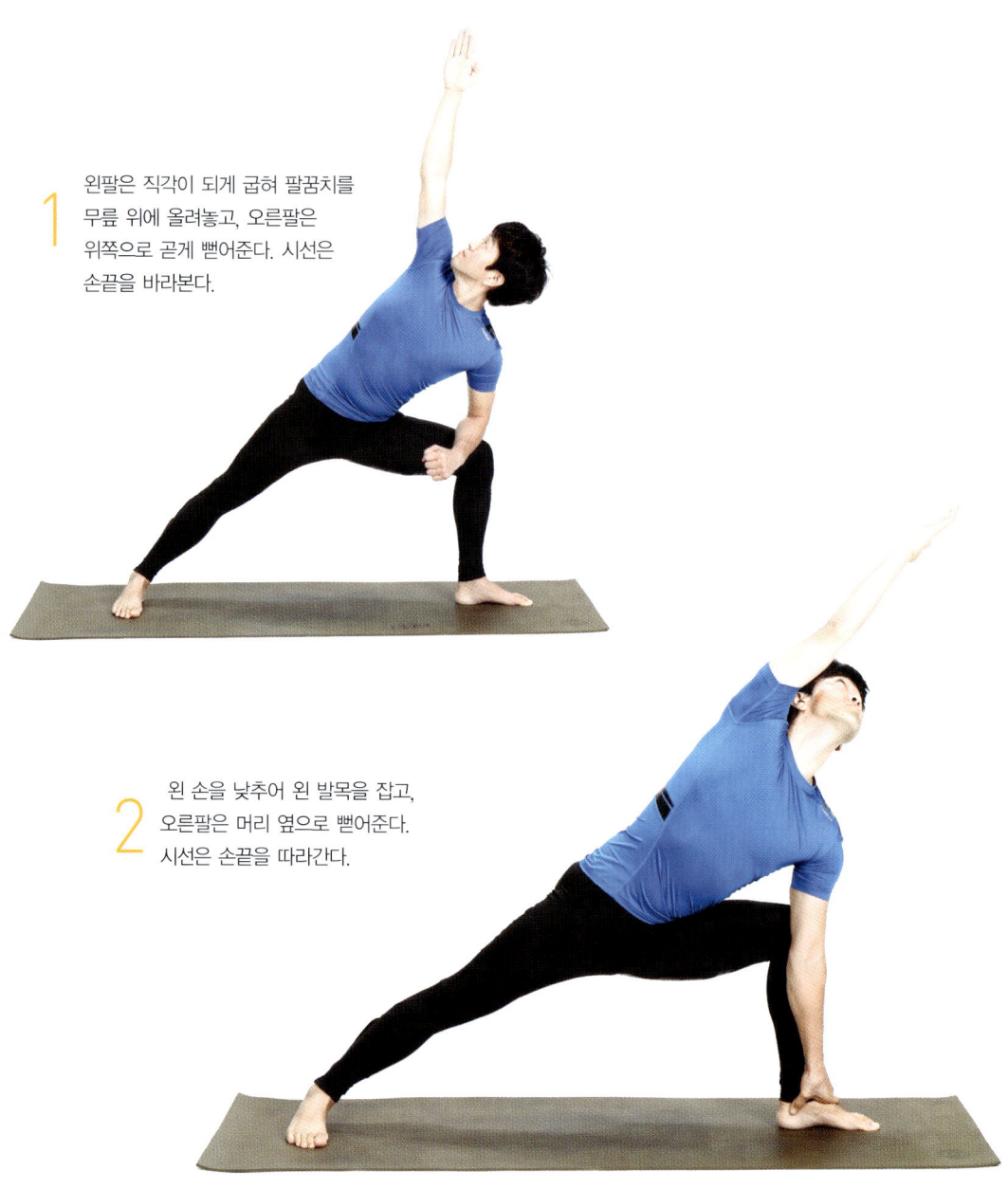

02
Utthita Parsvakonasana

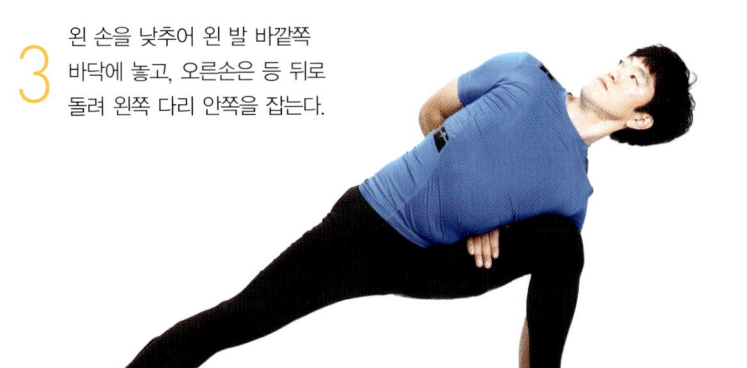

3 왼 손을 낮추어 왼 발 바깥쪽 바닥에 놓고, 오른손은 등 뒤로 돌려 왼쪽 다리 안쪽을 잡는다.

Tip '2' 자세에서 뒷발의 바깥쪽 가장자리에서부터 위쪽에 뻗은 팔의 손끝까지 길게 연결해준다.

효과 발목, 무릎을 강하게 해주고 종아리와 넓적다리의 결함을 고쳐준다. 가슴을 확장시켜 주고, 골신경통과 관절통을 없애준다. 연동운동을 촉진시켜준다.

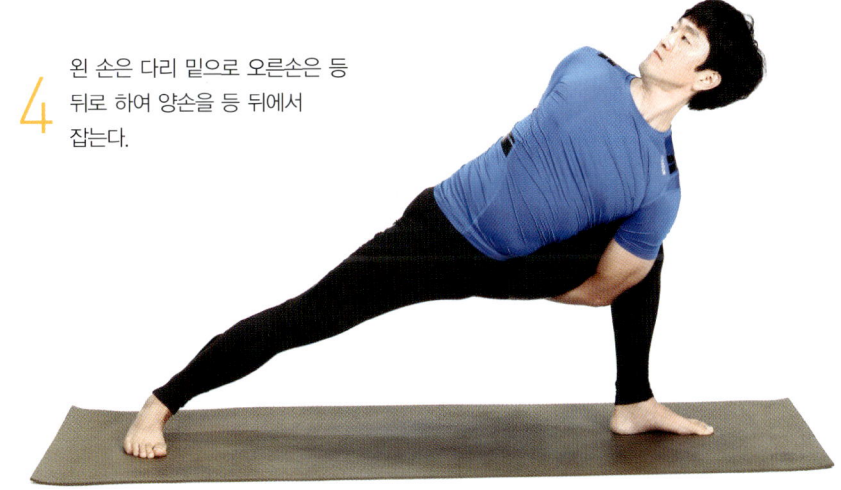

4 왼 손은 다리 밑으로 오른손은 등 뒤로 하여 양손을 등 뒤에서 잡는다.

- 뒷발은 평평하게 놓는다.
- 자세를 취하고 30초 유지하며 호흡을 깊게 한다.
- 숨을 마시며 천천히 일어나고, 양 발은 나란해지도록 돌려준다.
- 숨을 내쉬며 처음자세로 돌아온다.
- 반대반향도 동일하게 실시한다.

파리브리따 파르스바코나사나

- 숨을 마시며 두 다리를 120cm 정도 벌린다.
- 오른 발을 바깥쪽으로 돌리고 왼발을 살짝 안으로 돌린다.
- 오른쪽 무릎이 발뒤꿈치 바로 위에 오게 구부린다.

1 양손을 가슴 앞에서 합장하여 몸통과 왼쪽 다리를 돌려 왼쪽 팔꿈치가 오른쪽 무릎의 바깥쪽을 눌러주고, 왼쪽 무릎은 구부려 바닥을 지지한다. 이때, 시선은 손끝을 바라본다.

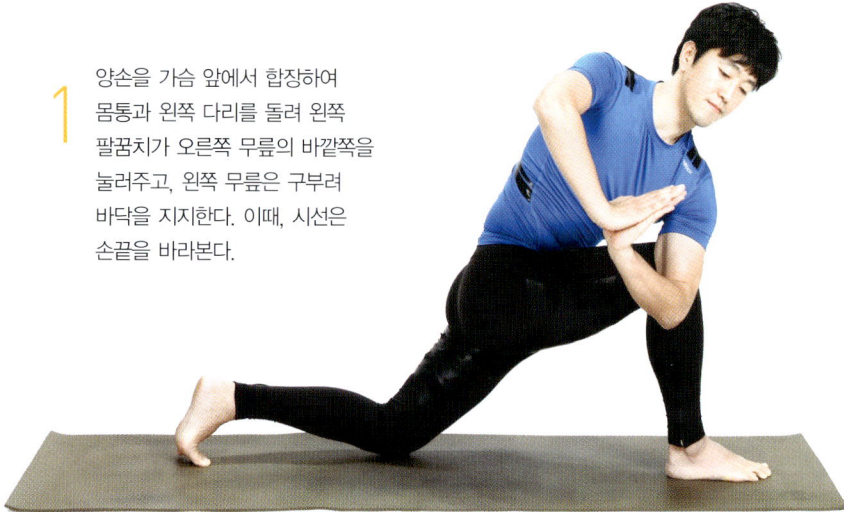

2 양손을 가슴 앞에서 합장하여 몸통과 왼쪽 다리를 돌려 왼쪽 팔꿈치가 오른쪽 무릎의 바깥쪽을 눌러주고, 뒷발은 발 바깥쪽 가장자리를 아래로 눌러주면서 평평하게 유지한다. 이때, 시선은 손끝을 바라본다.

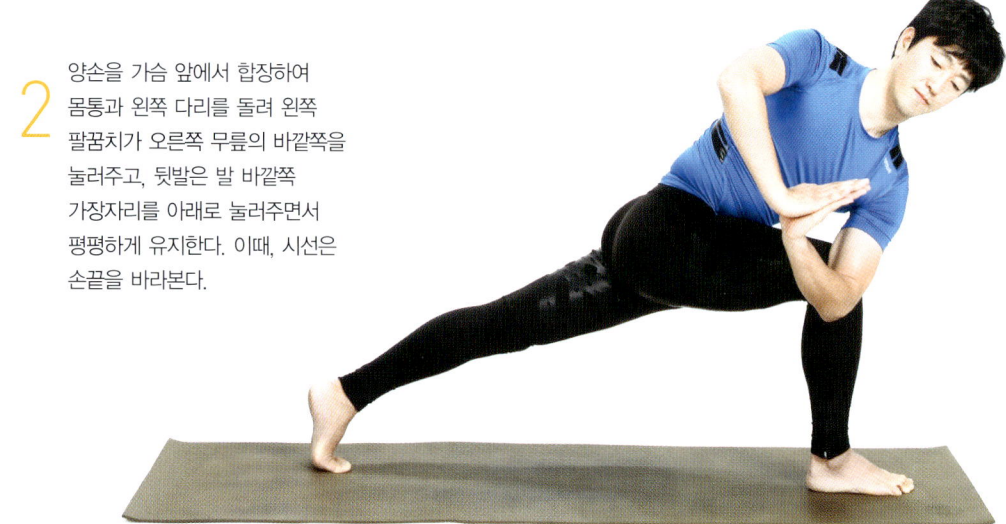

Parivritta Parsvakonasana 03

3. 왼손은 오른발 바깥쪽 바닥에 내려놓고 오른팔은 왼쪽 귀 위로 쭉 뻗는다. 뒷발은 발 바깥쪽 가장자리를 아래로 눌러주면서 평평하게 유지하고, 시선은 뻗은 손끝을 바라본다.

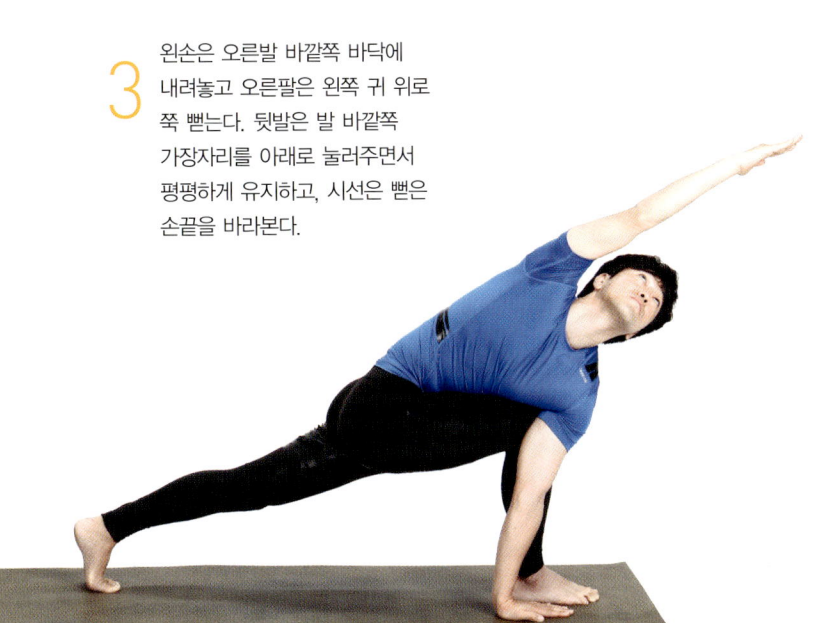

Tip 척추까지 충분히 비틀며 몸통도 튼다. 몸통을 더욱 안정적으로 회전시켜주기 위해서는 팔과 무릎이 서로 반대로 작용하는 힘을 활용한다. 회전동작을 위해 천골에서부터 정수리까지 척추를 길게 늘여준다.

효과 결장(맹장과 장의 끝 부분을 잇는 큰창자의 일부분)의 이물질을 제거하는데 도움이 된다. 복부 기관을 더 수축시켜 소화를 돕는다. 혈액은 복부 기관과 등뼈 주위를 원활하게 순환하여 그 부분에 활기를 준다.

4. 왼 손은 다리 밑으로 오른손은 등 뒤로 하여 양손을 등 뒤에서 잡는다. 뒷발은 발 바깥쪽 가장자리를 아래로 눌러주면서 평평하게 유지하고, 시선은 위쪽을 바라본다.

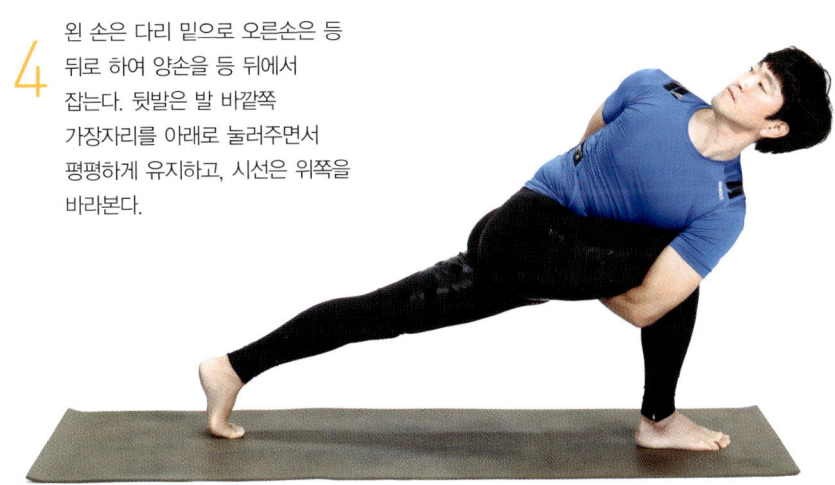

- 자세를 취하고 30초 유지하며 호흡을 깊게 한다.
- 숨을 마시며 천천히 일어나고, 양 발은 나란해지도록 돌려준다.
- 숨을 내쉬며 처음자세로 돌아온다.
- 반대반향도 동일하게 실시한다.

비라바드라사나 B

- 숨을 마시며 두 다리를 120cm 정도 옆으로 벌린다.
- 숨을 내쉬며 오른쪽 골반 위쪽을 뒤로 움직이고 왼쪽 무릎 안쪽이 앞을 향하게 한다.

1 손바닥을 아래로 향하게 하여
   양팔을 어깨와 일직선으로 올린다.
   왼다리는 90도 각도를 유지한다.
   시선은 왼쪽팔 끝을 바라본다.

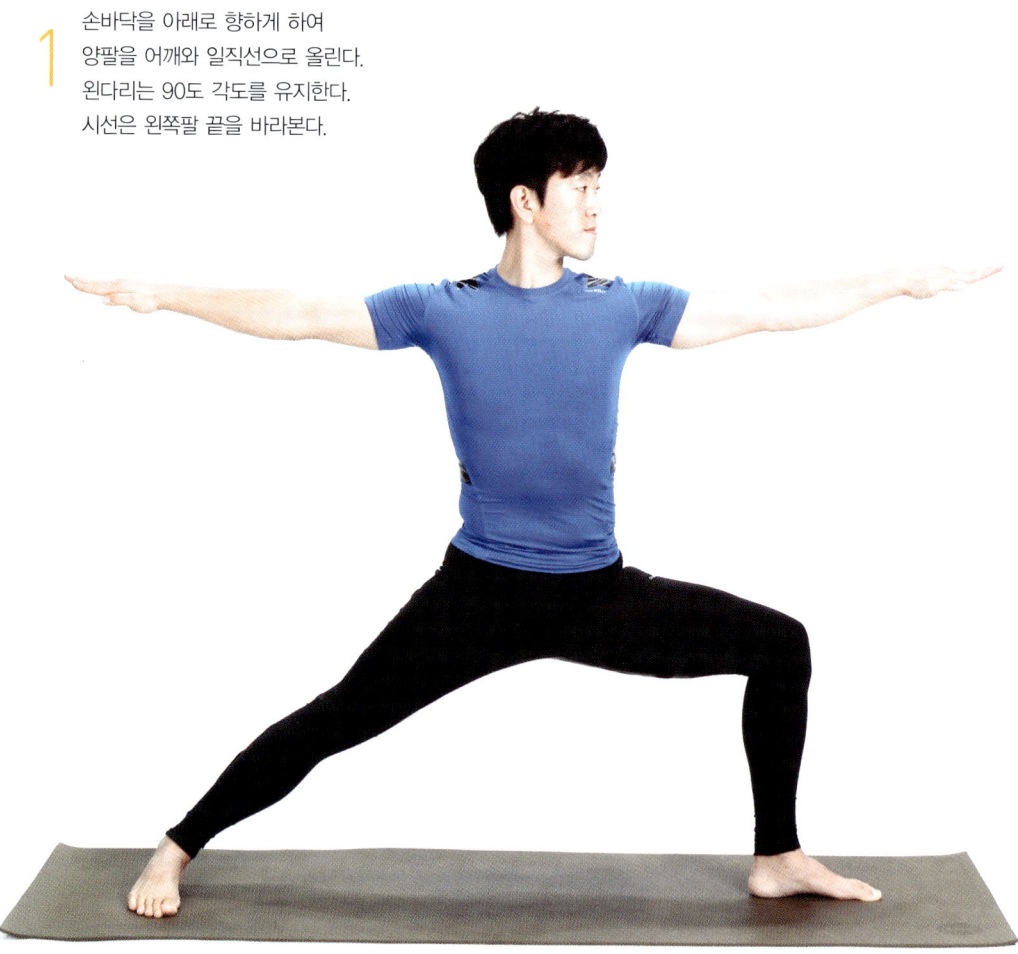

04
Virabhadrasana B

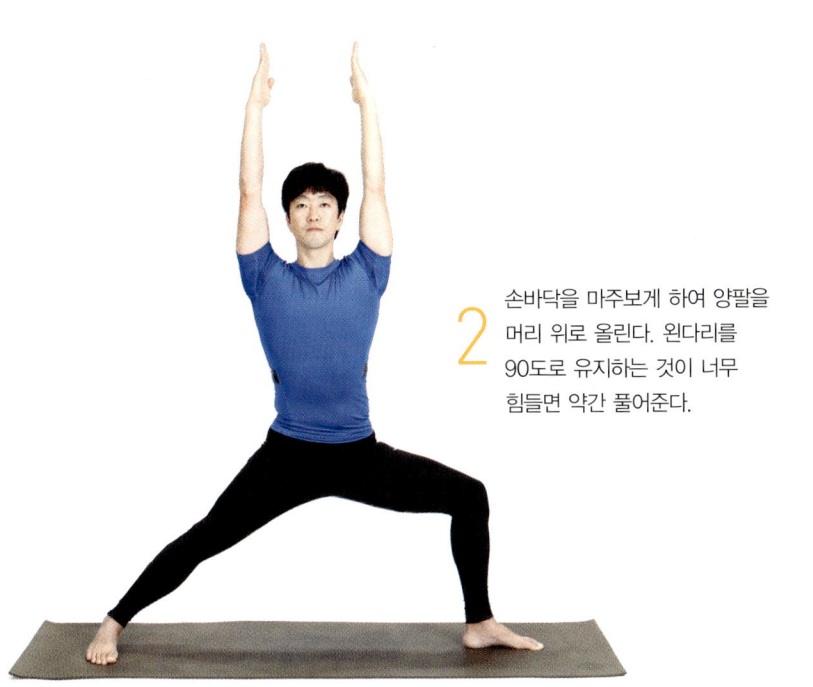

Tip '1' 척추는 바닥과 수직을 이루고 양손 끝을 잡아당기듯이 손을 옆으로 쭉 뻗는다.
'3' 손 끝을 뻗어주면서 몸통 옆 라인을 최대한 이완시켜준다.

2 손바닥을 마주보게 하여 양팔을 머리 위로 올린다. 왼다리를 90도로 유지하는 것이 너무 힘들면 약간 풀어준다.

효과 종아리와 넓적다리 근육의 경련을 풀어주고, 다리와 등 근육에 탄력성을 준다. 복부기관 강화에 도움을 준다.

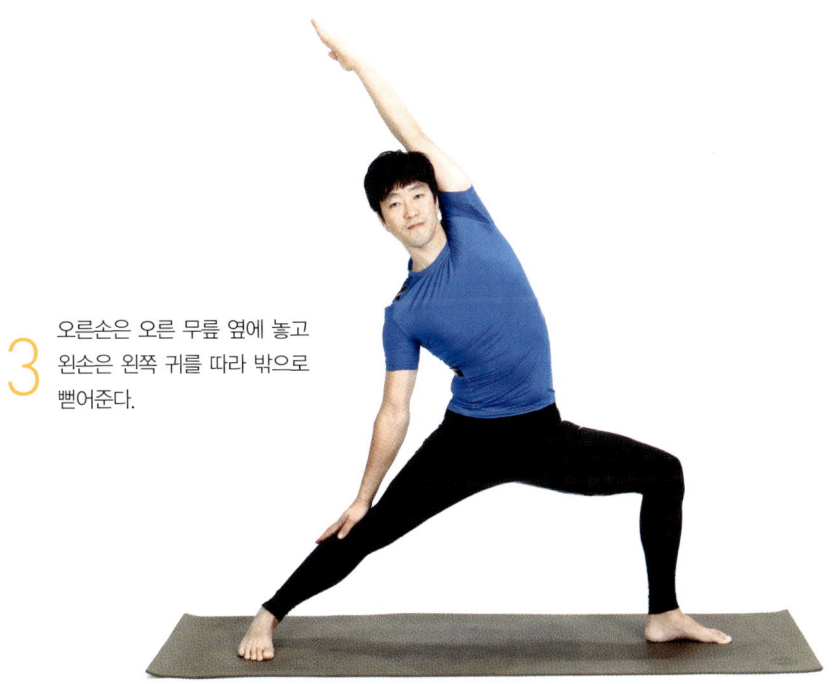

3 오른손은 오른 무릎 옆에 놓고 왼손은 왼쪽 귀를 따라 밖으로 뻗어준다.

- 자세를 취하고 30초 유지하며 호흡을 깊게 한다.
- 숨을 마시며 왼다리를 펴고 왼발을 안으로 돌린다. 내쉬며 오른발은 바깥으로 돌리고 오른 무릎을 굽혀 (1~3)위의 자세 중 하나를 선택하여 반대쪽도 실시한다.

가루다사나

- 다리를 모으고 바르게 선다.

1 팔을 구부려 가슴까지 올린다. 오른팔을 왼팔 밑으로 겹쳐지도록 하고 합장한다. 두 다리를 모아 무릎을 굽히며 상체를 낮춘다.

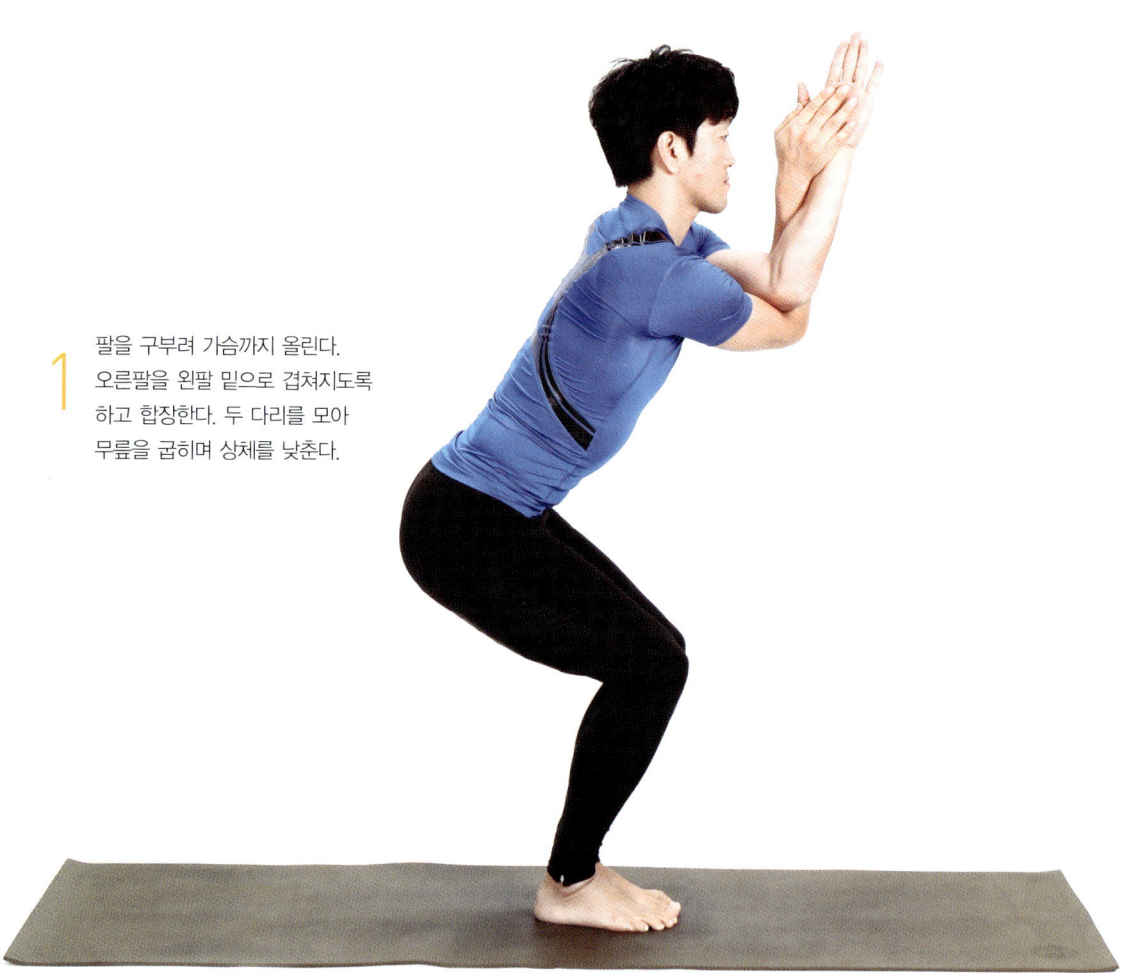

05 Garudasana

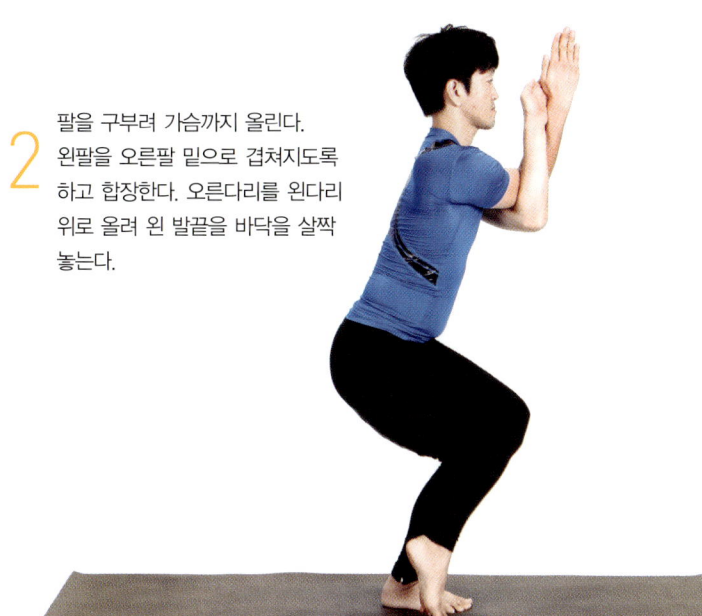

2. 팔을 구부려 가슴까지 올린다. 왼팔을 오른팔 밑으로 겹쳐지도록 하고 합장한다. 오른다리를 왼다리 위로 올려 왼 발끝을 바닥에 살짝 놓는다.

Tip 양쪽 어깨의 위치가 한쪽으로 치우치지 않도록 균형을 잘 맞춘다. 좌우 골반의 위치를 동일하게 한다. 가능한 낮은 자세를 유지한다.

효과 어깨, 골반, 무릎관절의 유연성을 향상시켜 준다. 굳은 어깨를 풀어주고 하체 근력을 발달시켜 준다. 종아리 근육의 경련을 방지하기 위한 운동으로 권장된다.

3. 팔을 구부려 가슴까지 올린다. 왼팔을 오른팔 밑으로 겹쳐지도록 하고 합장한다. 오른다리를 왼다리 위로 올려 왼다리의 종아리를 한 번 더 감싸 균형을 유지한다.

- 자세를 취하고 1분정도 유지하며 호흡을 깊게 한다.
- 숨을 마시며 천천히 일어나며 팔과 다리를 풀어준다.
- 반대반향도 동일하게 실시한다. 양쪽에서 같은 시간 동안 이를 행한다.

비라바드라사나 C

- 양다리를 모으고 바르게 선다.
- 두손을 가슴앞에 합장한다.
- 오른쪽 발을 들어올리며 상체를 앞으로 숙여 발끝부터 머리까지 수평이 되도록 한다.

1 숨을 마시며 합장한 손을 가슴 앞에 놓는다.

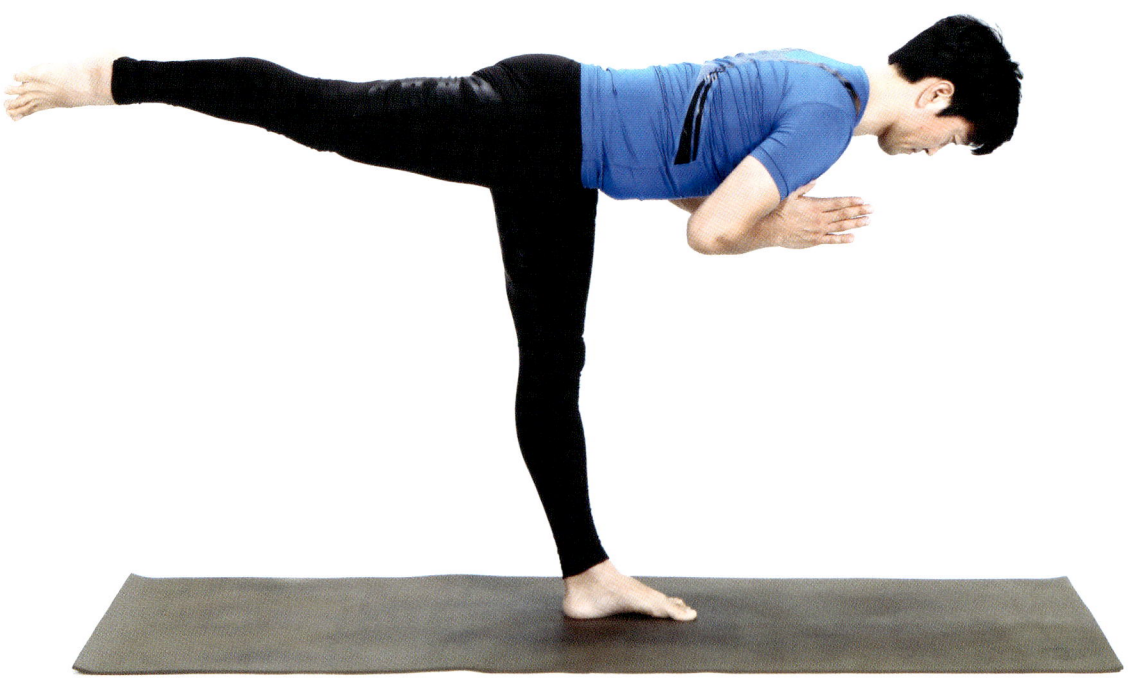

Virabhadrasana C 06

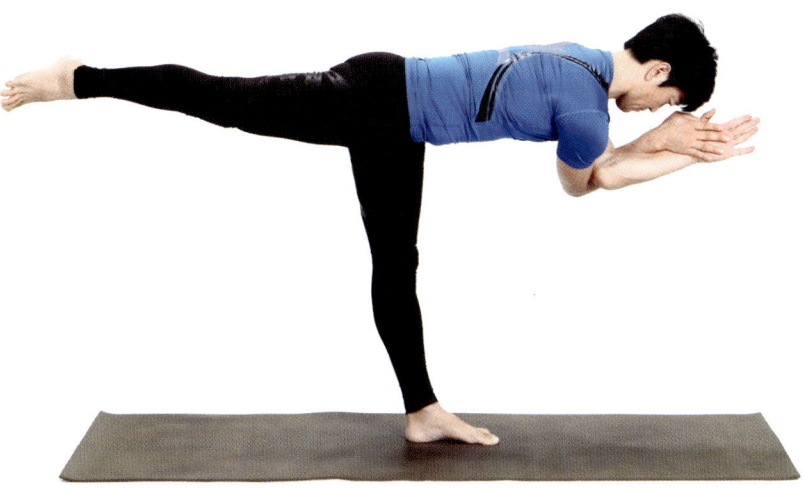

> **Tip** 들어올린 다리의 엉덩이가 함께 올라가지 않도록 한다.

> **효과** 전신 근력의 탄력성을 높이고 근육을 조화롭게 발달시켜 준다.
> 전후, 좌우로 쏠린 몸을 바르게 교정시켜 준다.
> 복부 기관을 수축시켜 좋은 상태가 되게 하고, 다리 근육을 더 아름답고 튼튼하게 만들어준다.

2 숨을 마시며 팔을 구부려 오른팔을 왼팔 밑으로 겹쳐지도록 두 손을 합장하여 얼굴 앞으로 가져온다.

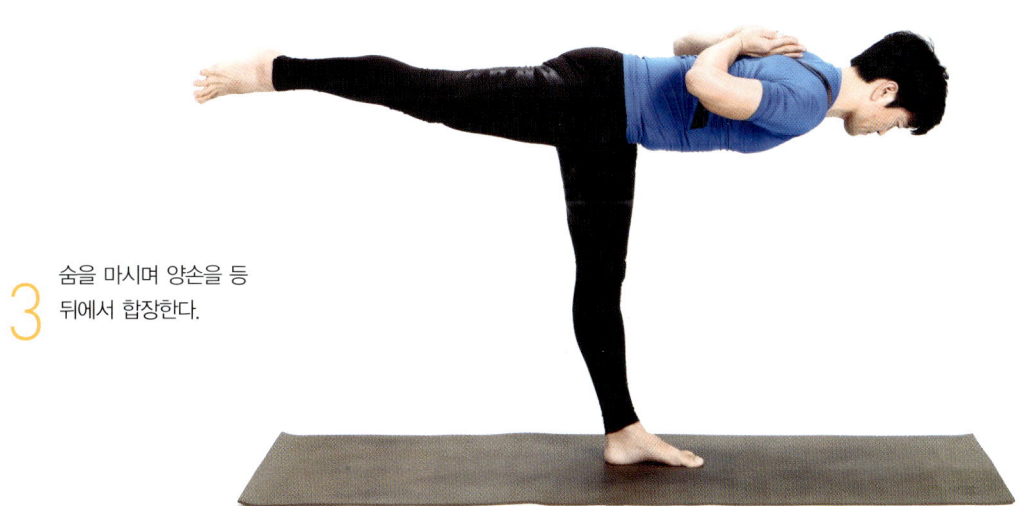

3 숨을 마시며 양손을 등 뒤에서 합장한다.

- 내쉬며 몸을 앞으로 굽히면서 오른 다리를 들어 올린다. 왼다리는 꼿꼿이 쭉 편다.
- 자세를 취하고 30초정도 유지하며 호흡을 깊게 한다.
- 숨을 마시며 천천히 일어나며 팔과 다리를 풀어준다.
- 반대반향도 동일하게 실시한다. 양쪽에서 같은 시간 동안 이를 행한다.

프라싸리따 파도타나사나

- 숨을 마시며 손을 허리 위에 두고, 두 다리를 140cm 정도 벌린다.
- 숨을 내쉬며 상체를 앞으로 굽혀 정수리를 바닥에 놓는다.

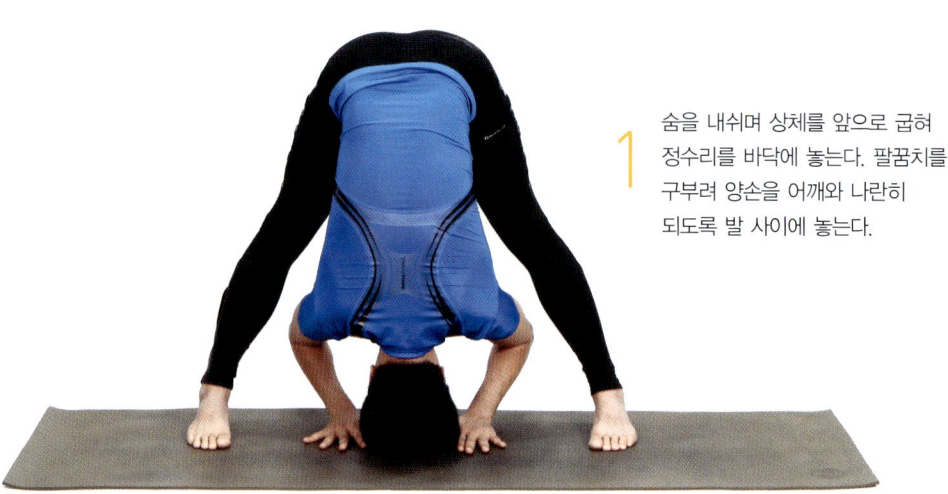

1. 숨을 내쉬며 상체를 앞으로 굽혀 정수리를 바닥에 놓는다. 팔꿈치를 구부려 양손을 어깨와 나란히 되도록 발 사이에 놓는다.

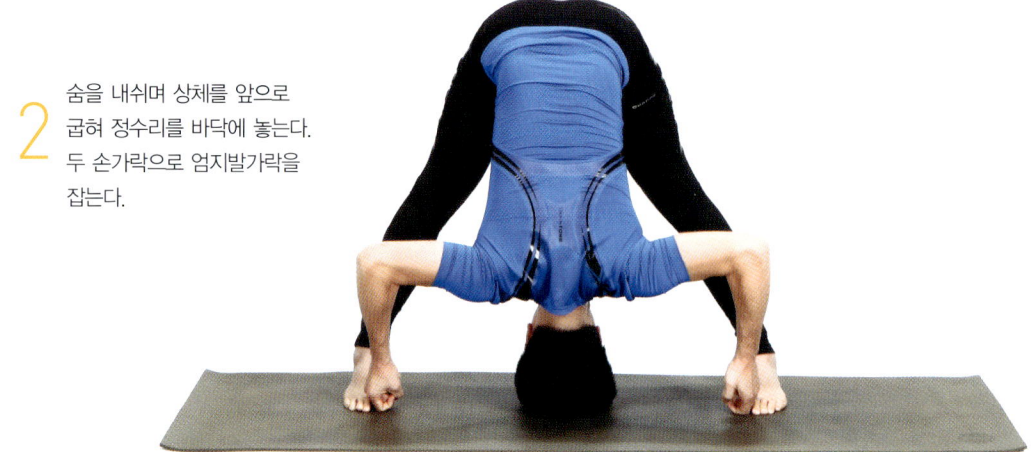

2. 숨을 내쉬며 상체를 앞으로 굽혀 정수리를 바닥에 놓는다. 두 손가락으로 엄지발가락을 잡는다.

07
Prasarita Padottanasana

3. 숨을 내쉬며 양 손의 손가락을 깍지 끼워서 등 뒤에 놓고 팔을 펴준다. 마시며 가슴을 열고 시선을 올려준다. 내쉬며 다리는 곧게 편 상태로 양 손을 바닥으로 끌어당기면서 몸을 앞으로 접는다.

Tip 모든 자세에서 등이 둥글게 휘지 않도록 척추는 길게, 반다는 강하게, 호흡은 깊게 해준다. 양발을 단단히 바닥에 고정시키고 양발의 발부리와 발뒤꿈치에 체중이 균등하게 실리게 한다. 눈은 계속 뜨고 목은 길게, 어깨는 넓게 열어주고, 어깨가 귀에서 멀어지게 한다. 발목 바깥쪽이 너무 팽팽하게 느껴지면 발을 조금 더 가깝게 모아준다. 내쉴 때 마다 자세를 조금씩 더 깊게 해보고, 마실 때는 척추를 조금 더 길게 늘여준다.

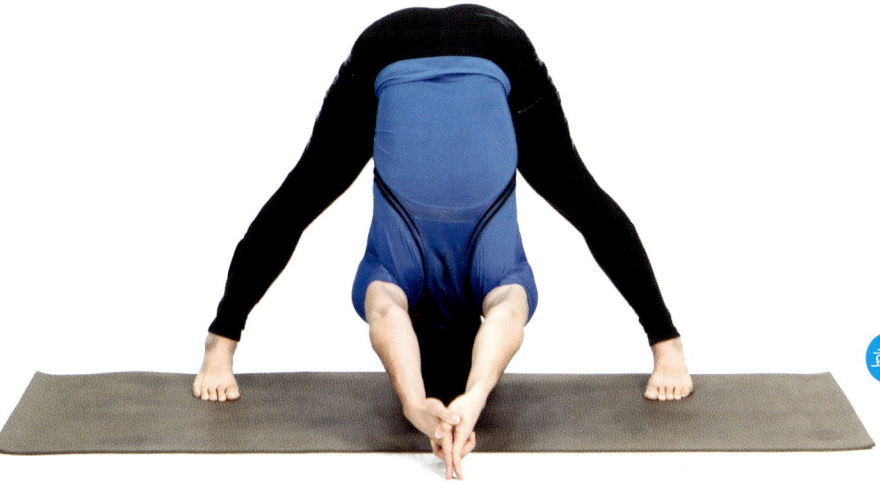

효과 오금의 근과 외전근이 발달하고, 혈액은 몸통과 머리로 흐르게 된다. 소화력도 증진시킬 수 있다. 척추의 탄력성을 높여주고 좌골신경통과 허리질환을 예방하고 치료해 준다.

4. 숨을 내쉬며 상체를 앞으로 굽혀 정수리를 바닥에 놓는다. 두 손으로 발의 바깥쪽 가장자리를 잡아준다.

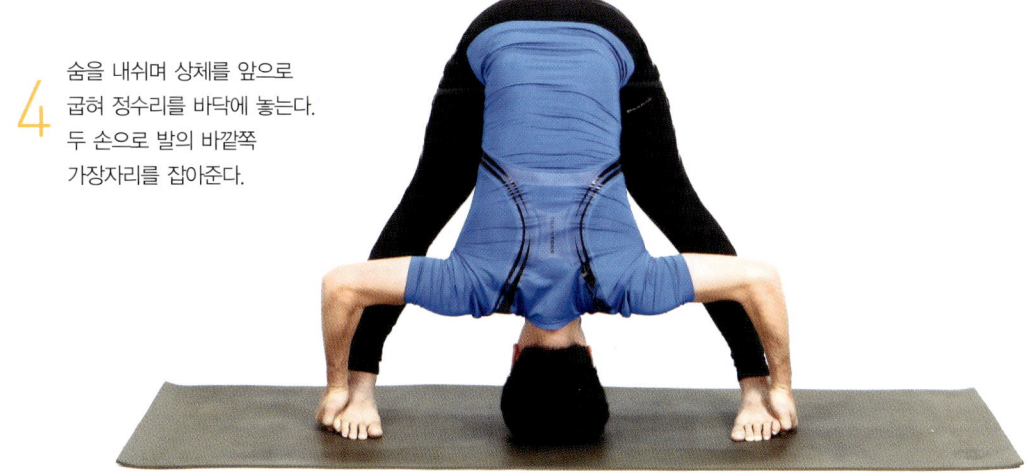

– 숨을 마시며 상체를 완전히 들어서 선 자세로 돌아온다. 조절을 잘하여 천천히 일어나고 어지러움을 방지하기 위해 호흡을 충분히 한다.

프라싸리따 파도타나사나

- 숨을 마시며 손을 허리 위에 두고, 두 다리를 140cm 정도 벌린다.
- 숨을 내쉬며 상체를 앞으로 굽혀 양 손을 어깨와 나란히 되도록 하여 바닥을 짚는다.

1. 오른손으로 바닥을 짚고, 상체를 왼쪽으로 틀어 왼 손은 왼쪽 골반위에 놓는다.

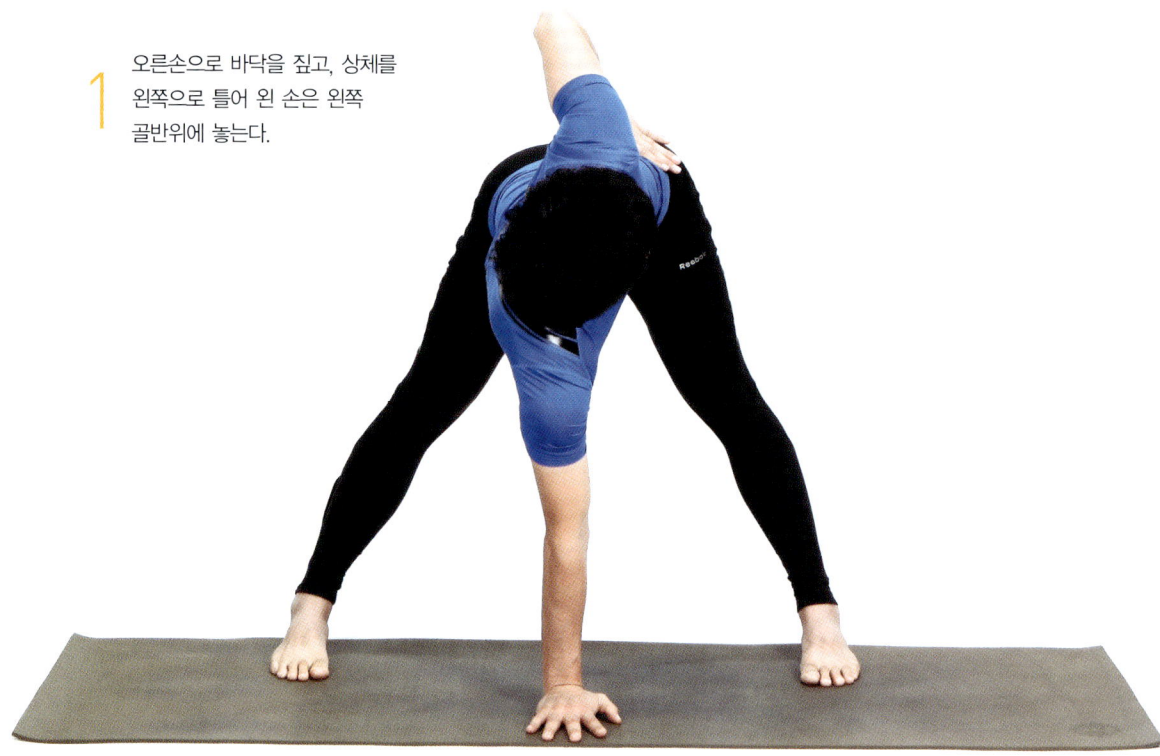

08
Prasarita Padottanasana

2 오른손으로 바닥을 짚고, 상체를 왼쪽으로 틀어 왼 손을 위쪽으로 뻗는다.

Tip 척추를 바르게 편 상태로 상체를 숙여준다. 상체를 비틀 때 양쪽 어깨가 바닥과 수직이 되게 한다.

효과 좌골신경통과 허리질환을 예방한다. 골반, 무릎, 발목 관절을 강화해 준다.

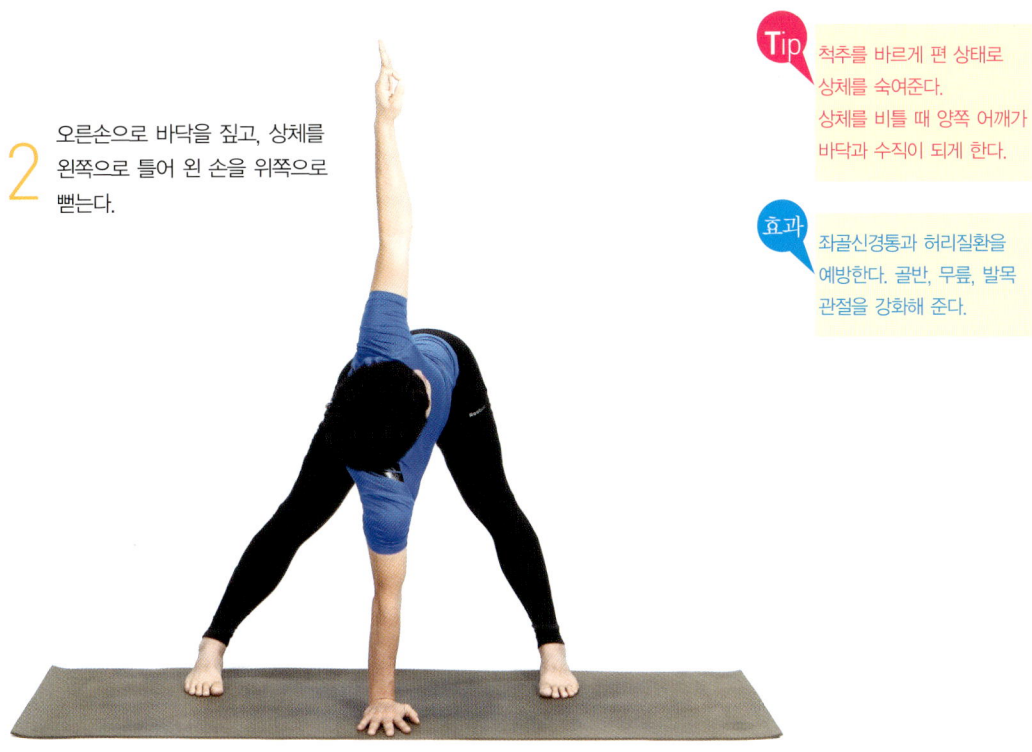

3 오른손으로 바닥을 짚고, 상체를 왼쪽으로 틀어 왼 팔을 등 뒤로 돌려 오른쪽 허벅지 안쪽을 잡는다.

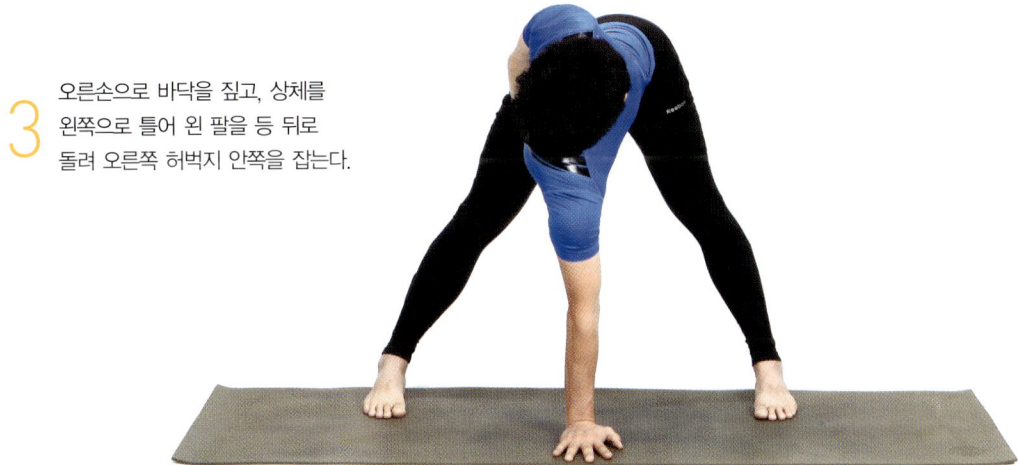

- 자세를 취하고 30초정도 유지하며 호흡을 깊게 한다.
- 숨을 마시며 상체를 완전히 들어서 선 자세로 돌아온다. 조절을 잘하여 천천히 일어나고 어지러움을 방지하기 위해 호흡을 충분히 한다.
- 반대반향도 동일하게 실시한다. 양쪽에서 같은 시간 동안 이를 행한다.

프라싸리따 파도타나사나

- 숨을 마시며 손을 허리 위에 두고, 두 다리를 140cm 정도 벌린다.
- 숨을 내쉬며 상체를 앞으로 굽혀 오른손으로 왼 발목을 잡고 상체를 비틀어준다.

1 왼 손은 팔을 굽혀 왼쪽 골반위에 놓고, 왼쪽 어깨를 돌려 가슴을 열어준다.

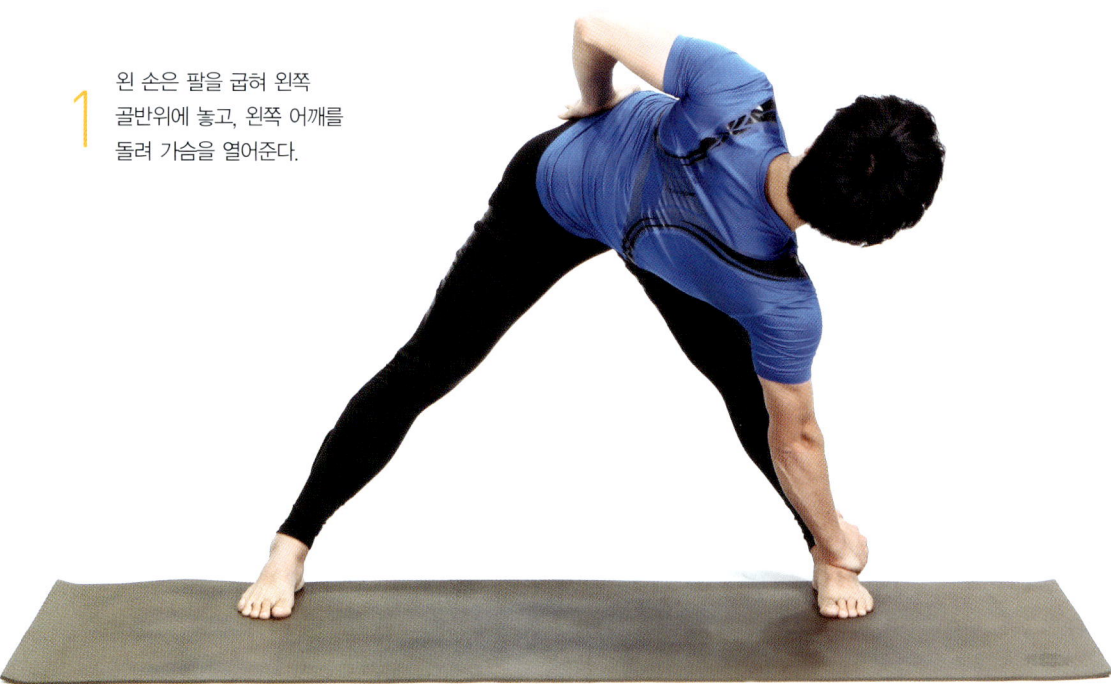

09 Prasarita Padottanasana

2 왼 팔을 귀를 따라 뻗어준다.

Tip 척추를 바르게 편 상태로 상체를 숙여준다. 회전동작을 위해 천골에서부터 정수리까지 척추를 길게 늘여준다.

효과 좌골신경통과 허리질환을 예방한다. 골반, 무릎, 발목 관절을 강화해 준다.

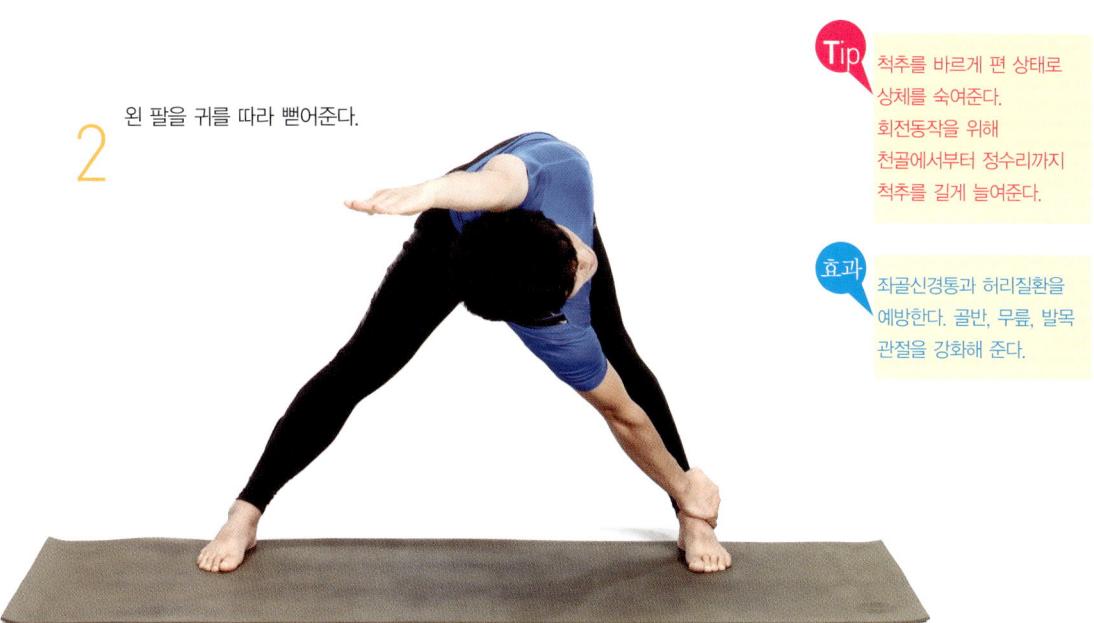

3 왼 손으로 오른 발목을 잡고 팔을 굽혀 왼쪽 귀가 왼팔 안쪽에 닿게하여 시선이 정면을 볼수 있게 상체를 비틀어 준다.

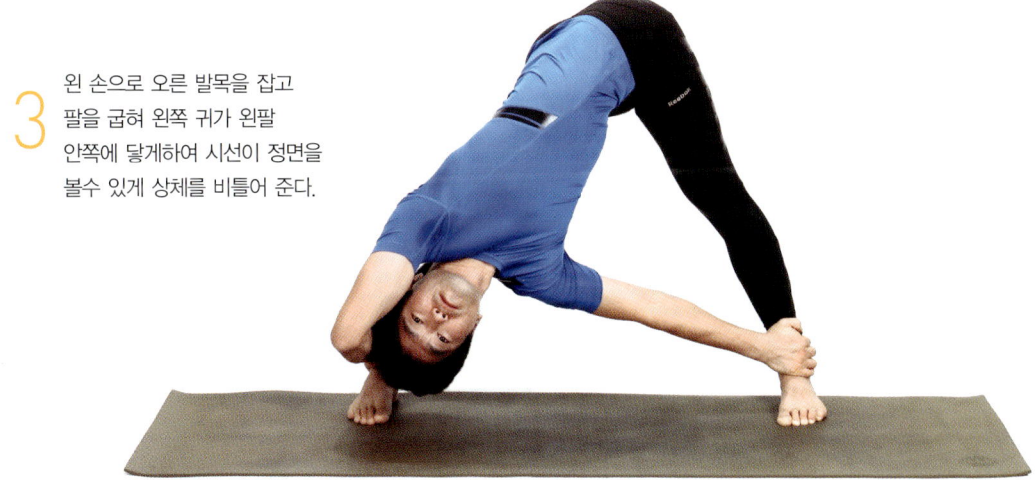

- 자세를 취하고 30초정도 유지하며 호흡을 깊게 한다.
- 숨을 마시며 상체를 완전히 들어서 선 자세로 돌아온다. 조절을 잘하여 천천히 일어나고 어지러움을 방지하기 위해 호흡을 충분히 한다.
- 반대반향도 동일하게 실시한다. 양쪽에서 같은 시간 동안 이를 행한다.

아르드하 찬드라사나

- 양다리를 모으고 바르게 선다.

1. 숨을 마시며 왼 팔을 위로 쭉 뻗어 올리고 오른팔은 손바닥이 몸쪽을 향하게 하여 왼쪽 골반으로 뻗는다. 숨을 내쉬며 몸이 펴진 상태를 유지하며 오른쪽으로 서서히 기울인다.

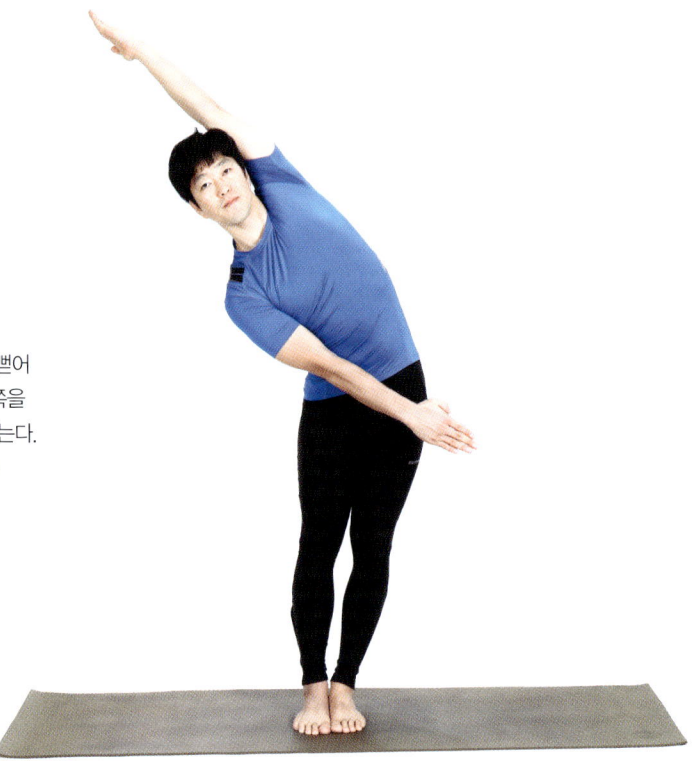

2. 숨을 마시며 왼손은 머리 뒤쪽에 오른손은 왼쪽 골반을 감싼다. 숨을 내쉬며 오른쪽으로 서서히 기울인다. 시선은 왼 팔꿈치를 바라본다.

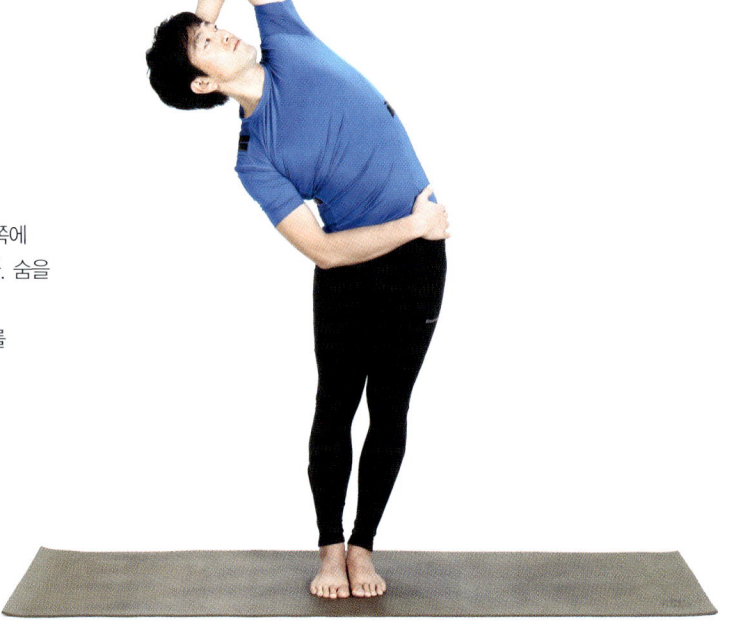

10 Ardha Chandrasana

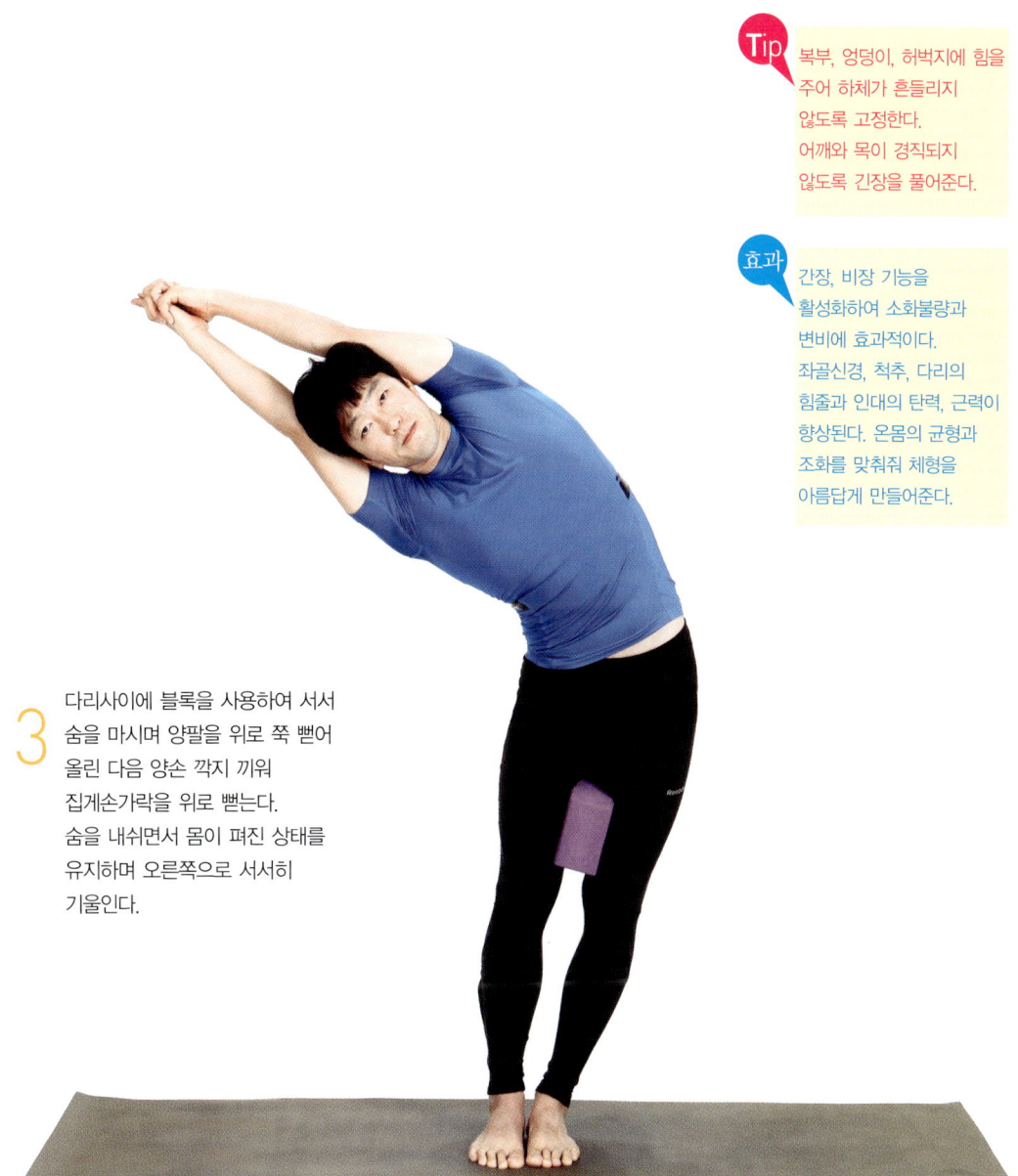

Tip 복부, 엉덩이, 허벅지에 힘을 주어 하체가 흔들리지 않도록 고정한다.
어깨와 목이 경직되지 않도록 긴장을 풀어준다.

효과 간장, 비장 기능을 활성화하여 소화불량과 변비에 효과적이다. 좌골신경, 척추, 다리의 힘줄과 인대의 탄력, 근력이 향상된다. 온몸의 균형과 조화를 맞춰줘 체형을 아름답게 만들어준다.

3　다리사이에 블록을 사용하여 서서 숨을 마시며 양팔을 위로 쭉 뻗어 올린 다음 양손 깍지 끼워 집게손가락을 위로 뻗는다. 숨을 내쉬면서 몸이 펴진 상태를 유지하며 오른쪽으로 서서히 기울인다.

- 숨을 마시며 상체를 세워 준비자세로 돌아온다.
- 반대반향도 동일하게 실시한다. 양쪽에서 같은 시간 동안 이를 행한다.

나타라자

- 숨을 마시며 오른쪽 다리를 뒤로 구부려 오른손으로 발목을 잡고 위로 당겨준다. 왼손을 위로 뻗어 올린다.

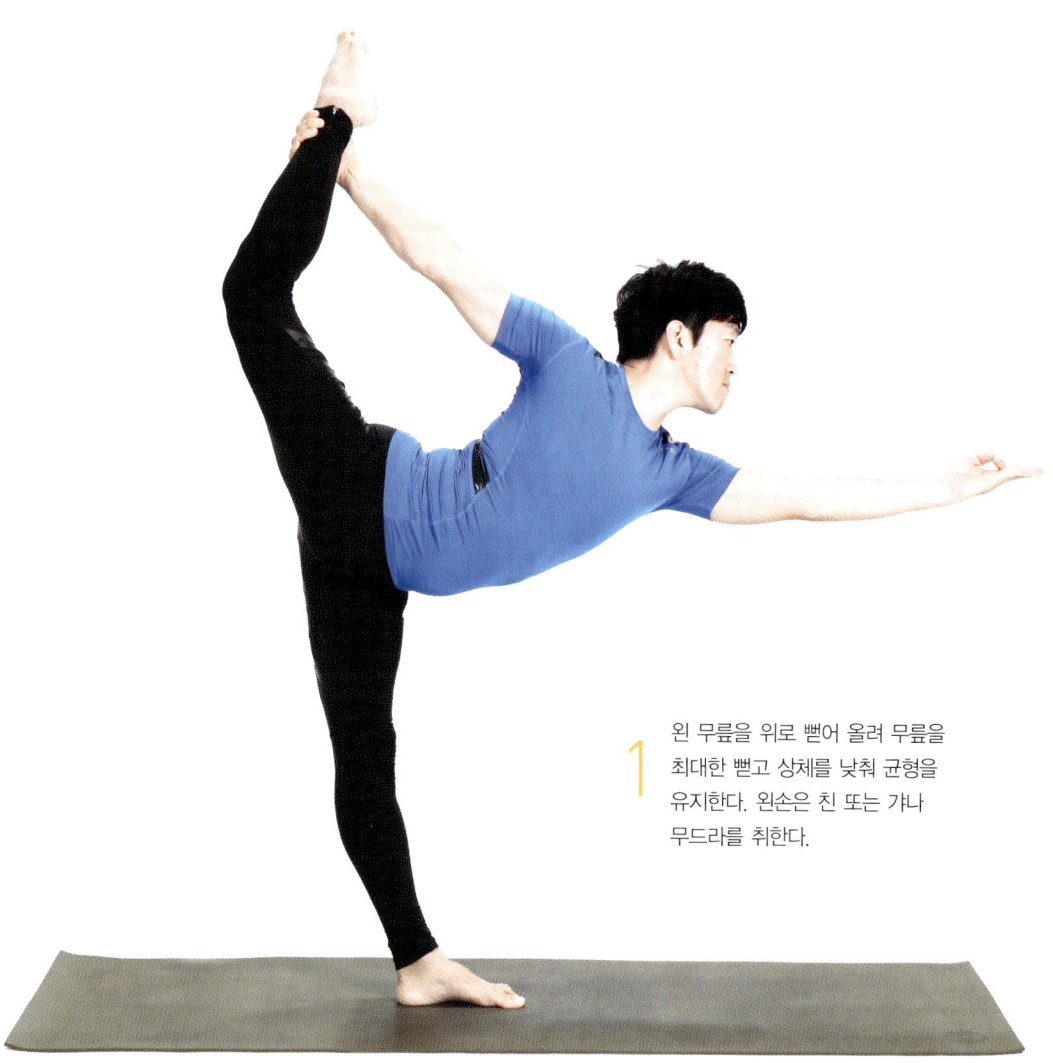

1. 왼 무릎을 위로 뻗어 올려 무릎을 최대한 뻗고 상체를 낮춰 균형을 유지한다. 왼손은 친 또는 갸나 무드라를 취한다.

11 Nataraja

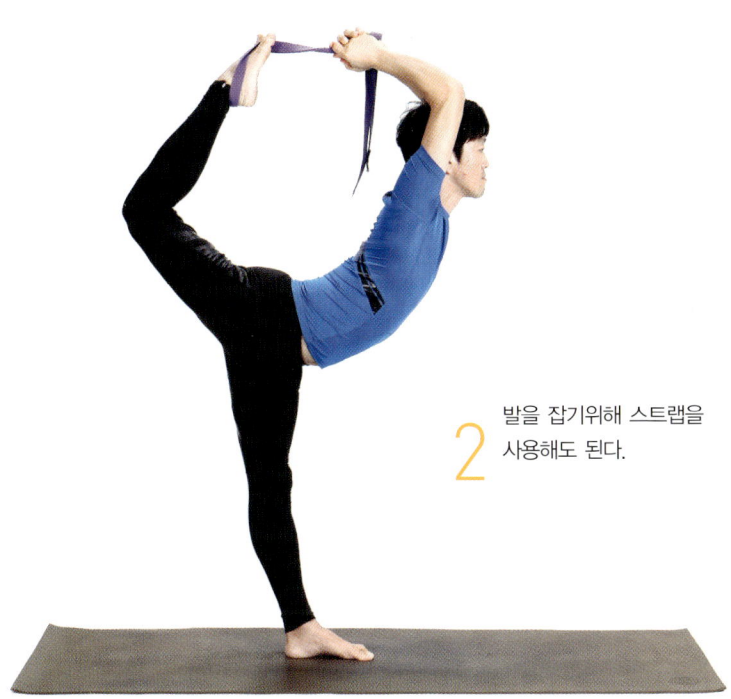

Tip 몸이 한쪽 방향으로 쏠리지 않도록 주의한다. 몸을 숙였다가 다리를 올린 뒤에 몸을 곧게 펴도록 한다. 서 있는 다리는 곧게 뻗어 단단하게 유지해야 한다.

효과 하체 근력을 강화시켜주고 좌우 균형을 맞춰준다. 집중력, 인내력, 결단력, 균형감각을 키워준다. 내장과 내분비선의 기능을 개선시켜준다.

2 발을 잡기위해 스트랩을 사용해도 된다.

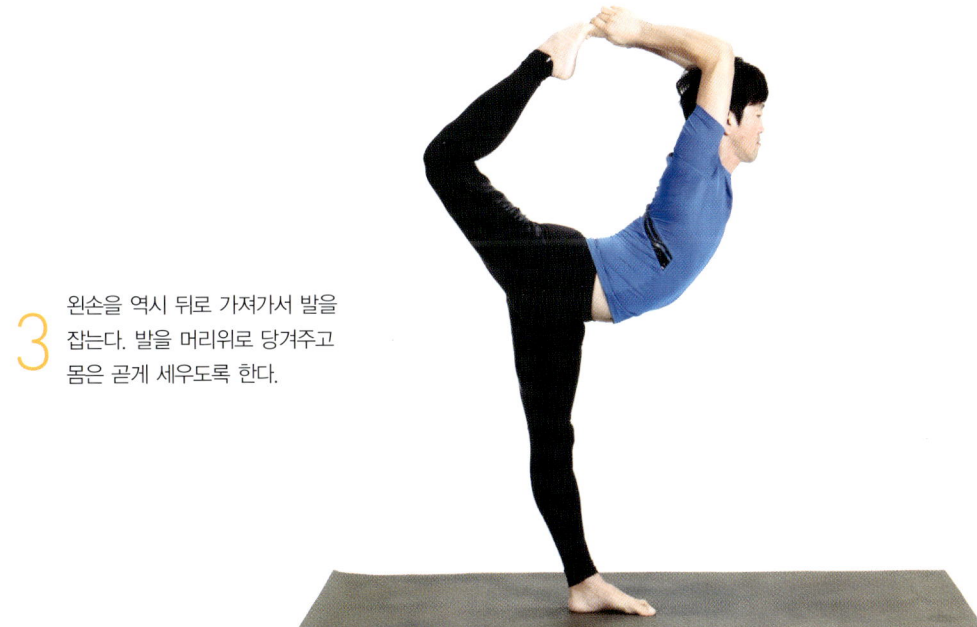

3 왼손을 역시 뒤로 가져가서 발을 잡는다. 발을 머리위로 당겨주고 몸은 곧게 세우도록 한다.

- 자세를 유지하며 호흡을 깊게 한다.
- 숨을 마시며 천천히 다리를 내려 처음 자세로 돌아온다.
- 반대반향도 동일하게 실시한다. 양쪽에서 같은 시간 동안 이를 행한다.

아도 무카 브륵샤아사나

– 똑바로 선 자세에서 몸을 구부려, 손바닥을 어깨 넓이만큼 벌려 바닥을 짚는다. 양 팔꿈치를 곧게 펴서 어깨가 손위로 향할 수 있도록 몸을 앞으로 기울인다.

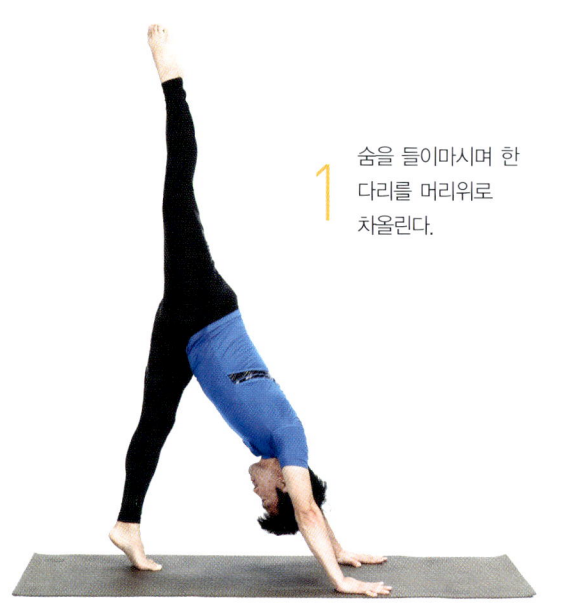

1 숨을 들이마시며 한 다리를 머리위로 차올린다.

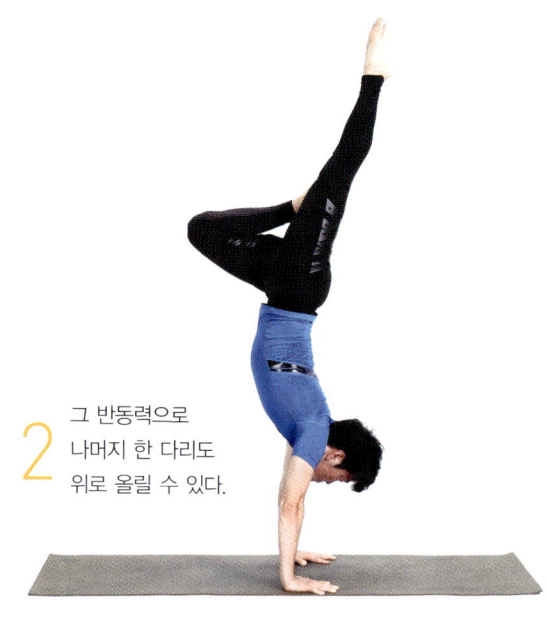

2 그 반동력으로 나머지 한 다리도 위로 올릴 수 있다.

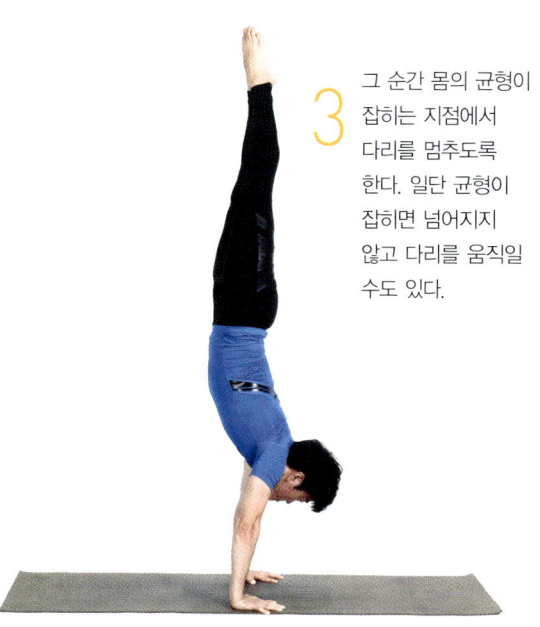

3 그 순간 몸의 균형이 잡히는 지점에서 다리를 멈추도록 한다. 일단 균형이 잡히면 넘어지지 않고 다리를 움직일 수도 있다.

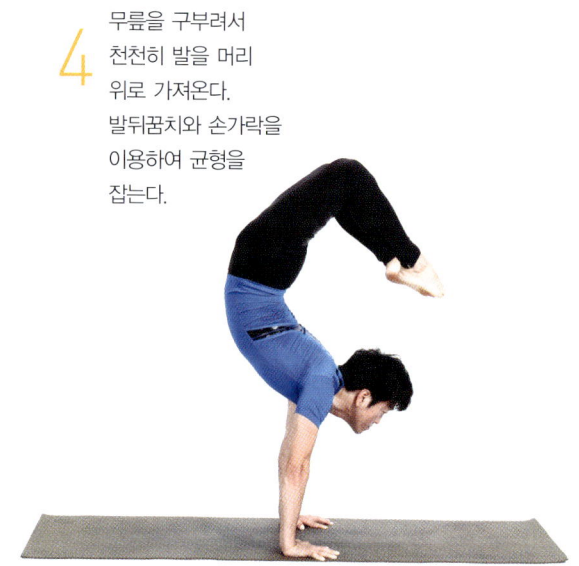

4 무릎을 구부려서 천천히 발을 머리 위로 가져온다. 발뒤꿈치와 손가락을 이용하여 균형을 잡는다.

Adoh Mukha Vrksasana 12

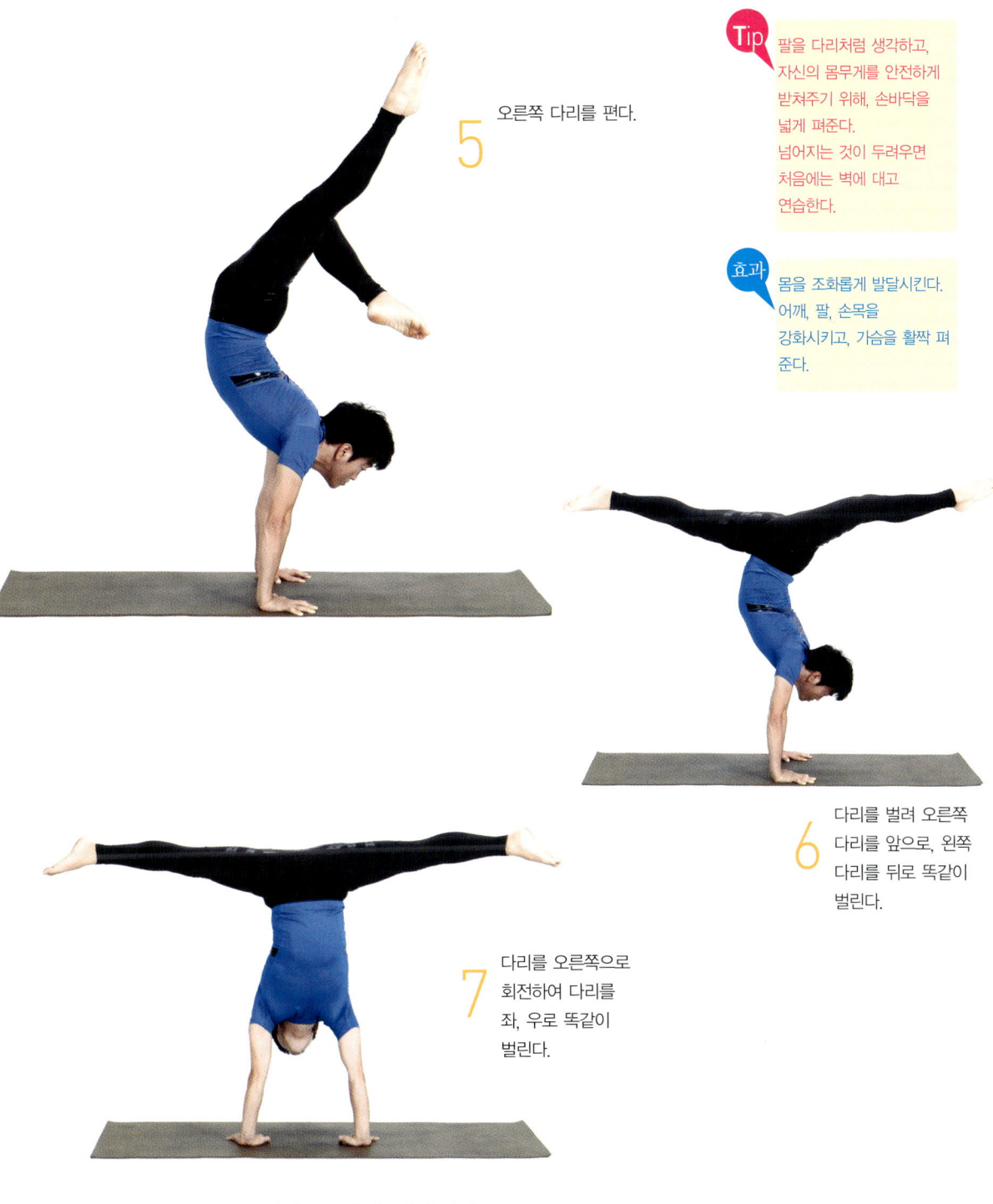

5 오른쪽 다리를 편다.

Tip 팔을 다리처럼 생각하고, 자신의 몸무게를 안전하게 받쳐주기 위해, 손바닥을 넓게 펴준다. 넘어지는 것이 두려우면 처음에는 벽에 대고 연습한다.

효과 몸을 조화롭게 발달시킨다. 어깨, 팔, 손목을 강화시키고, 가슴을 활짝 펴 준다.

6 다리를 벌려 오른쪽 다리를 앞으로, 왼쪽 다리를 뒤로 똑같이 벌린다.

7 다리를 오른쪽으로 회전하여 다리를 좌, 우로 똑같이 벌린다.

- 자세를 유지하며 호흡을 깊게 한다.
- 숨을 마시며 천천히 다리를 내려 처음 자세로 돌아온다.
- 반대반향도 동일하게 실시한다. 양쪽에서 같은 시간 동안 이를 행한다.

우티타 다누라사나

- 두 다리를 모으로 바르게 선다.

1. 두 발의 30cm 앞에 블록을 놓는다. 숨을 내쉬며 상체를 숙여 두 팔을 핀 상태로 블록을 짚고, 오른쪽 다리는 뒤로 90도 들어올려 몸이 펴진 상태를 유지한다.

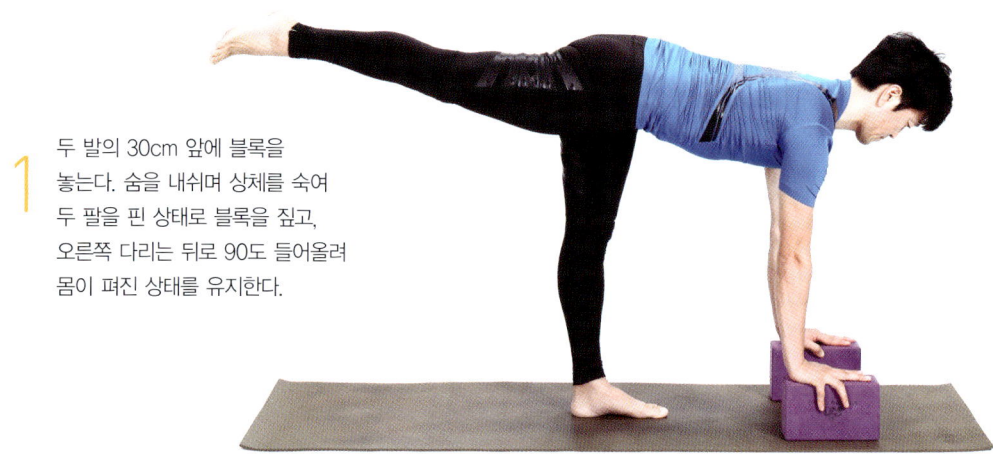

2. 오른쪽 엄지발가락의 30cm 앞에 블록을 놓는다. 숨을 내쉬며 상체를 숙여 오른손으로 블록을 집고, 왼쪽 다리는 위로 90도 들어올려 몸이 펴진 상태를 유지한다. 숨을 마시며 왼 팔을 위로 쭉 뻗어 올리며 상체를 옆으로 열어준다. 이때, 왼쪽 무릎은 앞을 향하게 하여 골반과 다리 옆선이 일직선이 되게 한다. 시선은 정면을 바라본다.

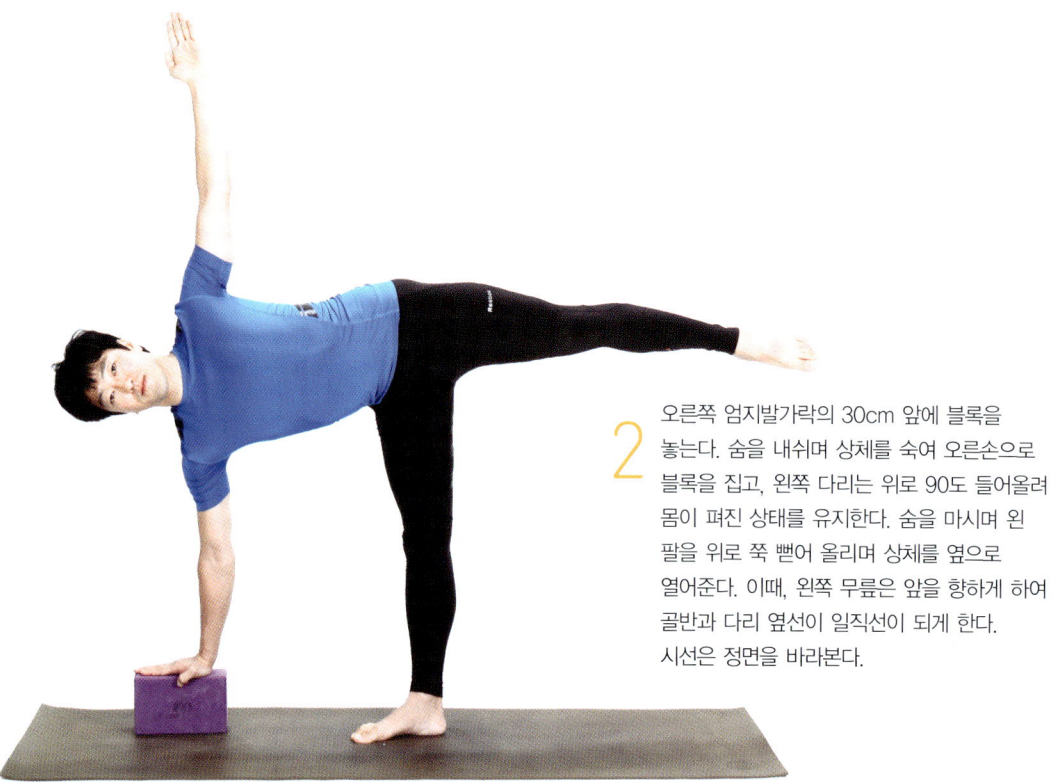

Utthita Dhanurasana

13

3 숨을 내쉬며 상체를 숙여 오른손바닥으로 바닥을 짚고, 왼쪽 다리는 위로 90도 들어올려 몸이 펴진 상태를 유지한다. 숨을 마시며 왼 팔을 등뒤로 돌려 오른다리 안쪽을 잡아준다.

 몸이 한쪽 방향으로 쏠리지 않도록 한다.

 좌우 균형을 맞춰준다. 내장과 내분비선의 기능을 개선시켜 준다. 고관절을 열어준다.

4 숨을 내쉬며 상체를 숙여 왼손바닥으로 바닥을 짚고, 숨을 마시며 오른쪽 다리는 위로 들어올려 무릎을 구부리고 오른손으로 오른 발목을 잡아준다.

- 숨을 내쉬며 천천히 다리를 바닥에 내리며 상체를 일으켜 처음자세로 돌아온다.
- 반대반향도 동일하게 실시한다. 양쪽에서 같은 시간 동안 이를 행한다.

파리브리따 다누라사나

– 두 다리를 모으로 바르게 선다.

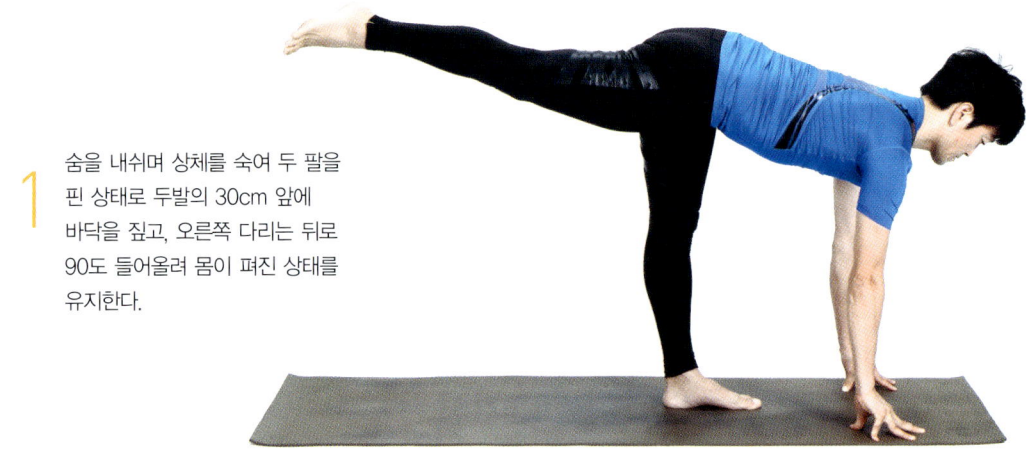

1. 숨을 내쉬며 상체를 숙여 두 팔을 핀 상태로 두발의 30cm 앞에 바닥을 짚고, 오른쪽 다리는 뒤로 90도 들어올려 몸이 펴진 상태를 유지한다.

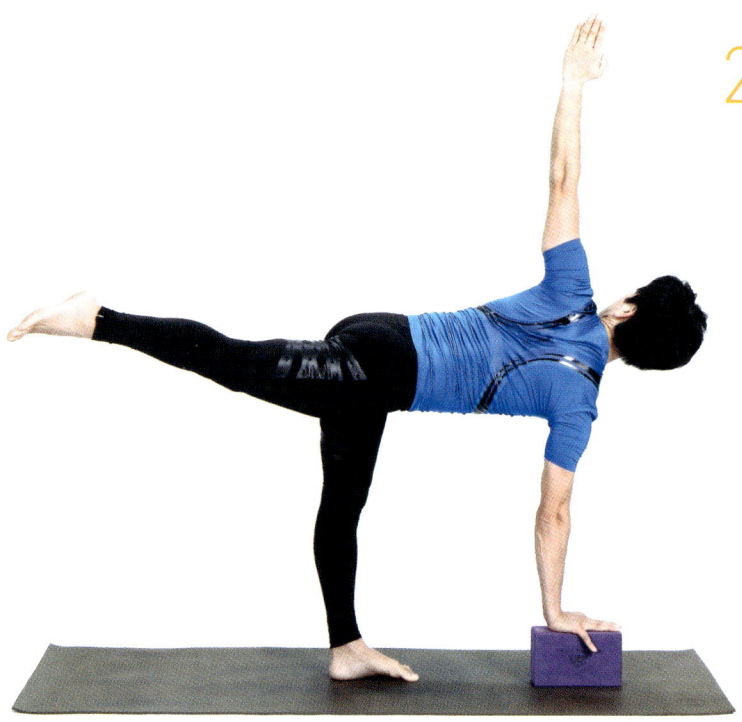

2. 왼쪽 엄지발가락의 30cm 앞에 블록을 놓는다. 숨을 내쉬며 상체를 숙여 오른손으로 블록을 집고, 오른쪽 다리는 뒤로 90도 들어올려 몸이 펴진 상태를 유지한다. 숨을 마시며 왼 팔을 위로 쭉 뻗어 올리며 상체를 옆으로 열어준다. 이때, 왼쪽 무릎은 바닥을 향하게하여 골반과 다리 앞선이 일직선이 되게 한다.

14
Parivritta Dhanurasana

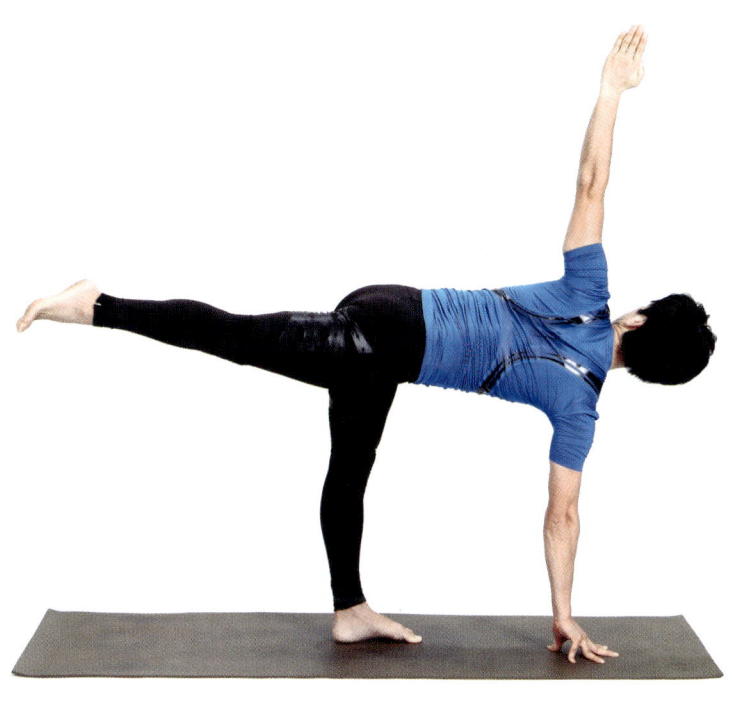

Tip 몸이 한쪽 방향으로 쏠리지 않도록 한다.

효과 좌우 균형을 맞춰준다. 내장과 내분비선의 기능을 개선시켜 준다. 고관절을 닫아준다.

3 '2' 동작과 같이 실시하되, 블록을 사용하지 않는다.

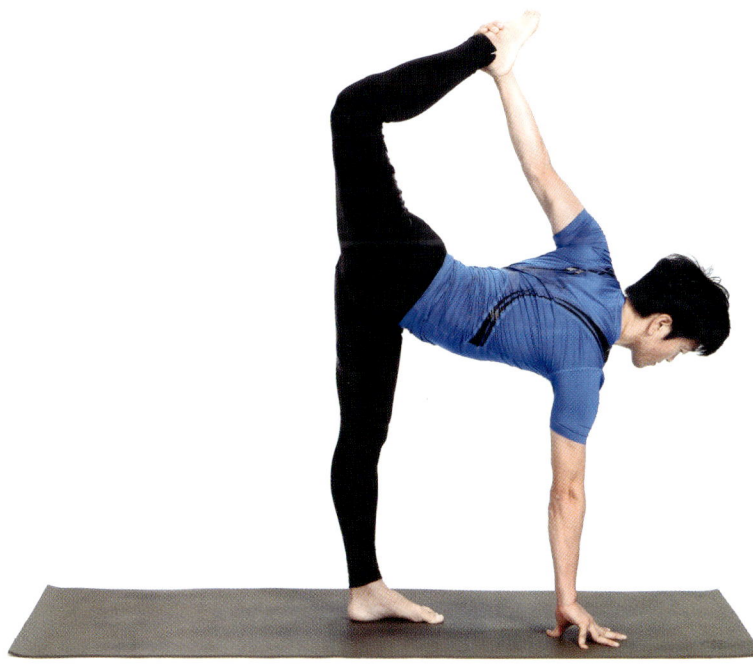

4 숨을 내쉬며 상체를 숙여 오른손으로 바닥을 짚고, 숨을 마시며 오른쪽 다리는 뒤로 들어올려 무릎을 구부리고 왼손으로 오른 발목을 잡아준다.

- 숨을 내쉬며 천천히 다리를 바닥에 내리며 상체를 일으켜 처음자세로 돌아온다.
- 반대반향도 동일하게 실시한다. 양쪽에서 같은 시간 동안 이를 행한다.

고관절 풀어주기

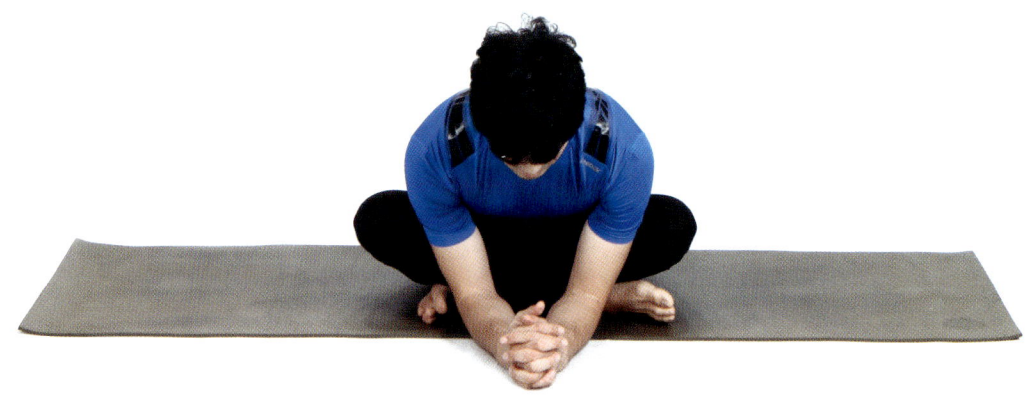

1 앉은 자세에서 양쪽 다리를 교차하여 앉는다. 숨을 마시며 척추를 늘여주고, 내쉬며 상체를 굽혀 팔꿈치를 바닥에 댄다. 이때, 두손은 깍지를 끼고, 시선은 깍지낀 손을 바라본다.

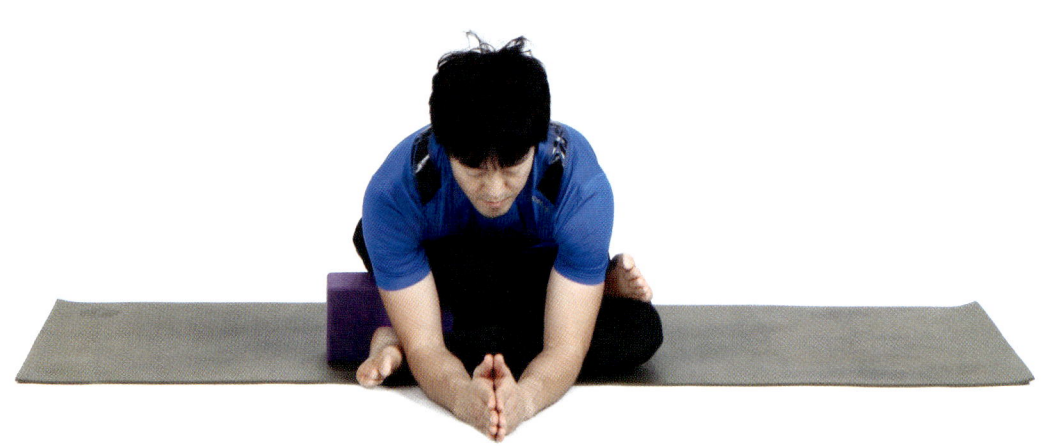

2 앉은 자세에서 왼쪽다리 위에 오른쪽 다리를 가볍게 올려 놓는다. 무릎의 위치는 발목의 위치와 같게 한다. 이때, 앉는 자세가 힘든 경우, 블록을 올린다리 무릎 밑에 놓는다. 숨을 마시며 척추를 늘려주고, 내쉬며 상체를 굽혀 발꿈치를 바닥에 댄다. 두 손은 합장하고, 시선은 합장한 손 끝을 바라본다.

15

 양쪽 엉덩이에 힘이 똑같이 실리도록 앉는다.
척추를 늘려 등을 펴려고 노력한다.

 고관절의 유연성과 등허리와 허벅지 뒤 근육의 유연성을 길러준다.

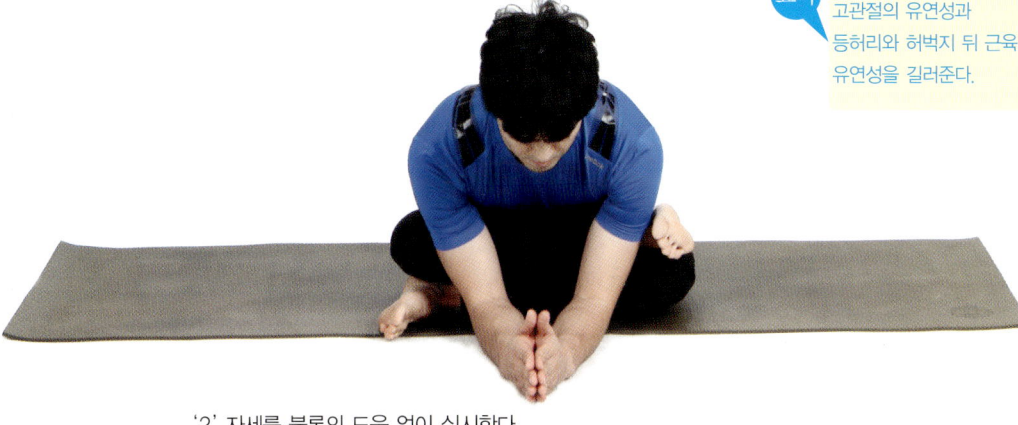

3 '2' 자세를 블록의 도움 없이 실시한다.

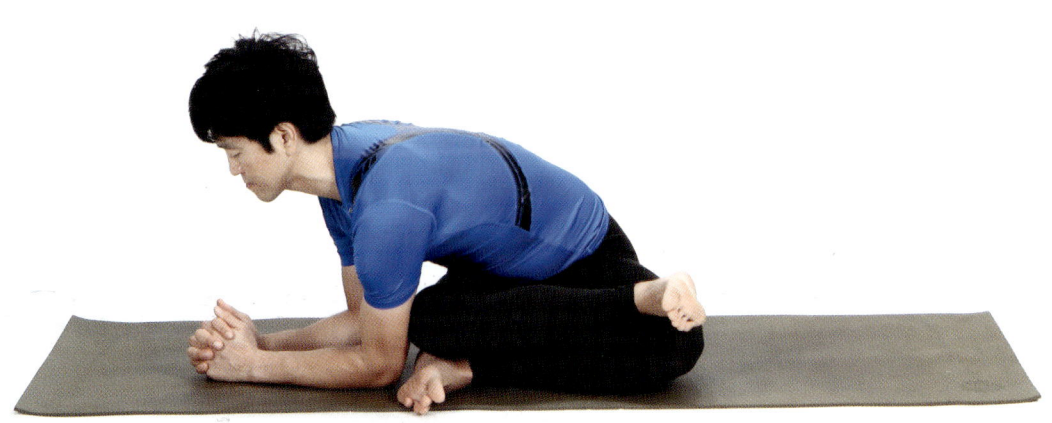

4 '3' 자세에서 하체를 고정시키고 상체를 오른쪽으로 90도 돌려 왼쪽 팔꿈치가 오른쪽 무릎 앞 바닥에 위치하도록 한다.

우파비스타 모나아사나

- 숨을 마시며 다리는 곧게 펴주면서 발을 넓게 벌린다.

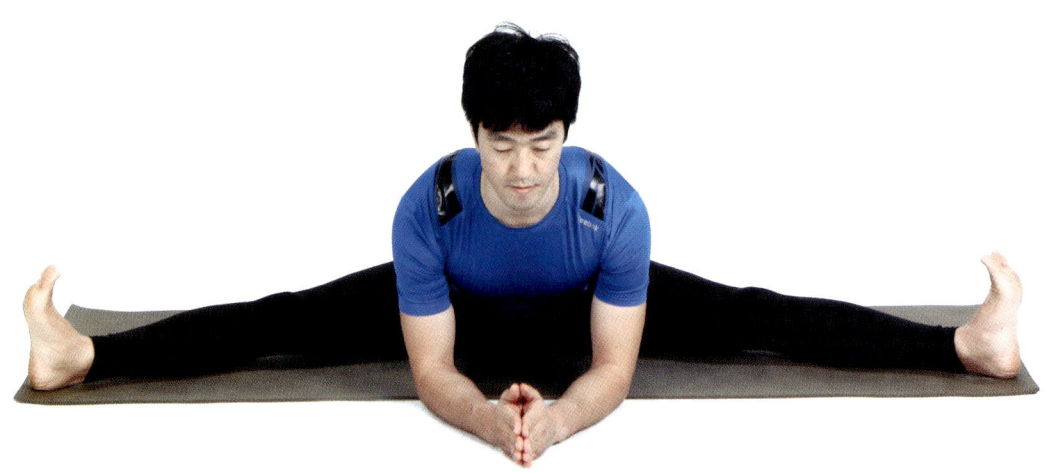

1. 숨을 내쉬며 몸을 지탱해주기 위해 양팔을 굽혀 팔꿈치를 어깨너비로 벌려 다리 사이의 바닥에 내려놓고 두 손은 합장한다. 시선은 손끝을 바라본다.

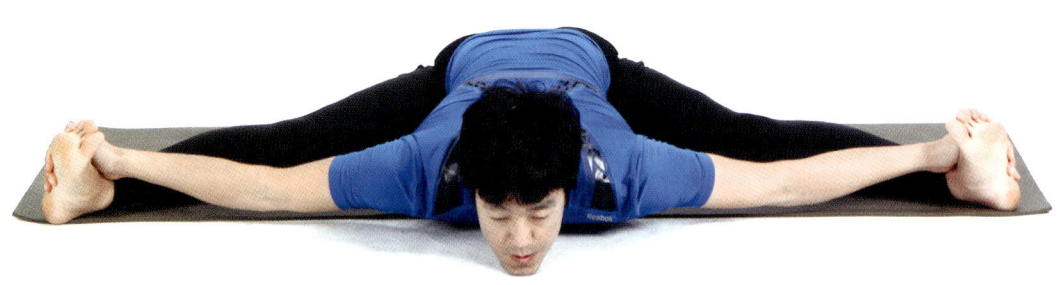

2. 숨을 내쉬며 다리를 최대한 옆으로 벌려서 양손으로 발의 바깥쪽 가장자리를 잡아준다. 가슴을 앞으로 내밀면서 상체를 숙여 턱을 바닥에 닿게 한다.

16

Upavishta Konsana

Tip 처음에는 두손에 자신의 몸무게를 실음으로써 다리에 무리가 가지 않도록 한다. 몸을 앞으로 접어줄 때 중요한 것은 무릎이 계속 하늘을 향하고 있어야 한다. 발끝은 몸쪽으로 당겨주고 발목이 바닥으로 기울어지지 않도록 한다.

효과 척추가 뻗쳐지고, 척추 하부의 결함 치료에 도움이 된다. 다리 근육을 고르게 해주고, 다리 모양을 좋게 해준다. 골반 부위와 생식기에 피가 잘 순환되어 그 기관들을 건강하게 한다.

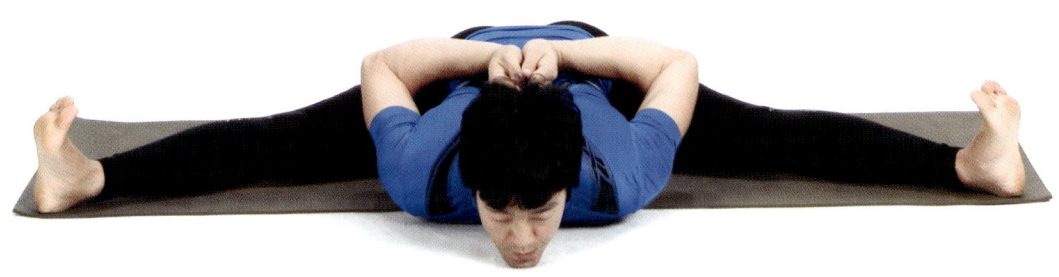

3 숨을 내쉬며 등 뒤에서 두 손을 합장하고 가슴을 앞으로 내밀면서 상체를 숙여 턱을 바닥에 닿게 한다.

- 숨을 마시며 척추를 길게 늘여준다.
- 자세를 유지하며 호흡을 깊게 한다.
- 숨을 마시며 천천히 다리를 풀어 처음 자세로 돌아온다.

안자네야사나

- 몸무게를 양손으로 지탱하면서 한 다리는 발꿈치를 곧게 세워 앞으로 뻗고 다른쪽 다리는 무릎을 굽히지 않고 뒤로 뻗는다.
- 점차적으로 몸무게를 양손에서 줄여주고 부드럽게 반동을 주며 두 다리를 좀 더 벌려 완전히 바닥에 평평하게 닿으면 두 손을 합장한다.

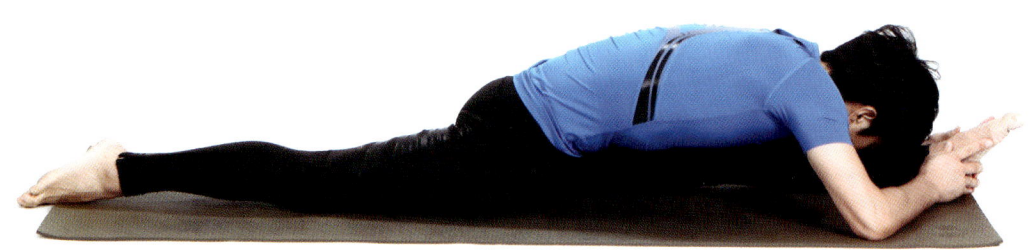

1. 숨을 내쉬며 상체를 앞으로 구부려 합장한 손을 앞으로 뻗어 발을 잡는다. 이마는 다리 위에 댄다.

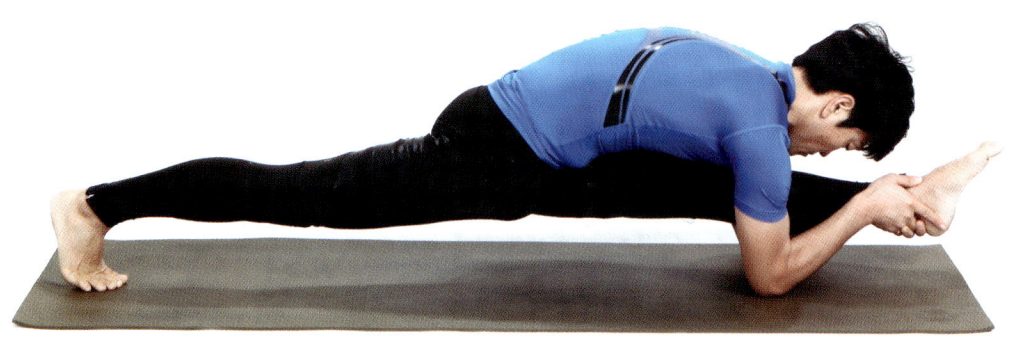

2. 숨을 내쉬며 상체를 앞으로 구부려 합장한 손을 앞으로 뻗어 발목을 잡는다. 숨을 마시며 뒤 발끝을 세우고, 팔꿈치를 바닥에서 밀며 다리를 바닥에서 띄워준다.

17

Anjaneyasana

> **Tip** 처음에는 두손에 자신의 몸무게를 실음으로써 다리에 무리가 가지 않도록 한다. 몸을 앞으로 접어줄 때 중요한 것은 무릎이 계속 하늘을 향하고 있어야 한다. 발끝은 몸쪽으로 당겨주고 발목이 바닥으로 기울어지지 않도록 한다.

> **효과** 척추가 뻗쳐지고, 척추 하부의 결함 치료에 도움이 된다. 다리 근육을 고르게 해주고, 다리 모양을 좋게 해준다. 골반 부의와 생식기에 피가 잘 순환되어 그 기관들을 건강하게 한다.

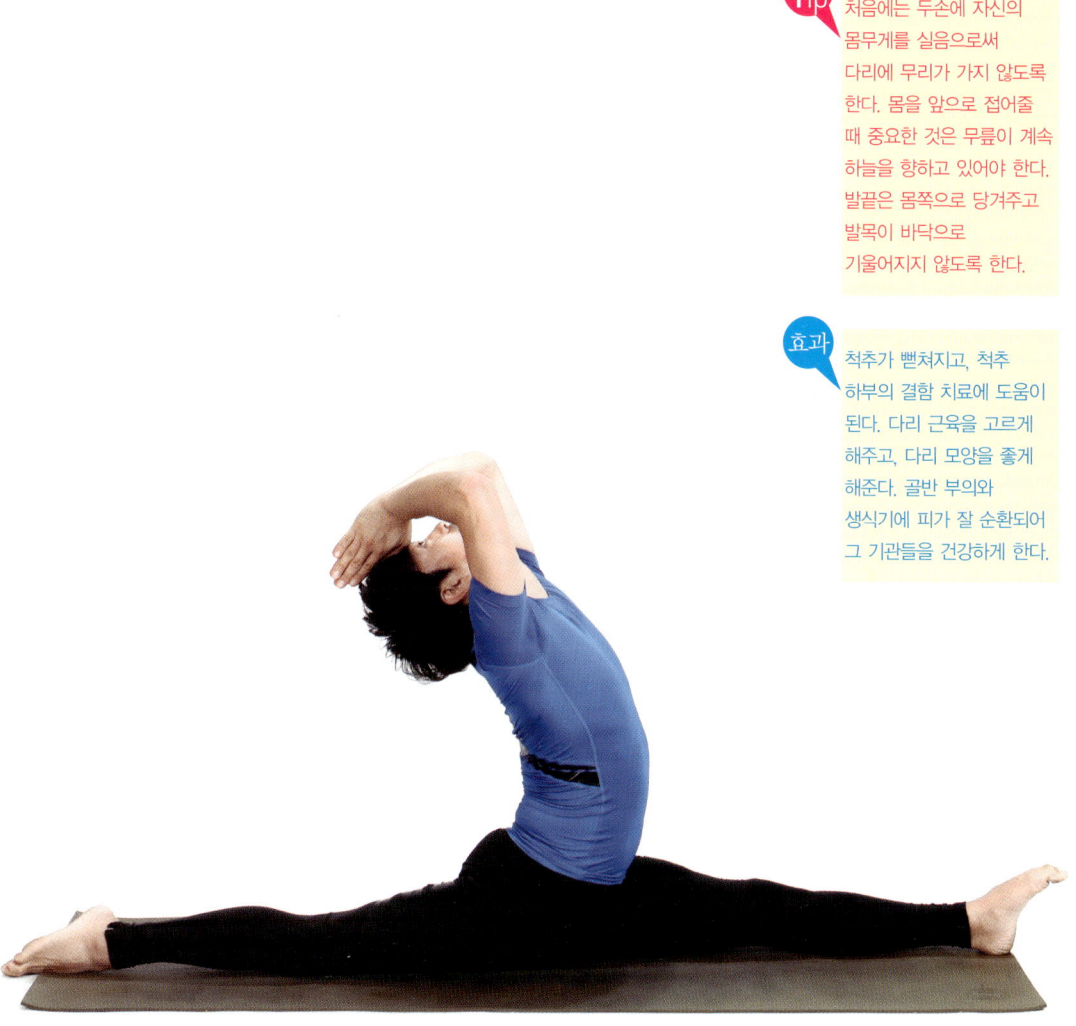

3 숨을 내쉬며 등을 젖혀 아치형으로 만든다. 이때, 합장한 손은 이마에 가져 댄다.

- 자세를 유지하며 호흡을 깊게 한다.
- 숨을 마시며 천천히 다리를 앞으로 가져와 처음 자세로 돌아온다.
- 반대반향도 동일하게 실시한다. 양쪽에서 같은 시간 동안 이를 행한다.

마르자르야사나

- 'ㄷ'자 형태로 바닥에 엎드린다.

1. 숨을 마시며 허리를 아래로 끌어당기고 꼬리뼈를 위로 들어올린다. 시선은 위를 향한다.

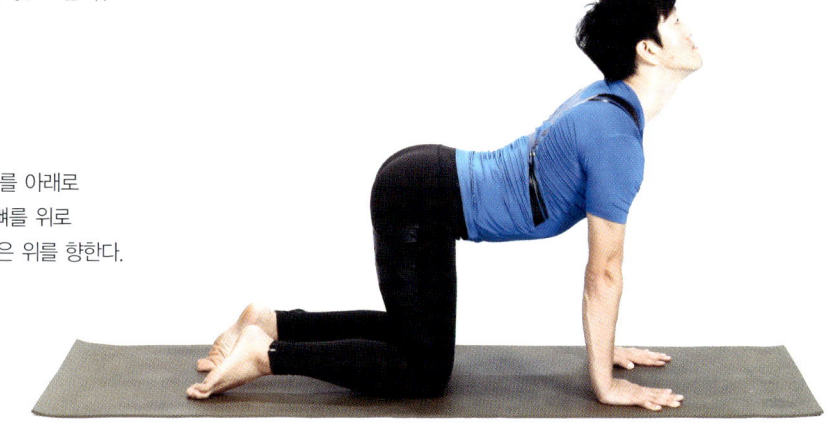

2. 숨을 내쉬며 복부를 수축하여 등을 최대한 위로 동그랗게 말아 올리고 고개를 숙여 시선은 배꼽을 바라본다.

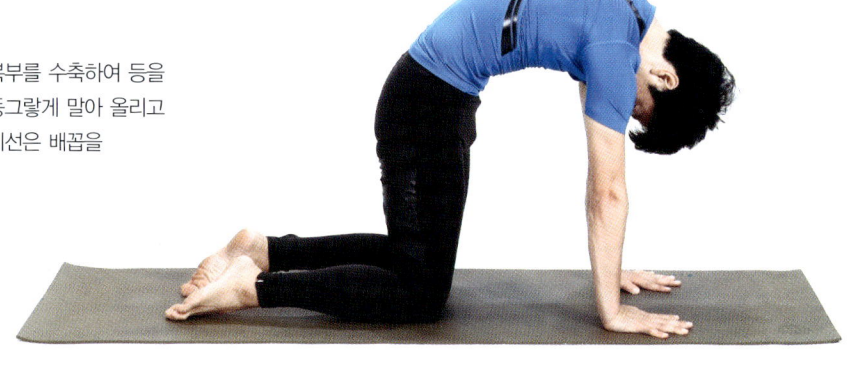

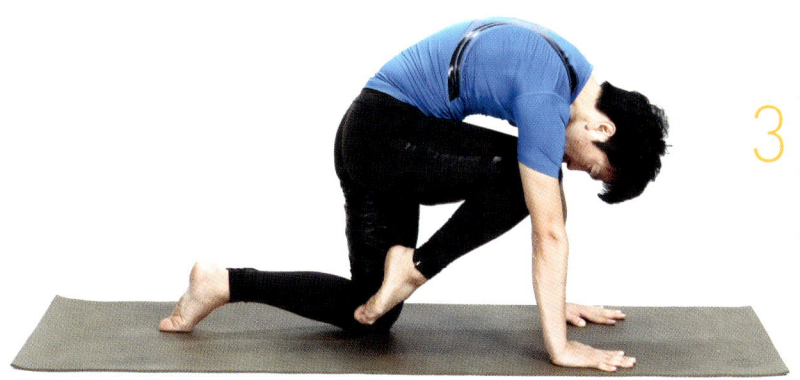

3. 숨을 내쉬며 복부를 수축하여 등을 최대한 위로 동그랗게 말아 올리고 고개를 숙여 시선은 배꼽을 바라본다. 이와 동시에, 한쪽 무릎을 이마에 찍듯이 구부려 가슴가까이 당겨준다.

18 Marjaryasana

4 숨을 마시며 구부렸던 다리를 위로 쭉 뻗어 올려준다. 발끝을 세워 일직선으로 유지하고, 시선은 천장을 바라본다.

Tip '1~2' 동작을 할 때는 엉덩이가 뒤로 밀리지 않고 수직을 유지해주고, 양팔을 짚었을 때 팔꿈치가 꺾여서 돌아가지 않도록 한다. '3~5' 동작은 골반이 쳐지지 않도록 균형을 유지해준다.

효과 유연하고 탄력있는 척추를 만들어주고, 척추측만증과 요통을 완화시키는데 효과적이다. 엉덩이를 업시켜 주어 탄력이 생기고, 등근육 강화와 Balance를 맞추는데 도움이 된다.

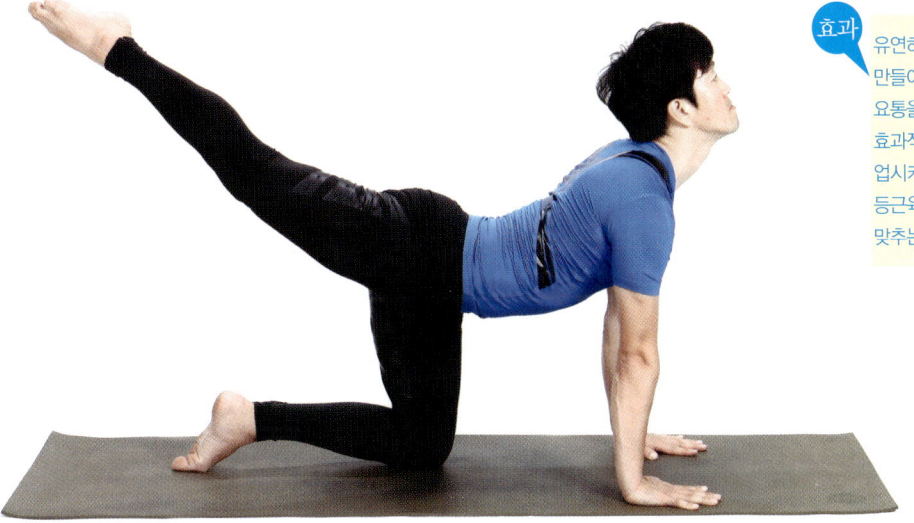

5 숨을 내쉬면서 쭉 뻗어 올린 다리를 뒤로 접어 넘기고, 시선은 고개를 돌려 넘긴 발끝을 바라본다.

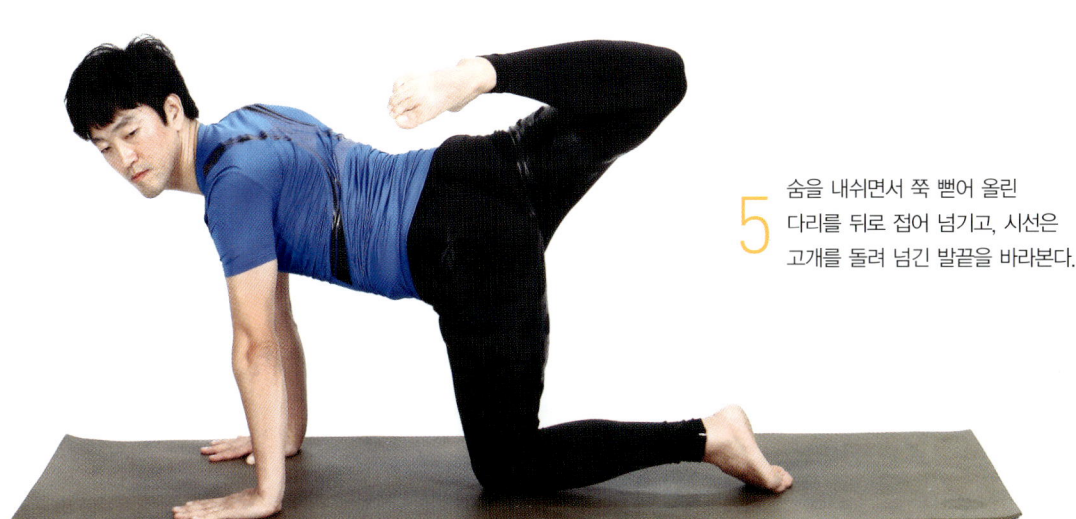

파스치모타나사나

– 두 다리를 모아 앞으로 뻗고 앉는다.

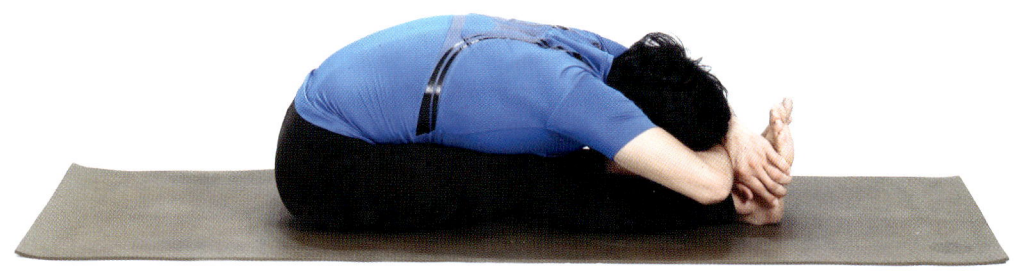

1. 숨을 마시며 두 팔을 머리위로 쭉 뻗어 척추를 늘리고, 복부를 당기고 숨을 내쉬면서 몸을 앞으로 천천히 굽힌다. 무릎을 굽히지 않고 상체가 다리와 발에 닿게 하여 두 손을 교차하여 양 발의 바깥쪽을 잡는다.

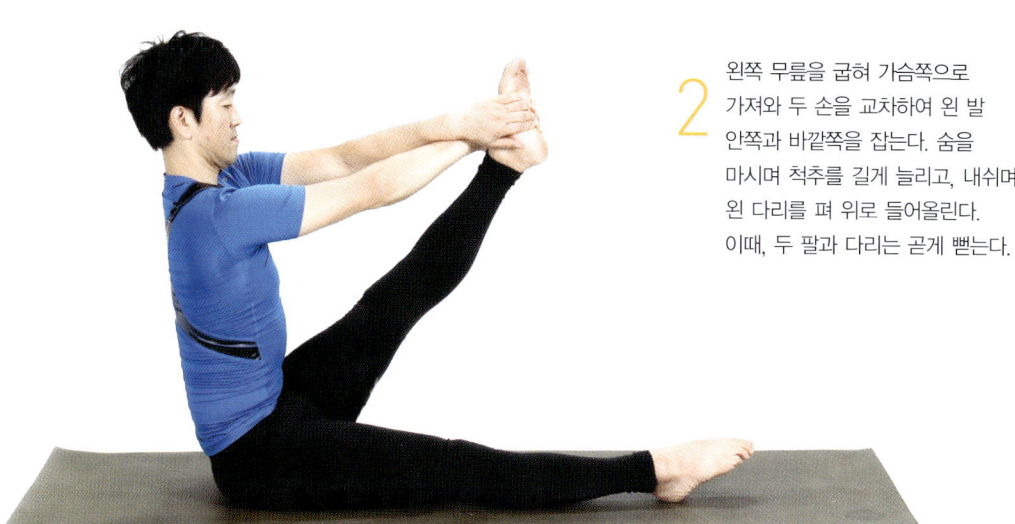

2. 왼쪽 무릎을 굽혀 가슴쪽으로 가져와 두 손을 교차하여 왼 발 안쪽과 바깥쪽을 잡는다. 숨을 마시며 척추를 길게 늘리고, 내쉬며 왼 다리를 펴 위로 들어올린다. 이때, 두 팔과 다리는 곧게 뻗는다.

Paschimothanasana

Tip 상체가 굽지 않게 척추를 길게 늘려준다.
동작을 유지하면서 숨을 깊게 마시고 몸을 앞으로 굽히거나 비틀때마다 숨을 조금씩 내쉰다.

효과 다리를 완전히 신장시키고 다리 근육을 단련시킨다. 복부 근육은 수축되어 장의 운동을 도와 주고, 복부 기관에 활력을 준다.

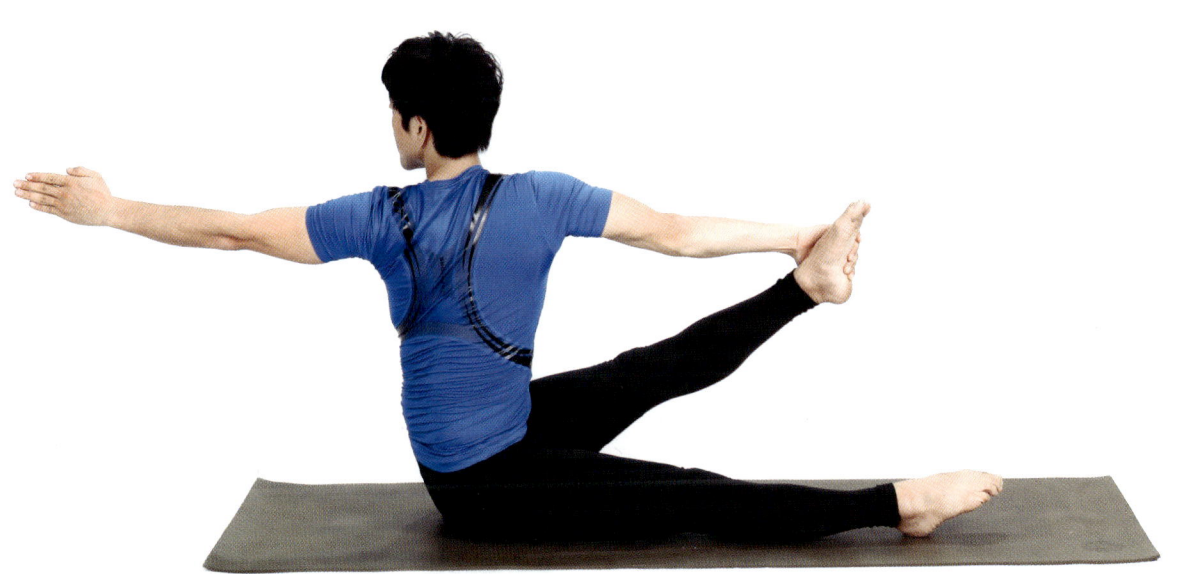

3 숨을 마시며 척추를 길게 늘리고, 왼 손을 풀어 내쉬는 호흡에 상체를 왼쪽으로 비틀어 팔을 뒤로 뻗어준다. 시선은 왼 손끝을 따라간다.

차투랑가 단다사나 A

Tip 정수리부터 발목까지 몸은 일직선을 유지한다.

효과 팔과 손목을 강화시켜 움직임을 좋게 해 주고, 복부 기관을 수축 하여 좋은 상태로 만든다. 척추와 복근을 강화시키는데 효과적이고, 복근과 척추기립근, 엉덩이 등 전체적인 균형을 잡는데 도움이 된다.

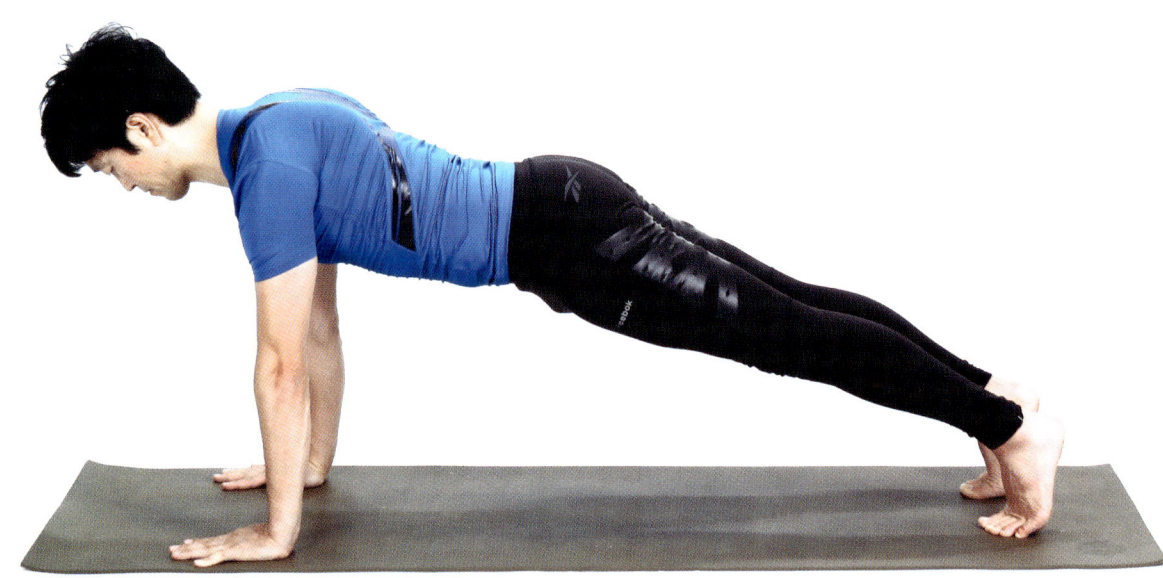

1. 푸쉬업 준비 자세로 엎드린다. 팔은 어깨너비로 벌려 어깨와 손목이 일직선이 되는곳에 손바닥을 짚고, 두 다리는 골반너비로 벌려 발끝을 세워 지탱한다. 몸은 정수리부터 뒤꿈치까지 일직선이 되도록 유지한다.

Chaturanga Dandasana A 20

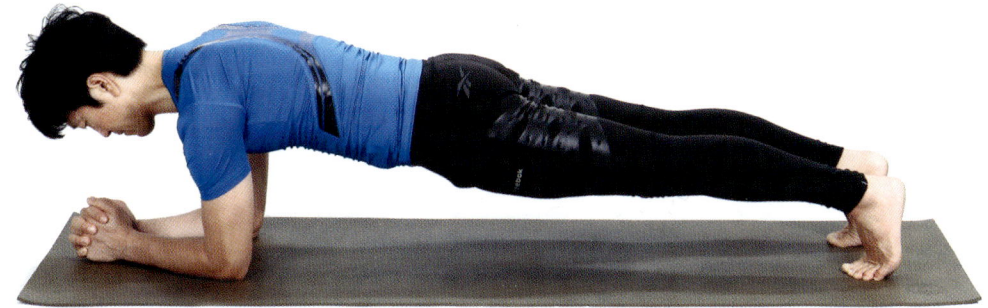

2 두 손을 깍지껴 팔꿈치를 구부려 바닥에 댄다. 숨을 마시고 내쉬며 몸을 들어 올린다. 두 발끝과 팔꿈치로 몸을 지탱하고 몸은 바닥과 평행이 되게 유지한다.

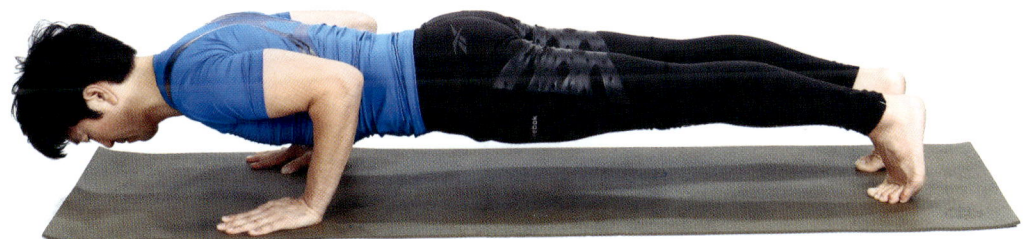

3 '1' 자세에서 양 손을 가슴쪽으로 내려와 짚는다. 숨을 내쉬며 팔꿈치를 직각으로 굽혀 손과 발끝으로 몸을 지탱하여 바닥과 평행이 되게 들어 올린다. 이때, 양 팔꿈치는 옆구리에 밀착시킨다.

아도무카 스바나사나

- 바닥에 무릎과 두 손바닥을 대고 기어가는 자세를 취한다.

1. 손은 어깨너비로 벌려 팔꿈치로 바닥을 짚고, 발은 주먹하나 들어갈 정도로 벌려 다리를 곧게 펴 발꿈치로 바닥을 누르면서 엉덩이를 위로 들어 올린다. 척추를 길게 늘려 꼬리뼈를 위쪽으로 향하게 하고, 다리쪽으로 체중을 실어준다.

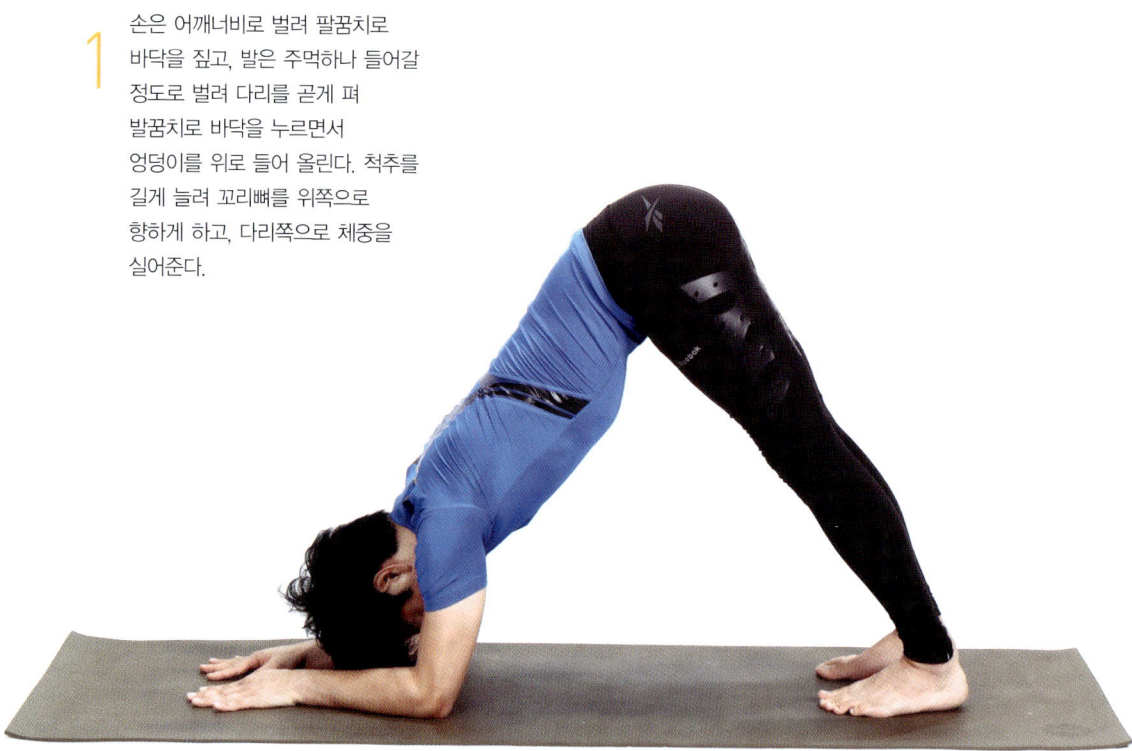

AdhoMukhaSvanasana 21

Tip 바닥에 지탱하고 있는 다리의 발 뒤꿈치를 밀어 다리를 곧게 펴준다. 무릎이 잘 펴지지 않을 때는 무릎을 약간 구부린 상태에서 체중을 뒤로 한다. 자세를 할 때 어깨를 밀어주는 동작이 아니고, 척추를 늘여준다.

효과 혈액이 머리로 충분히 공급되어 뇌 세포의 활성화를 돕고 머리를 맑게 한다. 어깨와 골반의 균형을 찾아주고 뇌파안정과 소화력 증진에 효과적이다. 하반신 뒷태의 라인을 예쁘게 잡아준다.

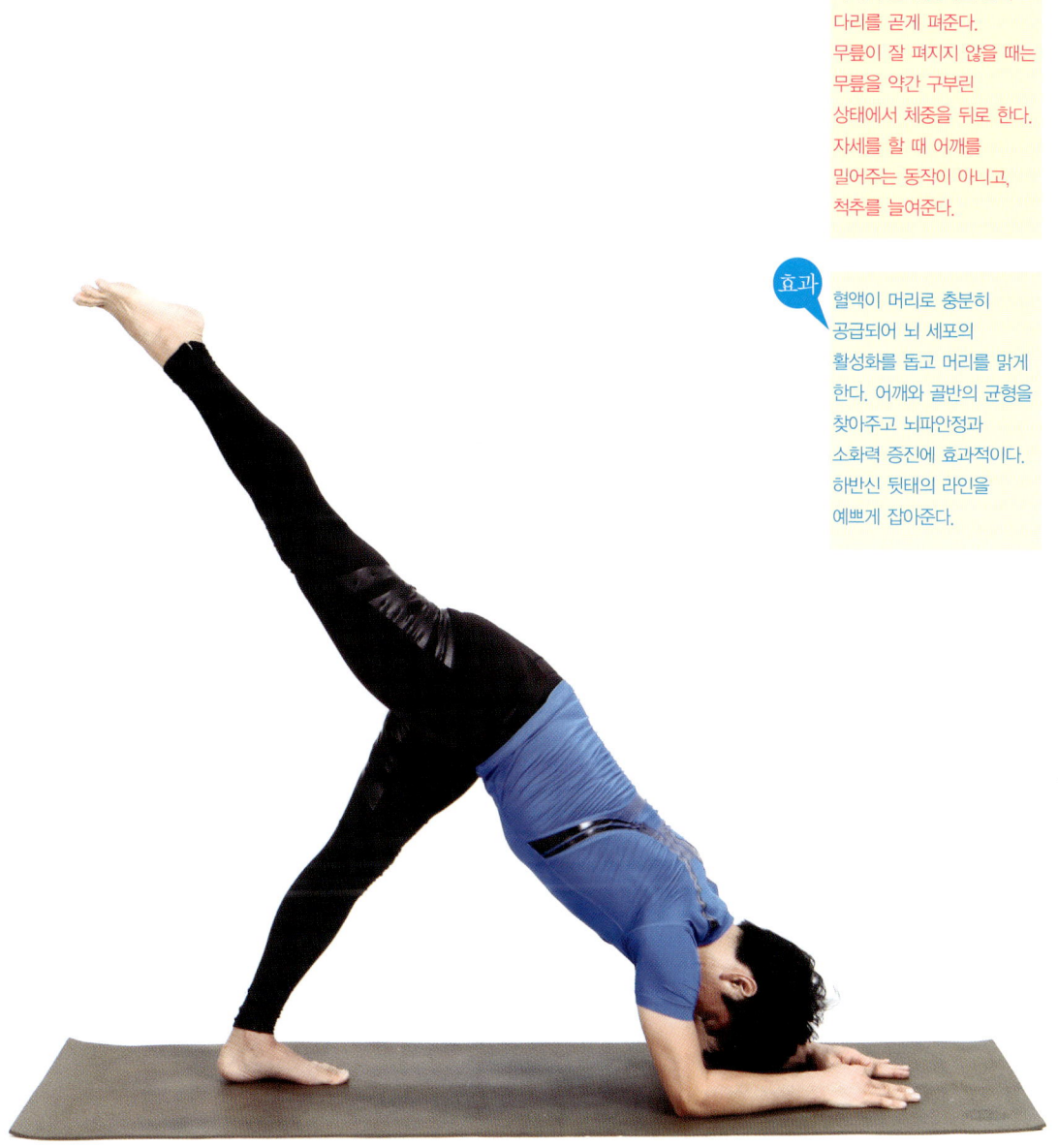

2 오른쪽 다리를 위로 들어올려 다리가 상체와 일직선이 되게 뻗는다.

브르스치카사나

Tip. 발이 위에 있을 때 균형을 잡기 위한 방법은 반작용 힘을 균등하게 만들어 주어야 한다. 체중을 팔꿈치부터 전완을 따라 손가락 끝까지 배분한다. 이 자세를 행한 후엔 '앞으로 굽히기자세'를 취하여 척추를 다시 풀어준다.

효과 폐는 복부 근육이 뻗쳐지면서 활짝 열리게 된다. 전체 척추가 왕성하게 조율되고 건강한 상태가 된다. 집중력과 균형 감각을 길러준다. 심리적으로는 겸손, 침착, 관용 등을 개발하게 됨으로써 에고에서 벗어나 조화와 행복을 가져다 준다.

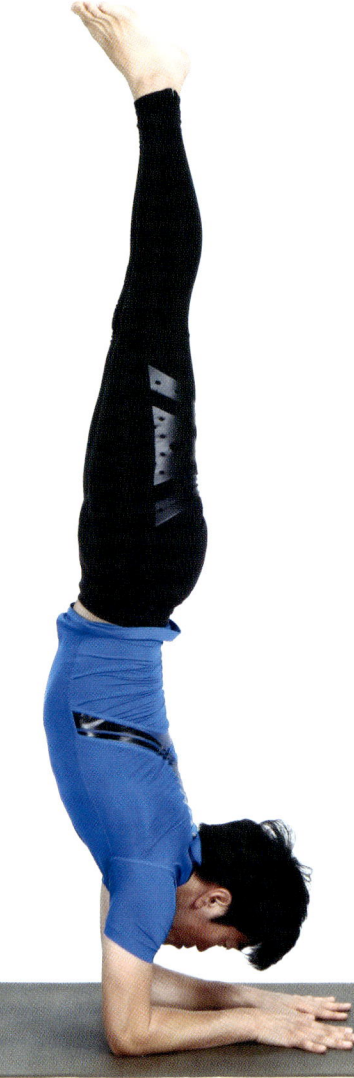

1 핀챠 마유라사나 (Pincha Mayurasana) 숨을 마시며 바닥에 무릎을 꿇고, 내쉬며 상체를 앞으로 구부려 손바닥을 아래로 하여 전완을 어깨너비만큼 벌려 바닥에 놓는다. 숨을 마시며 양 발로 점프해서 다리를 위로 올려 머리 뒤로 떨어지지 않게 균형을 잡는다. 다리는 곧게 펴주고 발가락은 뾰족하게 한 상태에서 발은 모아준다.

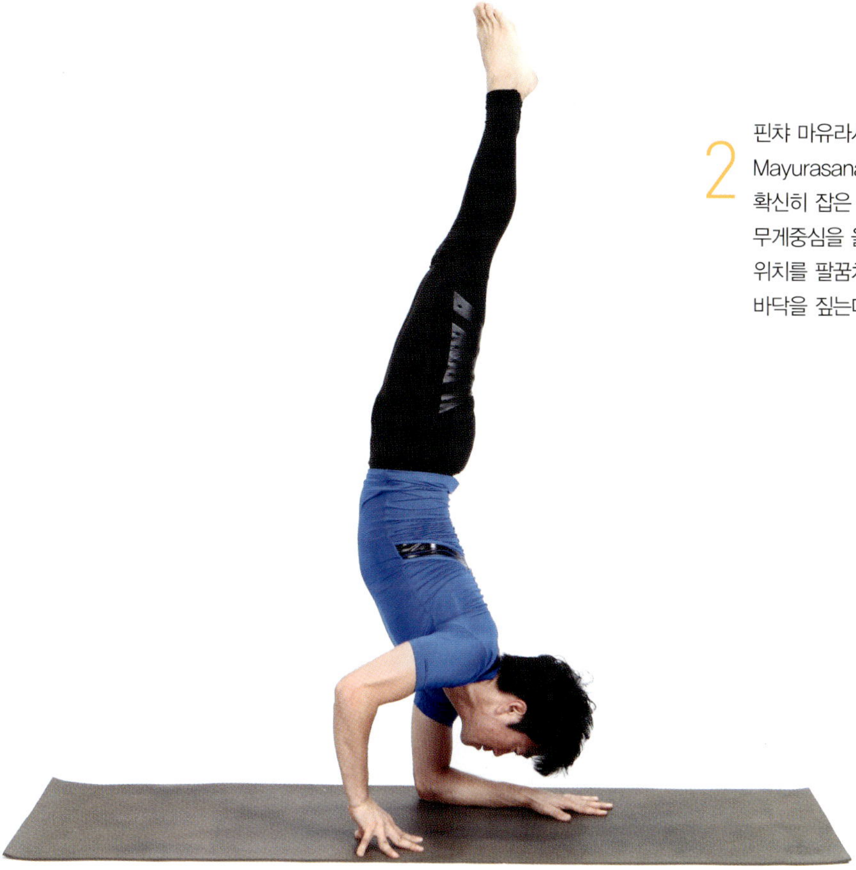

Vrschikasana 22

2 핀챠 마유라사나 (Pincha Mayurasana)를 완성한 후, 균형을 확신히 잡은 상태에서 왼팔로 무게중심을 옮겨 오른 손바닥의 위치를 팔꿈치 쪽으로 가져와 바닥을 짚는다.

3 브르스치카사나 (Vrschikasana) 숨을 마시며 핀챠 마유라사나 (Pincha Mayurasana)에서처럼 양 발을 점프해서 올려 발을 모아주고 발끝은 뾰족하게 한다. 숨을 내쉬며 무릎을 구부려 발을 머리쪽으로 내려준다. 고관절은 다리를 따라가게 해서 등을 아치 모양으로 만들어 주고 가슴은 열어준다.

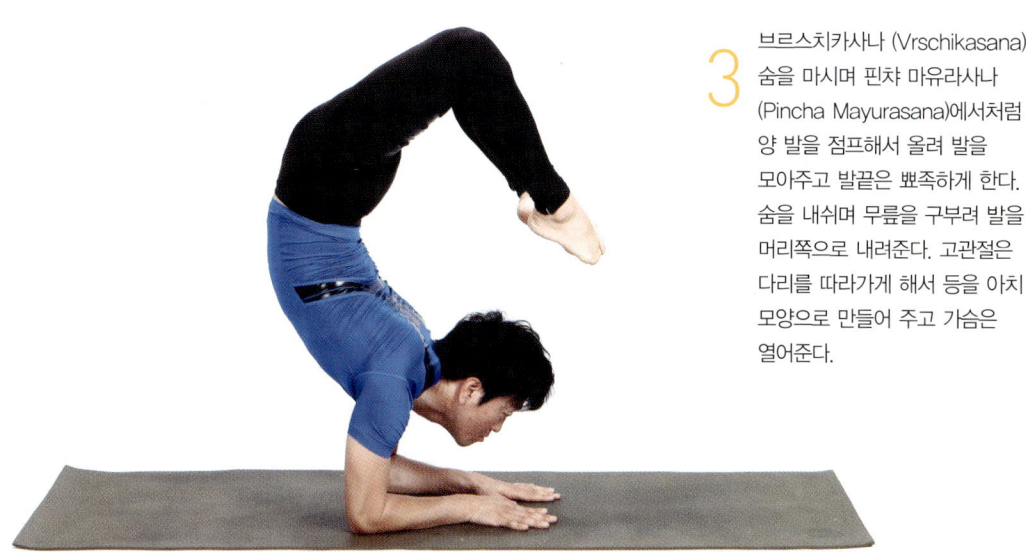

우스트라사나

- 다리를 붙인 상태에서 무릎을 꿇는다.

1. 발등을 바닥에 놓고 발끝은 뒤를 향하게 한다. 두 손은 손끝이 위를 향하게 하여 손바닥으로 골반을 받쳐준 후, 엉덩이를 앞으로 밀어주면서 몸을 뒤로 구부려 아치형을 만든다. 머리는 뒤로 젖히면서 가슴을 들어 올린다.

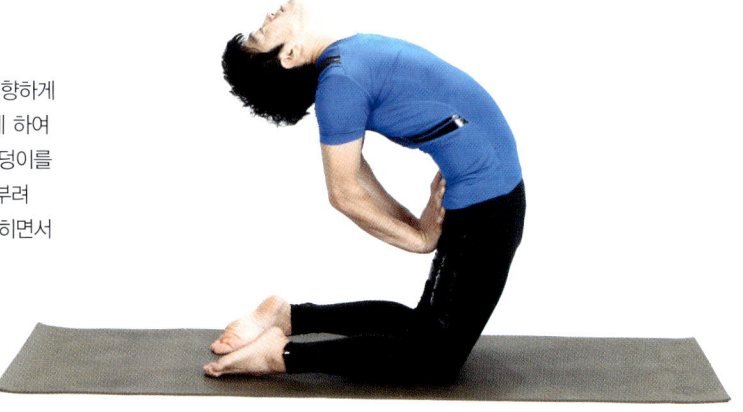

2. 발등을 바닥에 놓고 발끝은 뒤를 향하게 한다. 몸을 뒤로 구부리고 손바닥을 발뒤꿈치에 놓는다. 손가락은 발바닥에 머물게 하고, 머리를 뒤로 젖히면서 가슴을 들어 올린다.

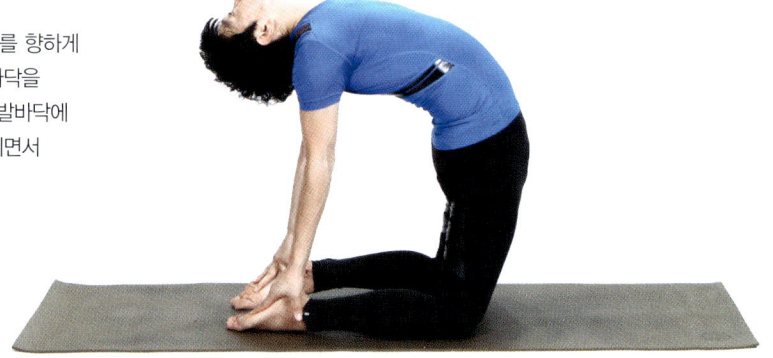

3. 까뽀다사나(Kapotasana) 발등을 바닥에 놓고 발끝은 뒤를 향하게 한다. 팔을 머리 위로 뻗어주고 손이 몸 뒤쪽 바닥에 닿을 때까지 등을 구부려 준다. 이마를 바닥에 대고 두 손은 합장하여 두 팔을 굽혀 이마에 놓는다.

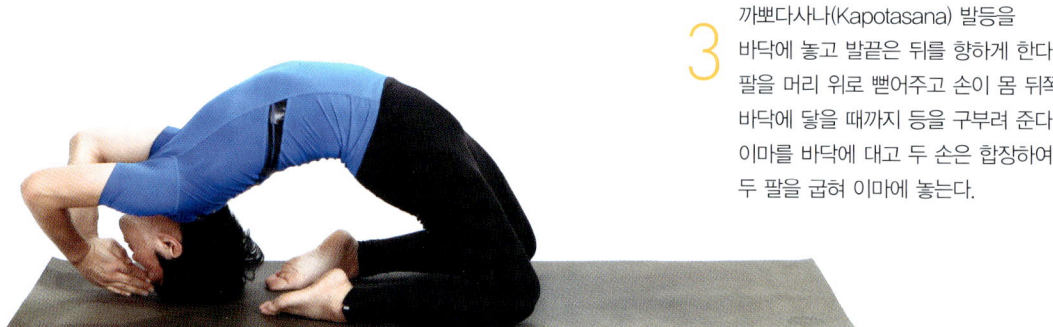

Ushtrasana 23

4 무릎을 바닥으로 놓고 발끝을 세워준다. 팔을 머리 위로 뻗어주고 손이 몸 뒤쪽 바닥에 닿을 때까지 등을 구부려 준다. 정수리를 바닥에 대고 두 손은 합장하여 두 팔을 뻗어 엄지가 바닥에 닿게 놓는다.

Tip 후굴자세를 할 때 허리 아랫부분에만 무리가 가는 것을 피하려면 손을 발쪽으로 뻗어줄 때 다리를 완전히 작용시킨다. 몸의 앞부분인 가슴과 흉부를 인식하여 충분히 열어준다.

효과 몸의 앞부분과 복근을 강하게 해준다. 어깨가 처지고 등이 굽은 사람들에게 척추 전체가 뒤로 펴지고 좋게한다.

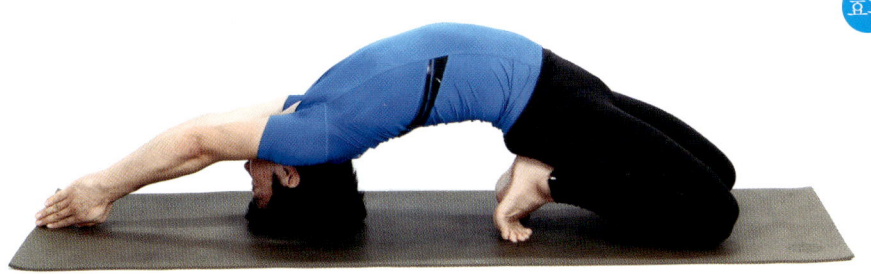

5 4번 동작에서 두 손을 귀옆으로 당겨와 짚어주며 호흡을 마시며 두 팔을 펴주고 호흡을 다섯번 한다.

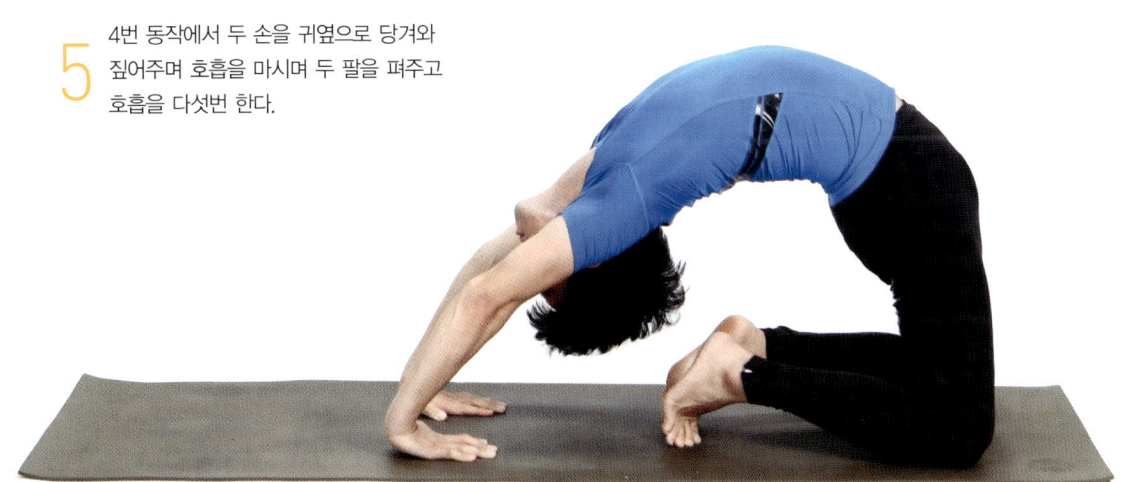

− 몸무게를 앞쪽으로 실으며 천천히 자세를 풀어준다.

105

에카 파다 시르싸사나

- 두 다리를 앞으로 뻗고 앉는다.

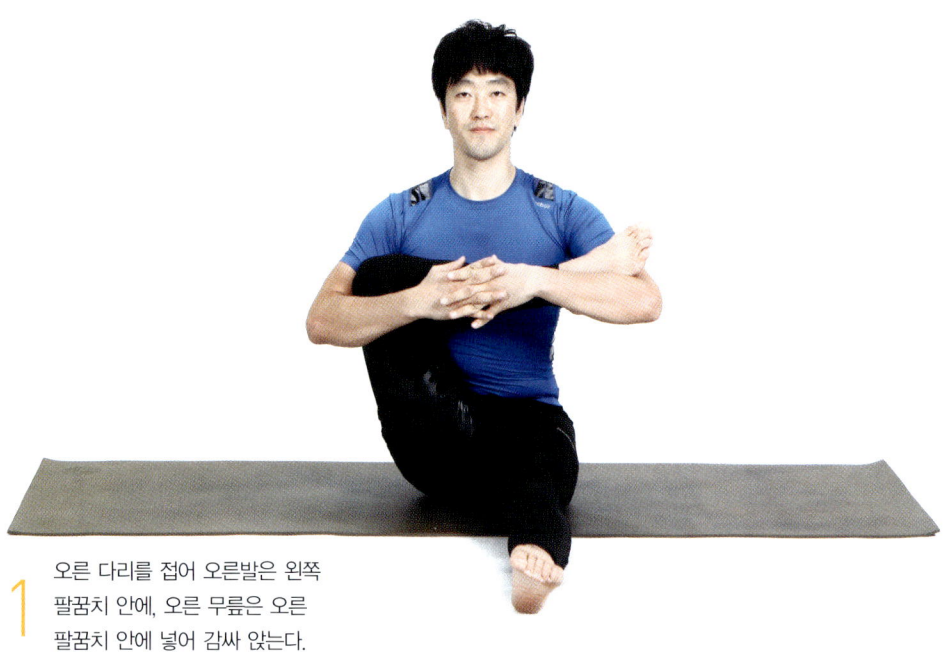

1 오른 다리를 접어 오른발은 왼쪽 팔꿈치 안에, 오른 무릎은 오른 팔꿈치 안에 넣어 감싸 앉는다. 숨을 마시고 내쉬는 호흡에 접은 다리를 가슴 앞으로 당겨준다.

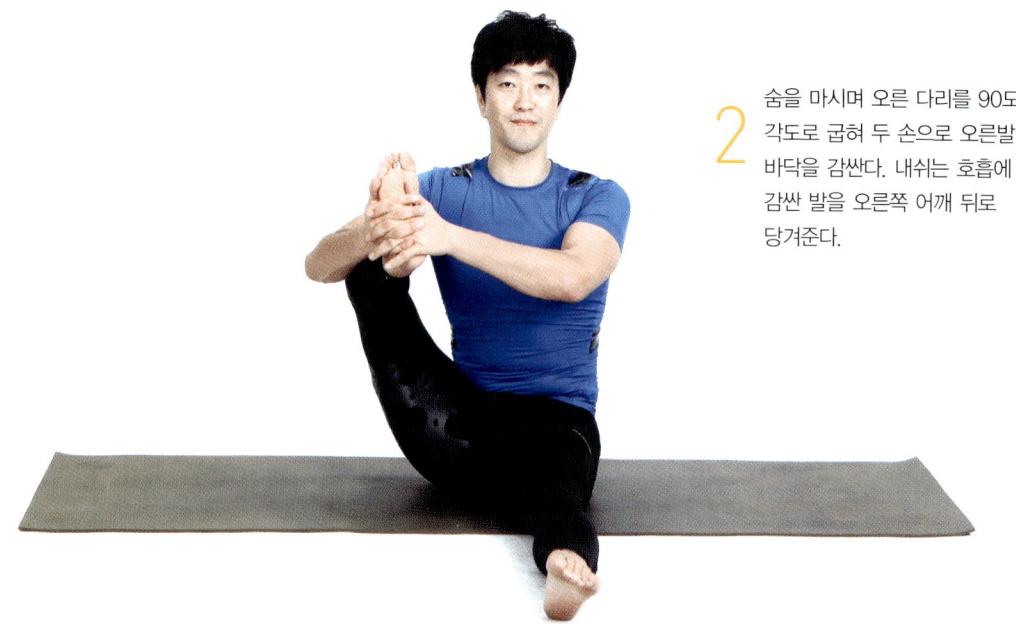

2 숨을 마시며 오른 다리를 90도 각도로 굽혀 두 손으로 오른발 바닥을 감싼다. 내쉬는 호흡에 감싼 발을 오른쪽 어깨 뒤로 당겨준다.

24
Eka Pada Sirsasana

 Tip 어깨를 활용하여 가슴과 흉부를 들어 올려서 허리 아랫부분이 무너지지 않도록 한다.
'1', '2'는 에카파다 시르싸사나를 위한 좋은 준비동작이다.

 효과 고관절과 대퇴이두근의 유연성이 향상된다. 넓적다리와 슬와근(오금)이 완전히 펴지고, 목과 등은 더 강하게 된다. 복부 근육은 수축되고, 소화력은 증강된다.

3 숨을 내쉬며 양 손으로 왼발을 들어 올려 다리를 머리 뒤에 놓는다. 무릎을 구부리면서 고관절을 회전시키고 왼발이 목의 뒤쪽을 향해 교차되도록 한다. 가슴 앞에서 합장하고 똑바로 앉아서 오른다리는 곧게 펴 발끝은 뻗어준다.

- 숨을 내쉬며 자세를 풀고 발을 바닥에 내려 놓는다.

고관절 열어주기

- 두 다리를 모아 앞으로 뻗고 앉는다.

Tip 2 들어올리기는 상체의 근력보다 반다와 아랫배 근육을 수축하는 것으로부터 나온다.

효과 2 팔을 강화시키고, 복부 기관을 단련시켜준다. 손목과 팔의 힘을 단련하는데 도움을 준다.

1 오른 다리를 굽혀 발뒤꿈치를 회음부에 대고, 왼 다리를 어깨 뒤로 가져가서 곧게 펴주고 발이 하늘을 향하게 한다. 오른 손으로 왼 발을 잡아서 들어 올린다. 왼쪽 어깨는 왼다리에 저항해 눌러줘서 지지를 해준다.

25

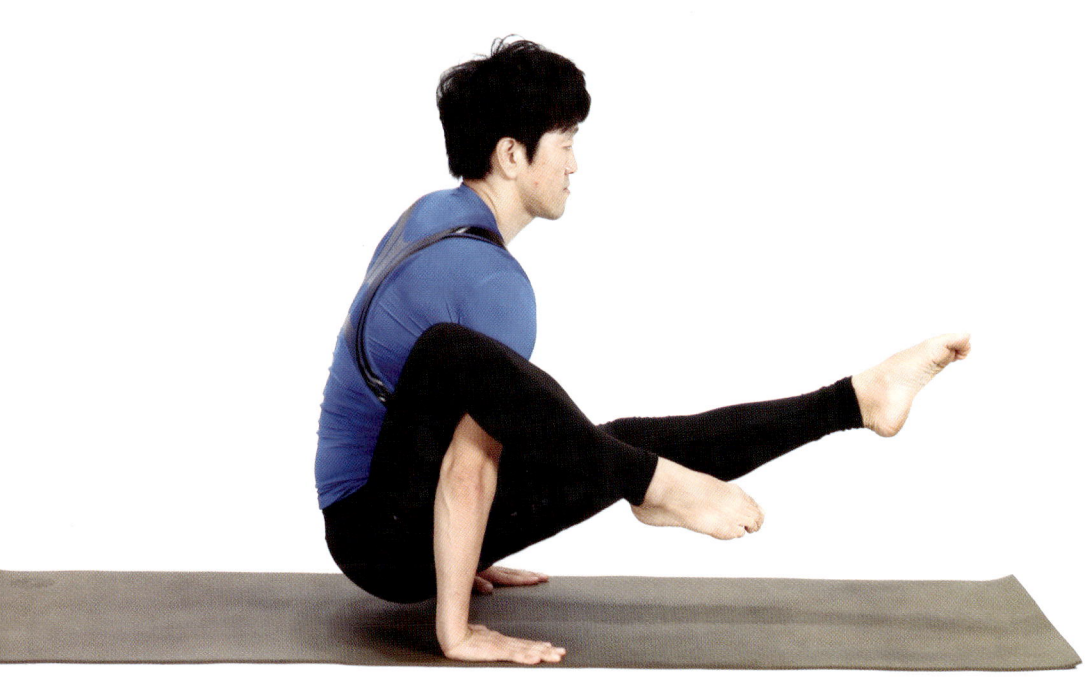

2 에카 하스타 부자아사나(Eka Hasta Bhujasana) 숨을 내쉬며 양 손을 바닥에 놓고, 내쉬며 오른 다리를 구부린 상태로 오른쪽 다리를 오른쪽 위 팔뚝 뒤에 놓는다. 숨을 마시며 몸 전체를 바닥에서 위로 들어 올려 균형을 잡는다. 왼 다리는 바닥에서 평행이 되도록 한다.

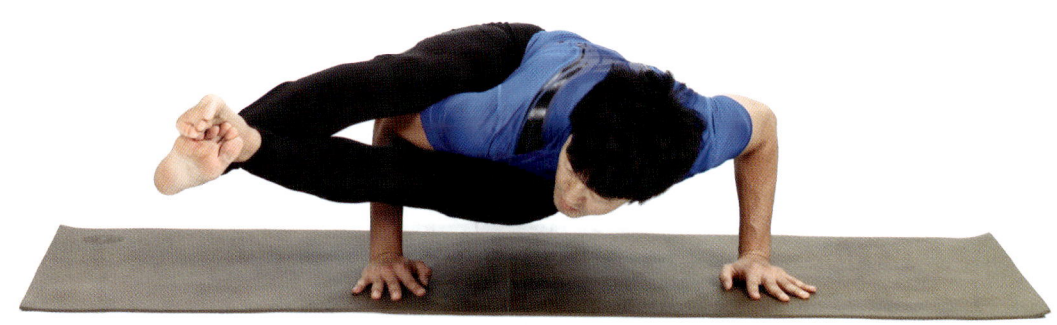

3 바크라사나(Vakrasana) 2번에서 연결하며 두 다리를 왼쪽을 보내고 왼손은 다리 사이에 놓는다. 양다리를 쉽게 올릴 수 있도록 발목을 맞물려 잡는다. 몸을 앞으로 약간 굽히면서 살짝 오른쪽으로 기울여 다리를 올린다.

고관절 강화운동

Tip 허리를 곧게 펴는 게 중요하며 고관절에 힘이 들어가지 않도록 호흡을 편안하게 한다.

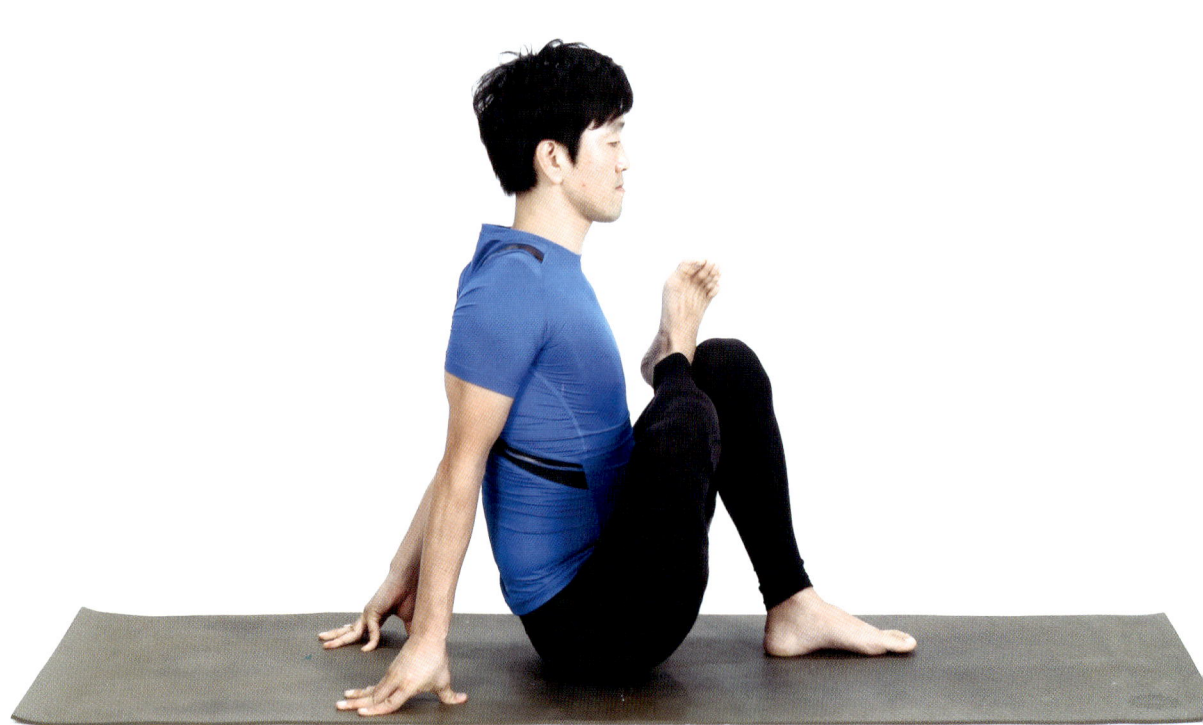

1 두 손을 엉덩이 뒤에 짚고 두 다리는 앞으로 뻗고 앉는다. 오른 다리를 접어 왼다리 무릎에 올린 후, 왼 발을 엉덩이 가까이 가져온다.

26

효과 팔과 복부 기관, 넓적다리 근육을 강화시킨다. 내부 기관 또는 복부는 한쪽에서는 수축되고 반대쪽은 신장된다. 균형을 잡는 것은 팔보다 복부 근육과 내부 기관이 더 단련되는데 도움이 된다.

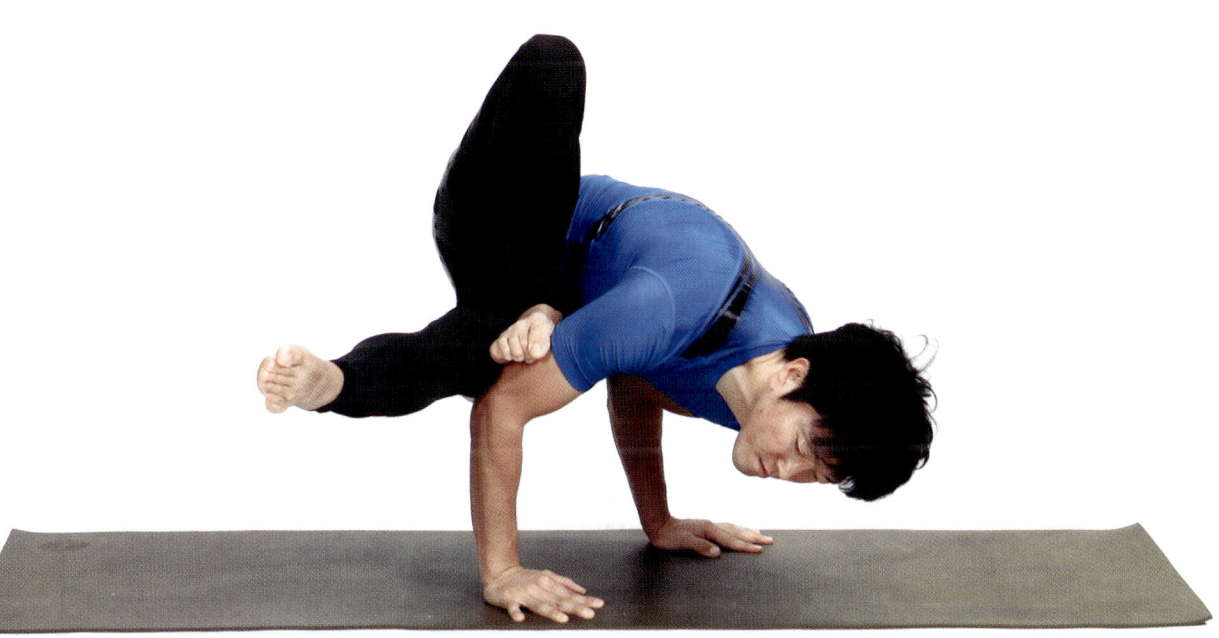

2 1번에서 연결하며 두 손으로 다리 앞쪽 바닥을 짚고 팔꿈치를 굽혀준다. 접은 오른다리 발뒤꿈치를 오른팔 뒤에 놓고 머리를 앞으로 숙여 두 손으로 균형을 잡아 몸을 바닥에서 띄운다. 이때, 왼 다리는 오른쪽으로 뻗어 무릎이 오른쪽 팔꿈치에 오게 한다.

에카파다 코운딘야사나

- 차투랑가 단다사나(Chaturanga Dandasana) 자세를 취한다.

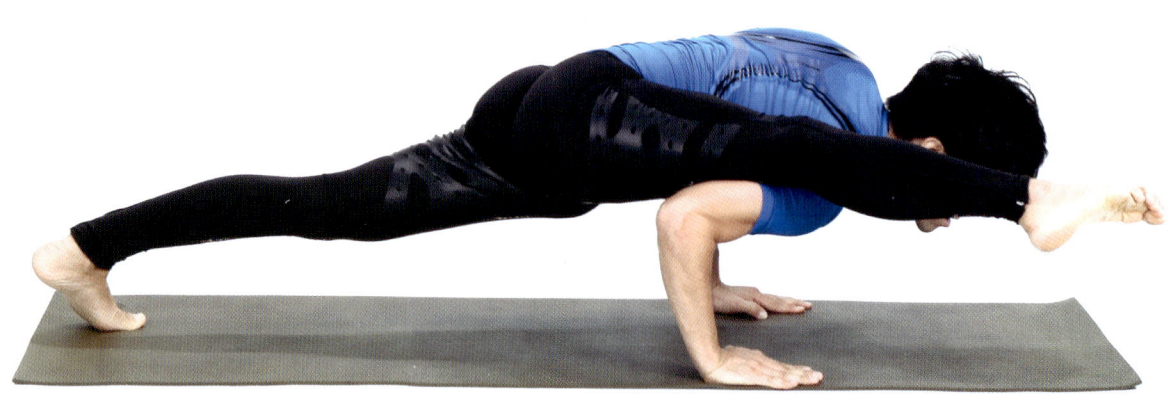

1. 오른 다리를 오른 어깨쪽으로 뻗어올려 오른쪽 팔꿈치 위쪽에 뒤에 올려 놓는다.

27

Eka Pada Koundinyasana

효과 팔과 복부 기관, 넓적다리 근육을 강화시킨다. 내부 기관 또는 복부는 한쪽에서는 수축되고 반대쪽은 신장된다. 균형을 잡는 것은 팔보다 복부 근육과 내부 기관이 더 단련되는데 도움이 된다.

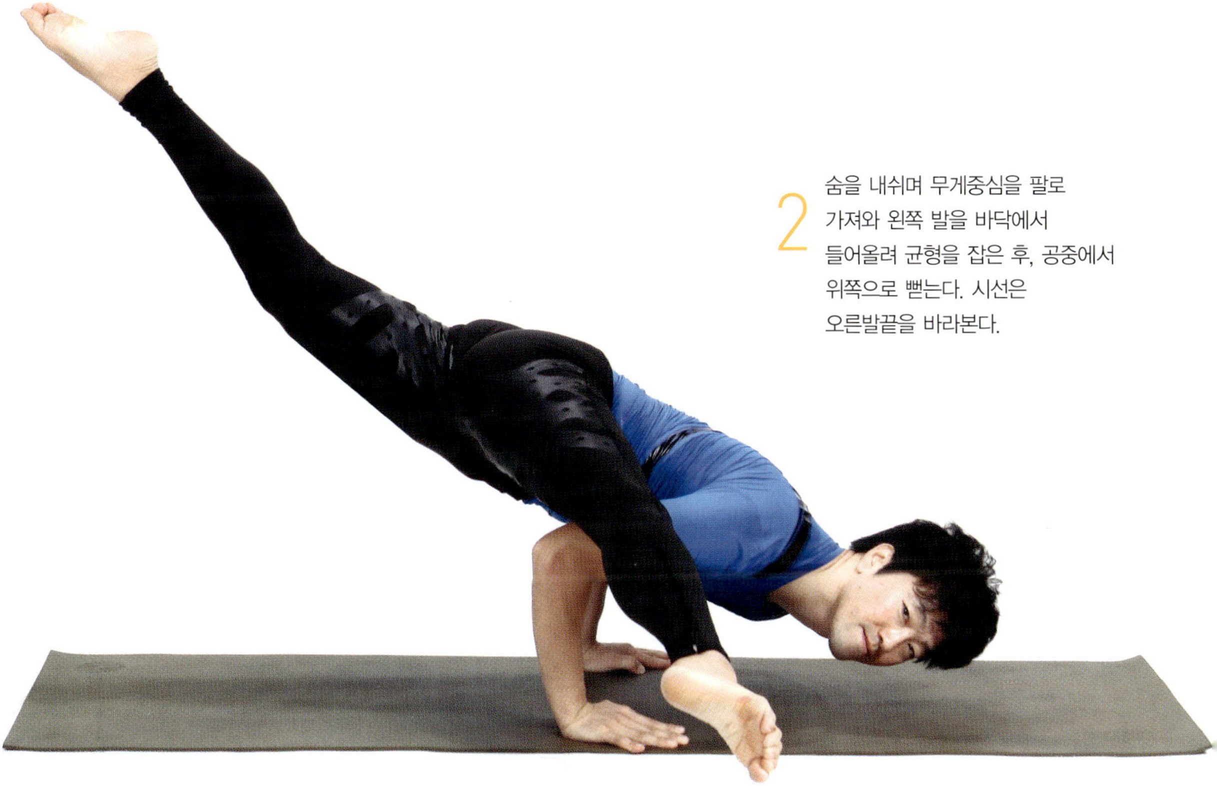

2 숨을 내쉬며 무게중심을 팔로 가져와 왼쪽 발을 바닥에서 들어올려 균형을 잡은 후, 공중에서 위쪽으로 뻗는다. 시선은 오른발끝을 바라본다.

균형잡기

- 두 다리를 모아 앞으로 뻗고 앉는다.

Tip 머리의 무게중심을 이용해 뒤로 넘어 지지 않게 균형을 잡아보도록 한다.

1. 티티바아사나(Tittbhasana) 두 다리를 넓게 벌린 상태에서 두 손을 그 사이에 놓는다. 다리 안쪽은 팔에 의해 지탱되며 몸은 앞으로 기울인다. 다리를 들어올리고 무릎을 곧게 편다.

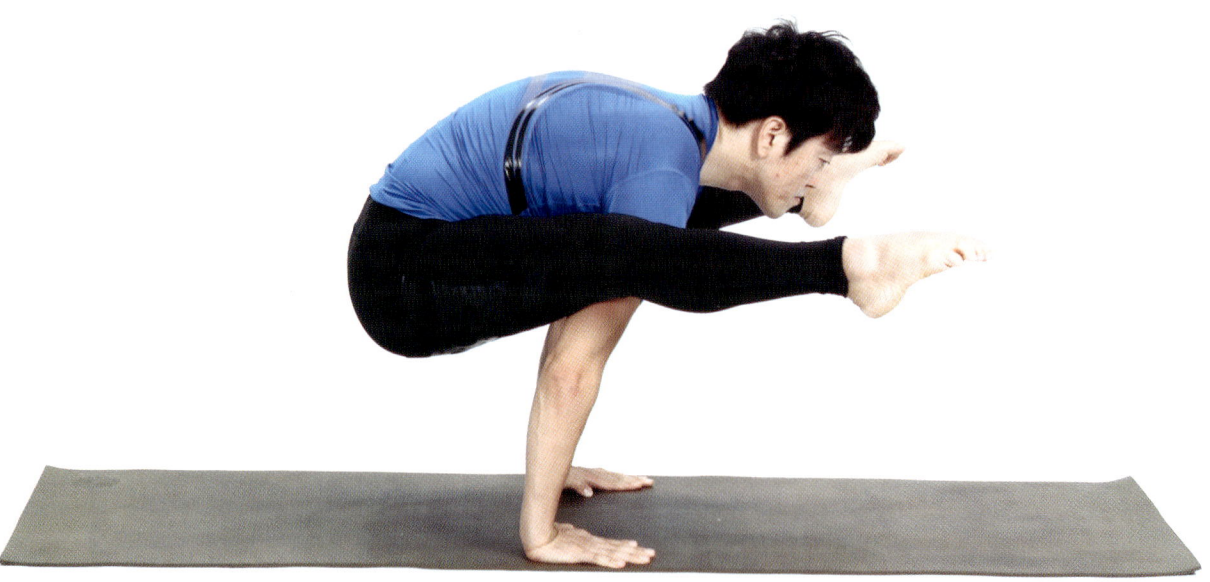

28

효과 내부 기관 또는 복부는 한쪽에서는 수축되고 반대쪽은 신장된다. 균형을 잡는 것은 팔보다 복부 근육과 내부 기관이 더 단련되는데 도움이 된다.

2 에카 파다 바카아사나(Eka Pada Bakasana) 숨을 마시며 양 발을 손 가까이 앞쪽으로 가져와 팔을 구부린 상태에서 팔꿈치 위쪽에 무릎을 올린다. 숨을 마시며 발을 바닥에서 멀리 들어올려 균형을 잡은 후, 왼쪽 다리를 공중에서 위로 뻗는다. 시선은 바닥 한곳을 바라본다.

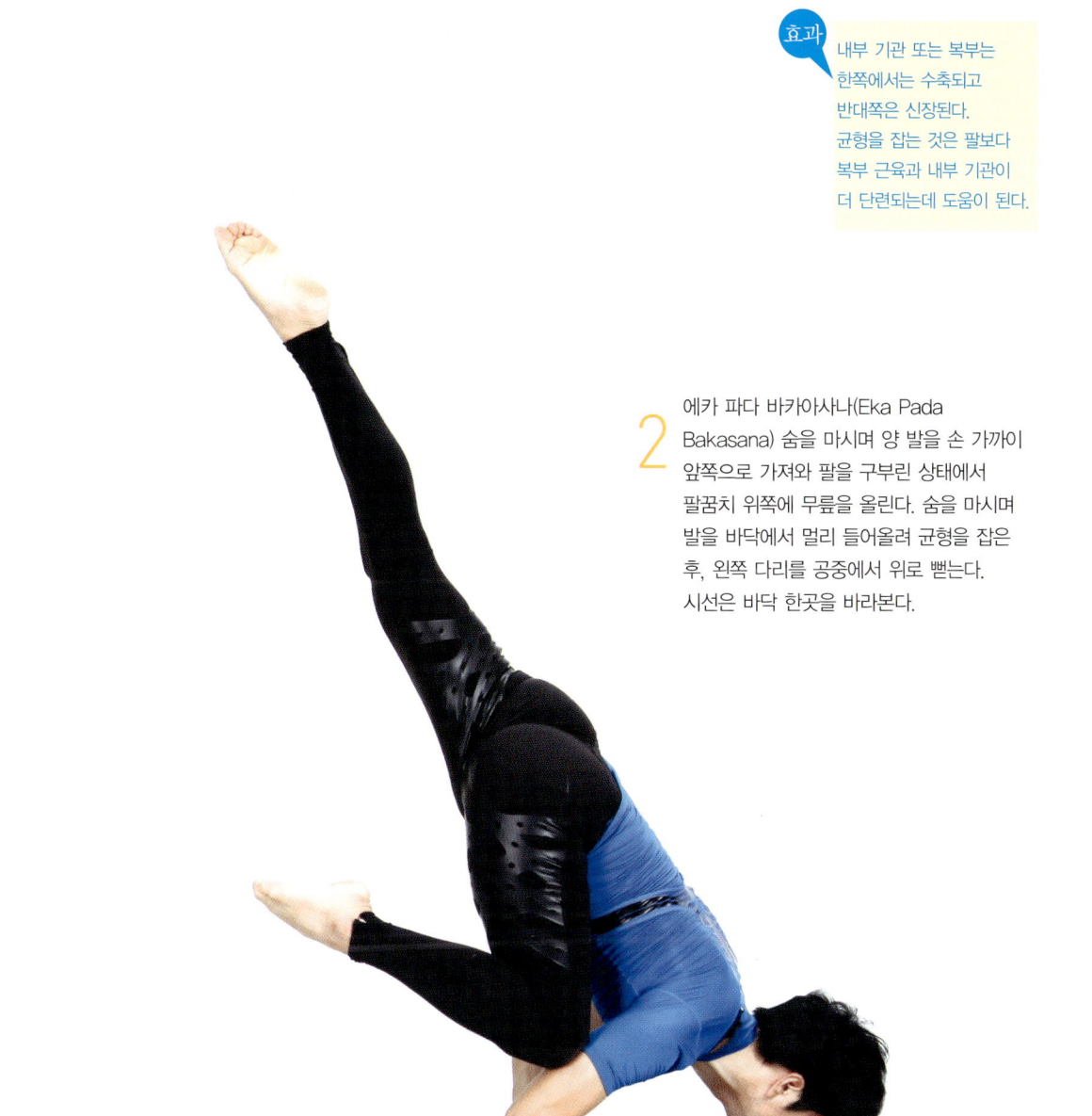

차투랑가 단다사나 B

Tip 옆으로 뻗은 오른쪽 다리는 외다리와 직각을 이룬다. 옆으로 뻗은 발 날로 바닥을 밀어내어 골반이 무너지지 않도록 주의한다. 정수리부터 왼쪽 뒤꿈치까지 일직선이 되도록 한다.

효과 팔과 손목을 강화시켜 움직임을 좋게 해준다. 허리와 엉덩이 부분의 접질림과 결림을 완화시켜준다. 간장, 비장, 췌장을 좋게 하여 무기력증을 근치 시키고, 장을 강화시킨다.

1. 푸쉬업 준비 자세로 엎드린다. 팔은 어깨너비로 벌려 어깨와 손목이 일직선이 되는 곳에 손바닥을 짚고, 두 다리는 골반너비로 벌려 발끝을 세워 지탱한 상태에서 오른 다리를 왼쪽 옆으로 뻗어 오른발 바깥을 바닥에 댄다. 몸은 정수리부터 뒤꿈치까지 일직선이 되도록 유지한다.

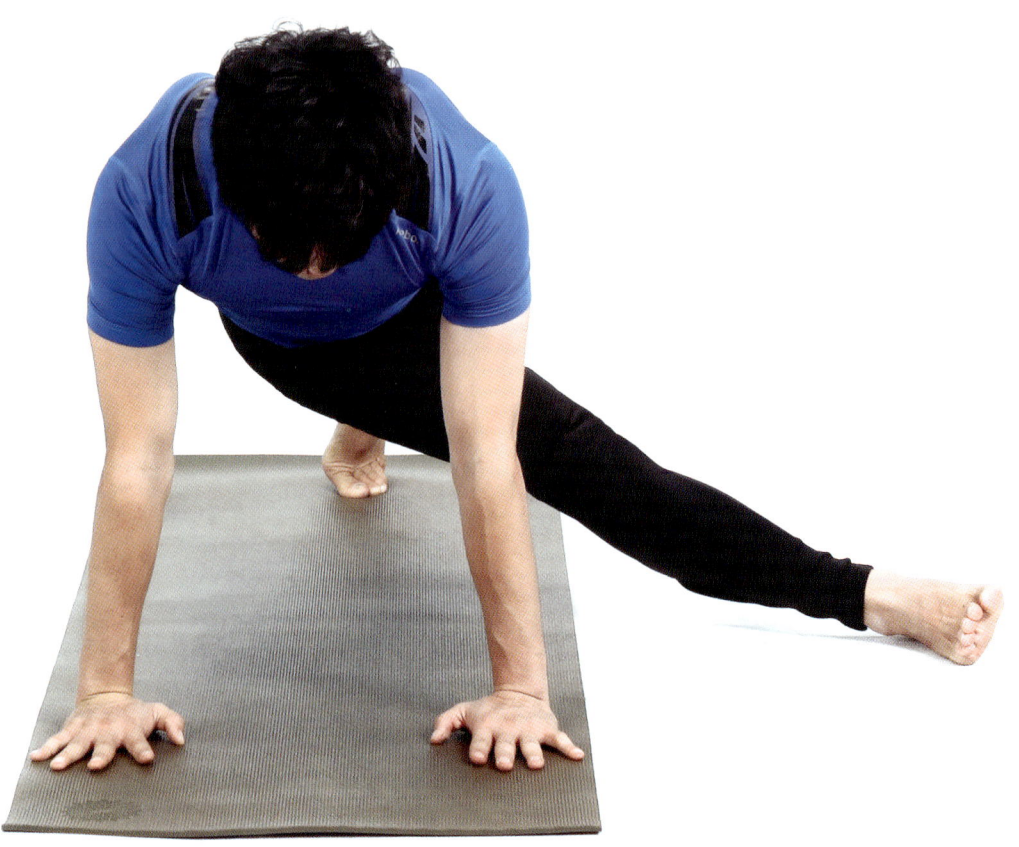

Chaturanga Dandasana B

29

2 두 손을 깍지껴 팔꿈치를 구부려 바닥에 댄다. 숨을 마시고 내쉬며 몸을 들어 올린다. 두 발끝과 팔꿈치로 몸을 지탱한 상태에서 오른 다리를 왼쪽 옆으로 뻗어 오른발 바같을 밥닥에 댄다. 몸은 정수리부터 뒤꿈치까지 일진선이 되도록 유지한다.

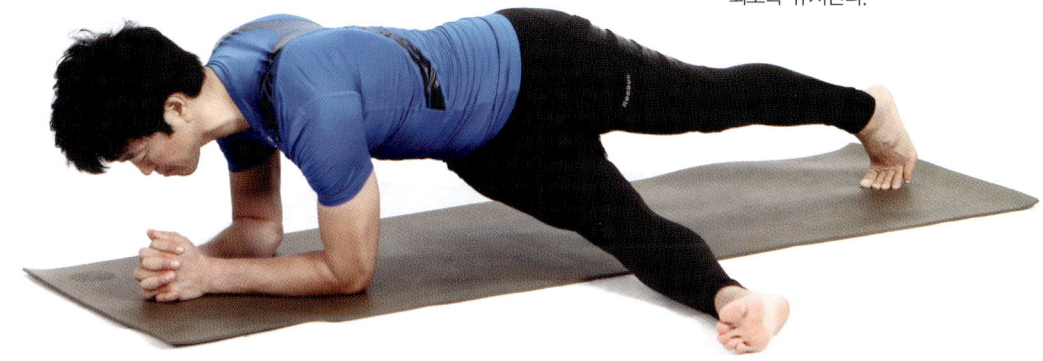

3 '1' 자세에서 오른팔을 굽혀 몸을 나춰 왼 팔을 오른쪽으로 옆으로 뻗어 왼쪽 어깨를 바닥에 내려놓는다. 이때, 오른쪽 다리는 왼쪽다리와 직각이 되게 한다.

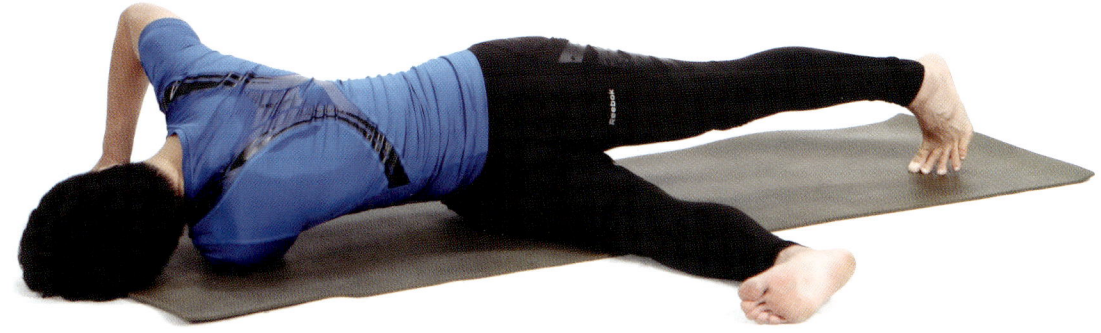

117

마첸드라사나

– 두 다리를 앞으로 곧게 뻗고 앉는다.

1. 오른다리 무릎을 세워 왼다리 무릎 바깥쪽 바닥에 오른발을 놓는다. 상체를 왼쪽으로 비틀어 두 팔을 펴 손바닥으로 바닥에 짚고, 왼쪽 팔꿈치로 왼쪽 다리를 밀어주면서 척추를 세워준다.

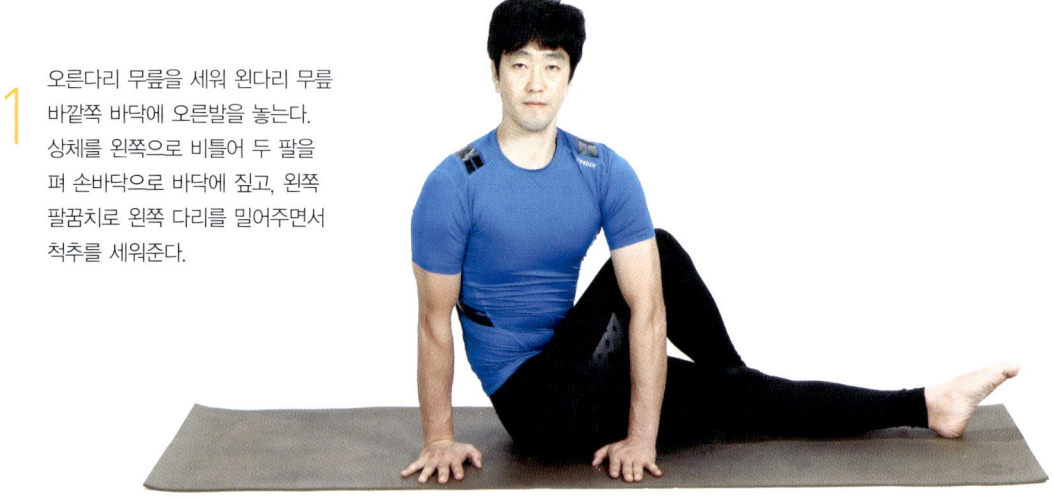

2. 오른다리 무릎을 굽혀 오른발을 왼쪽 엉덩이 옆에 놓고, 왼다리 무릎은 세워 오른다리 무릎과 왼다리 발목이 겹치게 하여 왼 발바닥이 바닥에 오게 놓는다. 왼팔을 등 뒤로 보내고 오른손으로 왼 발목을 잡는다. 숨을 마시며 척추를 세우고, 내쉬며 상체를 왼쪽으로 비틀어 준다.

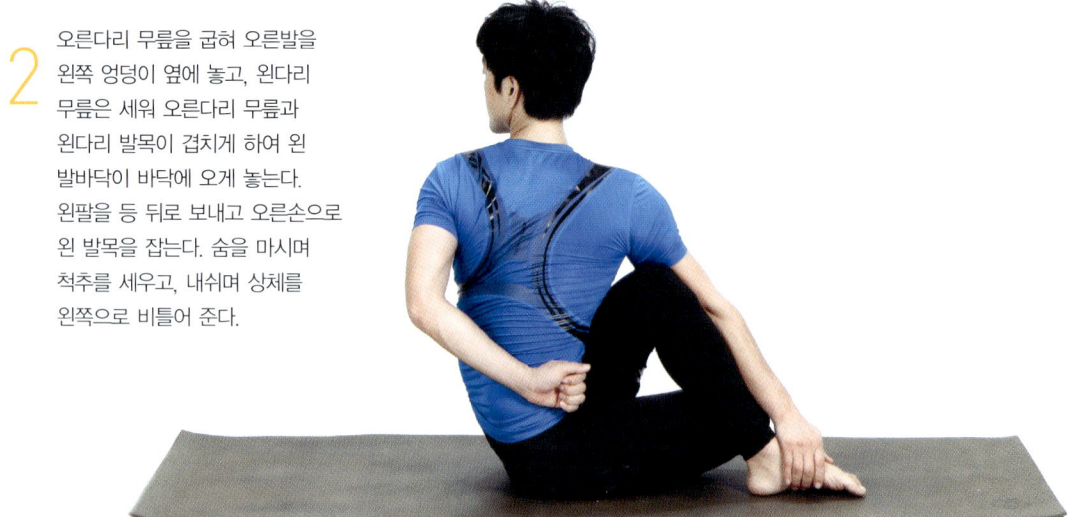

Matsyendrasana

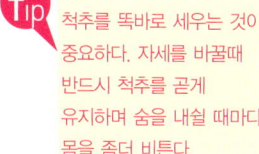

3 오른다리 무릎을 굽혀 오른발을 왼쪽 엉덩이 옆에 놓고, 왼다리 무릎은 세워 오른다리 무릎과 왼다리 발목이 겹치게 하여 왼 발바닥이 바닥에 오게 놓는다. 오른팔은 굽힌 왼 다리 사이로 넣어 등 뒤에서 왼쪽 손목을 잡아준다.

Tip 척추를 똑바로 세우는 것이 중요하다. 자세를 바꿀때 반드시 척추를 곧게 유지하며 숨을 내쉴 때마다 몸을 좀더 비튼다.

효과 상체를 비틀어 조이는 동작은 척추의 순환을 촉진시켜주고 독소를 제거하고 지방조직을 분해하고 내부기관의 순환을 원활하게 한다. 척추 부군에 있는 프라나는 온몸을 돌아 활력과 집중력을 더한다. 척추에 상당한 유연성을 촉진시킨다.

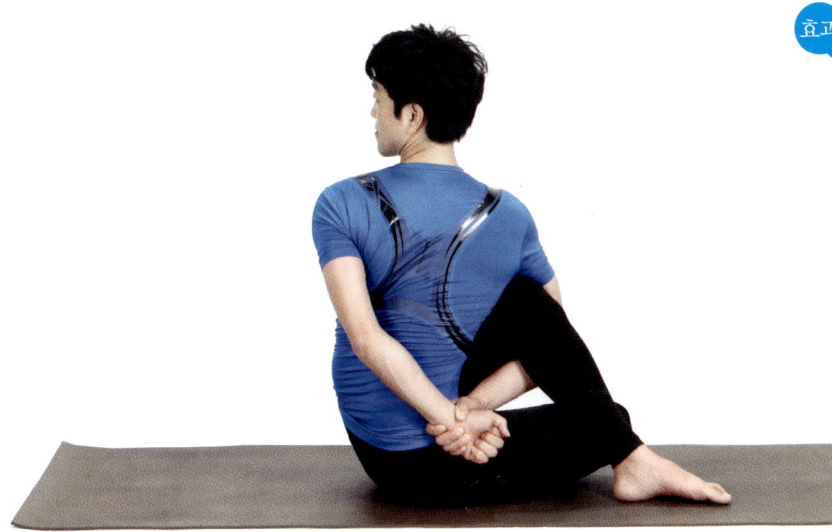

4 '3'자세가 완성된 후, 왼다리를 외로 올려 뻗어준다.

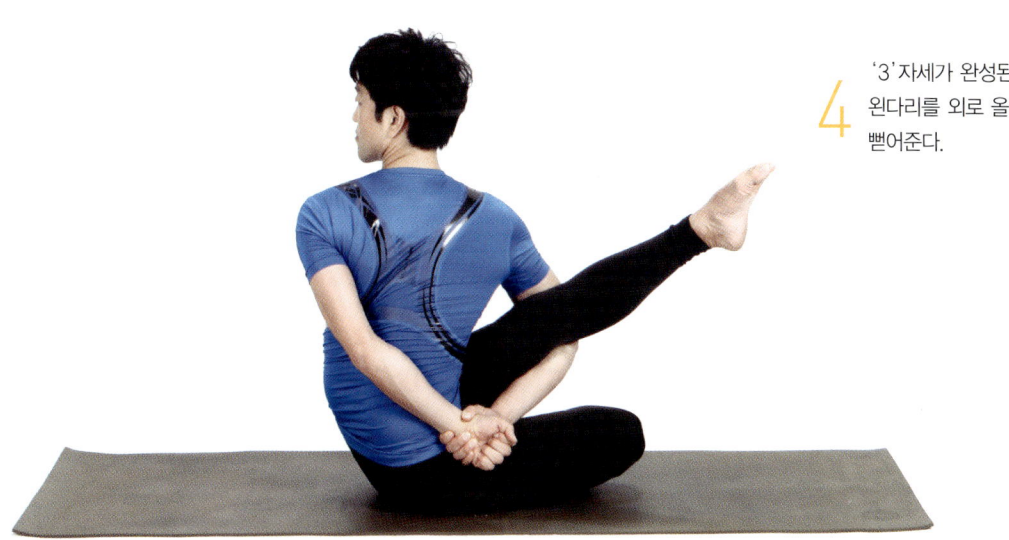

- 팔과 다리를 풀어 처음 자세로 돌아온다.
- 몸의 균형을 위하여 반대쪽도 똑같이 한다.

우빠야 파당구쉬따사나

- 앉아서 무릎을 구부려서 가슴에 댄다.
- 엉덩이의 균형을 유지하면서 두 손가락으로 엄지 발가락을 잡거나 발의 바깥쪽 가장자리를 잡고 상체를 약간 뒤로 젖힌다.
- 천천히 다리를 위로 쭉 펴서 허벅지를 가슴쪽으로 당긴다.

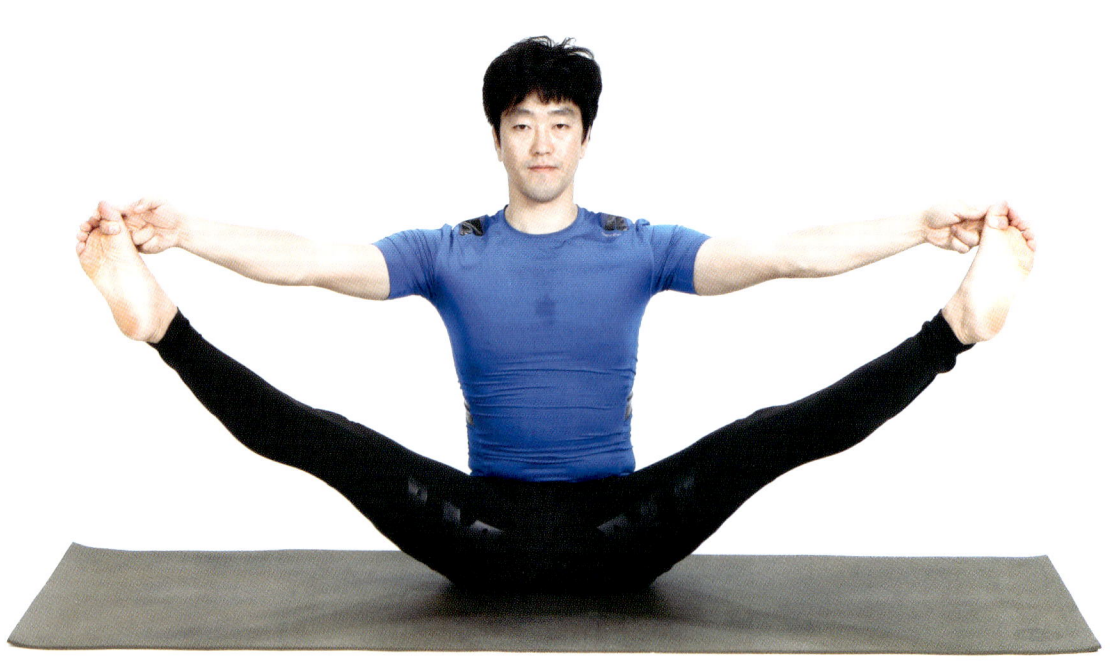

1. 팔과 다리를 벌려 곧게 편 상태에서 발가락을 잡아준다.

Ubhaya Padangusthasana

31

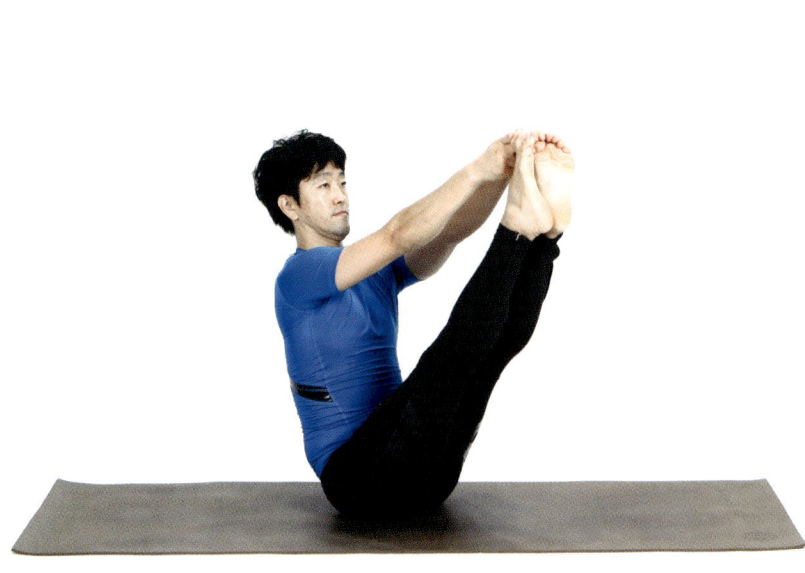

Tip 굴러 일어날 때 발과 팔 사이의 반작용을 이용해 몸을 앞으로 당긴다. 다리를 펴서 균형 잡기가 어렵다면 다리를 살짝 구부리거나 발 뒤꿈치를 엉덩이쪽으로 당겨줘서 지탱한다. 허리 아랫부분이 무너지지 않도록 반다를 잠그고 어깨를 뒤로 당기면서 함께 해주면 허리 아래 부분이 펴질 것이다. 요추부위를 더 지지해주는 방법으로는 흉골이 몸을 이끌도록 하는 것이다.

효과 허리, 복부 근육을 강화시켜 주고, 위장을 편안하게 만들어 준다. 균형감각, 집중력을 좋게 해준다.

2 팔과 다리를 모아 곧게 편 상태에서 발가락을 잡아준다.

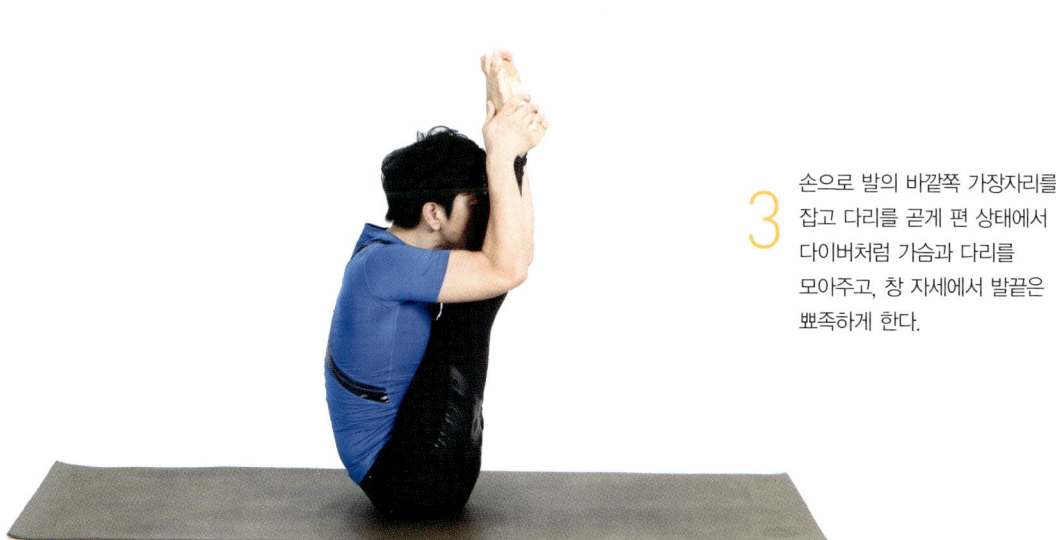

3 손으로 발의 바깥쪽 가장자리를 잡고 다리를 곧게 편 상태에서 다이버처럼 가슴과 다리를 모아주고, 창 자세에서 발끝은 뾰족하게 한다.

- 숨을 마시며 자세를 풀고 발을 바닥에 내려 놓는다.

자누 시르샤사나

– 두 다리를 앞으로 곧게 뻗고 앉는다.

Tip '3' 회음부 근육에 발뒤꿈치를 두어 물라반다를 자극시켜준다.

효과 비트는 동작은 복부에 많은 영향을 주고, 몸 전체를 깨끗이 정화해주고 유연하게 만든다.

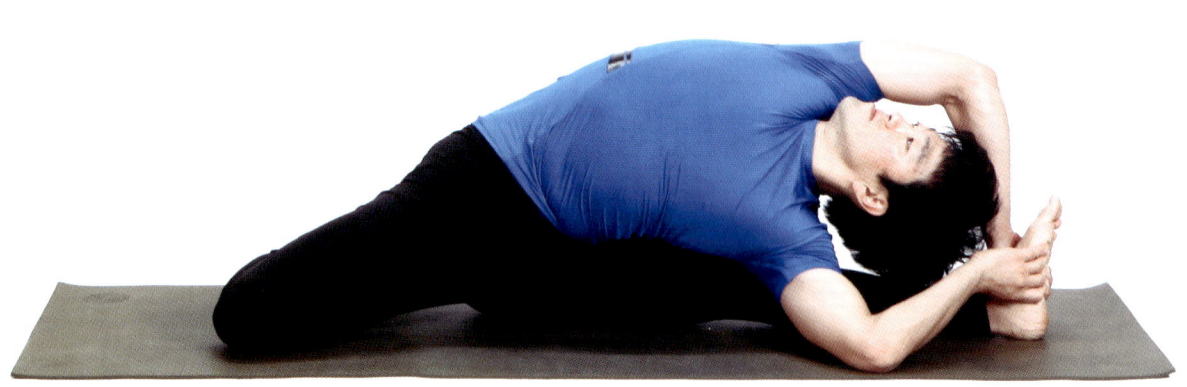

1. 오른쪽 무릎을 접어서 발이 오른쪽 고관절 바깥쪽에 오도록 놓고, 발등은 바닥에 닿게 한다. 왼쪽 다리는 무릎과 발이 일직선이 되게 옆으로 뻗는다. 숨을 마시며 척추를 길게 늘여주고, 내쉬며 몸을 왼쪽으로 굽힌다. 두 손으로 발을 잡으면서 왼쪽 팔꿈치를 지렛대로 이용하여 오른팔을 뒤로 올리면서 시선은 위를 향한다.

Janu Sirsasana 32

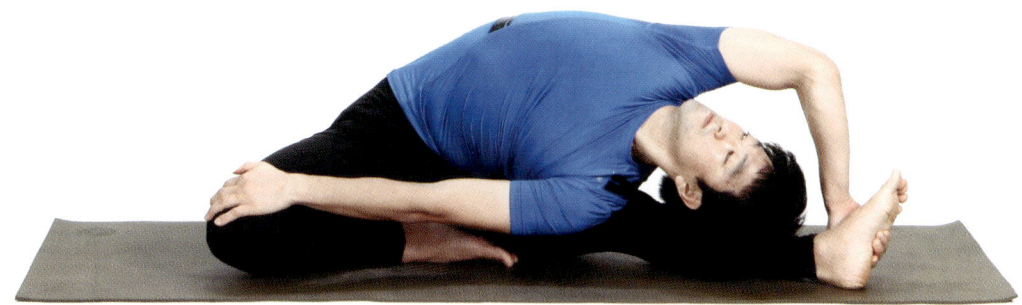

2 오른쪽 다리를 굽혀서 발뒤꿈치를 회음부에 밀착시키고, 왼쪽 다리는 옆으로 뻗는다. 숨을 마시며 척추를 길게 늘여주고, 내쉬며 몸을 왼쪽으로 굽힌다. 오른손으로 왼발을 잡고 왼손은 오른 무릎을 잡는다. 머리를 다리 뒤로 넘기고 얼굴은 위를 향한다.

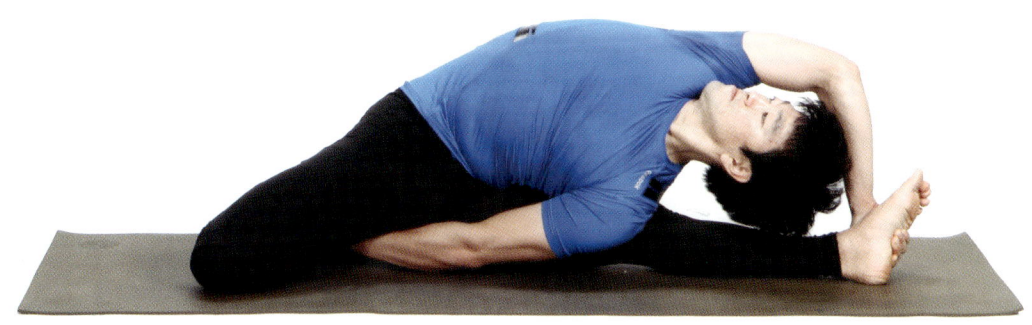

3 오른발 뒤꿈치 위에 앉고, 왼쪽 다리는 무릎과 발이 일직선이 되게 옆으로 뻗는다. 숨을 마시며 척추를 길게 늘여주고, 내쉬며 몸을 왼쪽으로 굽힌다. 오른손으로 왼발을 잡고 왼손은 굽힌 오른다리 사이에 넣고, 어깨를 바깥쪽으로 움직여 가슴을 확장시킨다.

골반 올려주기

우르드바 다누라사나 (Urdhva Dhanurasana)
- 숨을 내쉬며 등을 바닥에 대고 눕는다.
- 블록을 세워 고관절을 받쳐주고, 손은 뻗어 바닥에 내려놓고 손가락을 깍지 끼운다.

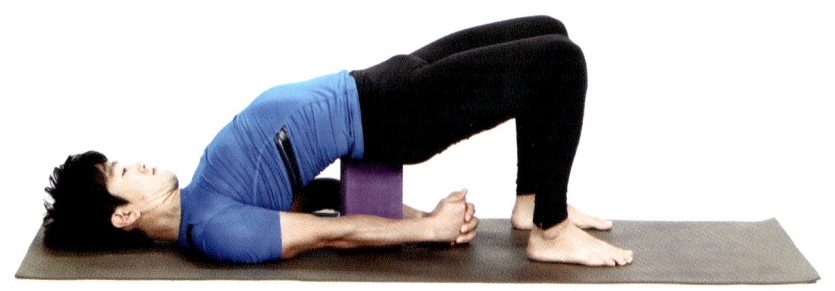

1 무릎을 구부리고 양 발을 어깨 너비로 벌린 후 골반 정중앙에 놓는다.

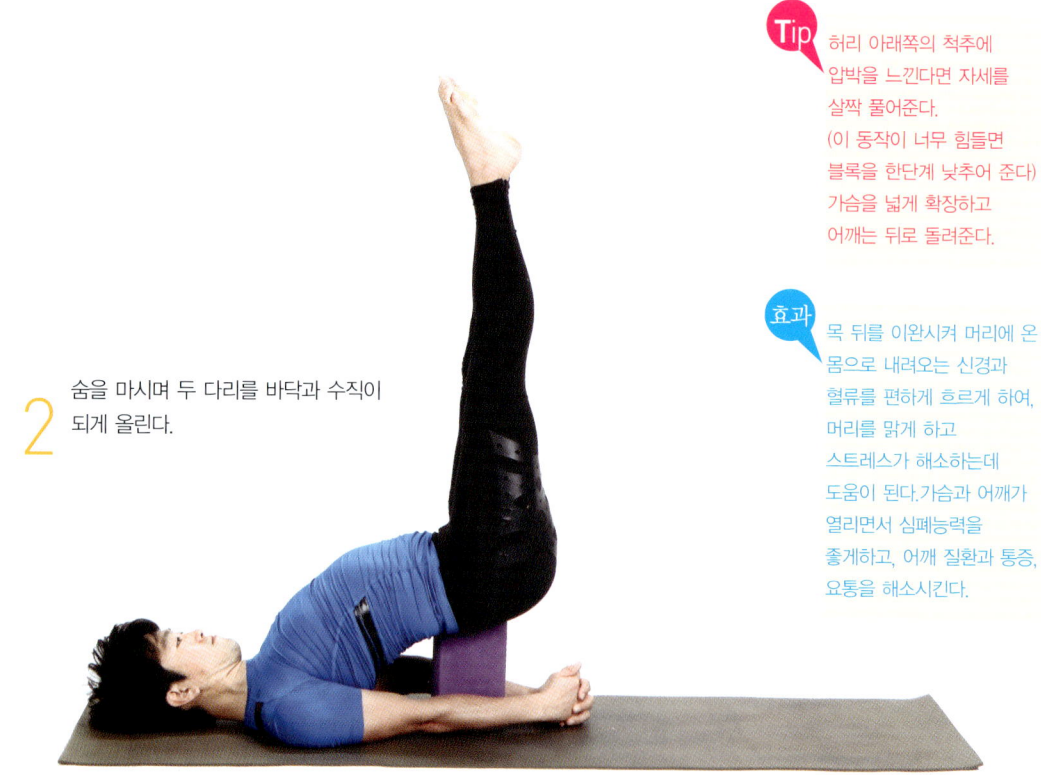

2 숨을 마시며 두 다리를 바닥과 수직이 되게 올린다.

Tip 허리 아래쪽의 척추에 압박을 느낀다면 자세를 살짝 풀어준다.
(이 동작이 너무 힘들면 블록을 한단계 낮추어 준다)
가슴을 넓게 확장하고 어깨는 뒤로 돌려준다.

효과 목 뒤를 이완시켜 머리에 온 몸으로 내려오는 신경과 혈류를 편하게 흐르게 하여, 머리를 맑게 하고 스트레스가 해소하는데 도움이 된다. 가슴과 어깨가 열리면서 심폐능력을 좋게하고, 어깨 질환과 통증, 요통을 해소시킨다.

- 무릎을 펴고 숨을 내쉬면서 두 다리를 천천히 내린다.

사라바사나

Sarabhasana

34

- 다리를 모아 펴서 배를 바닥에 대고 누워, 턱을 바닥에 내려놓는다.
- 두 손을 꽉 잡고 팔을 뻗어 팔꿈치가 서로 닿을 때까지 치골 안쪽으로 넣어준다.
- 숨을 마신후 절반만 내쉰 다음 멈춘 후 두 다리를 모아 최대한 들어올린다.
- 숨을 내쉬며 체중을 다리 뒤로부터 팔로 옮기면서 천천히 자세를 푼다.
- 엉덩이를 수축시키고 손바닥과 팔고 바닥을 내려 누른다.

 Tip 다리를 위로 올리기보다 척추와 다리를 늘려 몸을 앞으로 내밀도록 노력한다. 두 팔로 두 다리를 밀어내고 척추 상부와 목에서 몸을 구부린다. 무릎이 구부러지거나 허벅지 윗부분이 바닥에 닿지 않도록 한다.

 효과 척추 전체를 펴주어 척추의 탄성력을 증가시켜준다. 신장을 자극하여 정력을 보강하고 정신적으로 강한 인내력과 자신감을 준다. 갑상선, 부신호르몬, 전립선, 생식선을 강화하여 관련된 질병을 예방한다.

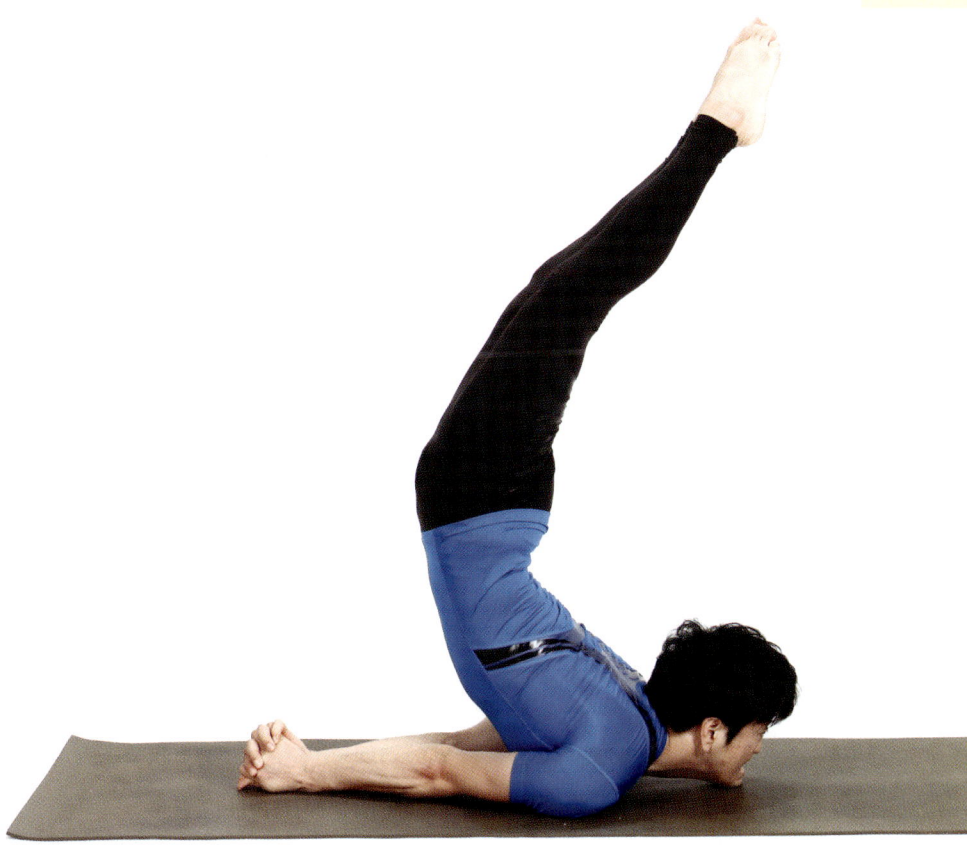

파르스바 다누라사나

– 두 다리를 모아 배를 바닥에 대고 눕는다.

1. 양 손을 수평으로 뻗어 손바닥을 바닥에 내려놓는다. 왼쪽 발가락을 살려 바닥에 고정시키고 숨을 마시며 오른 다리를 위로 높게 끌어올리고 내쉬며 다리를 뒤로 넘겨 왼 손등 뒤에 오른 발끝이 닿을 듯 내린다.

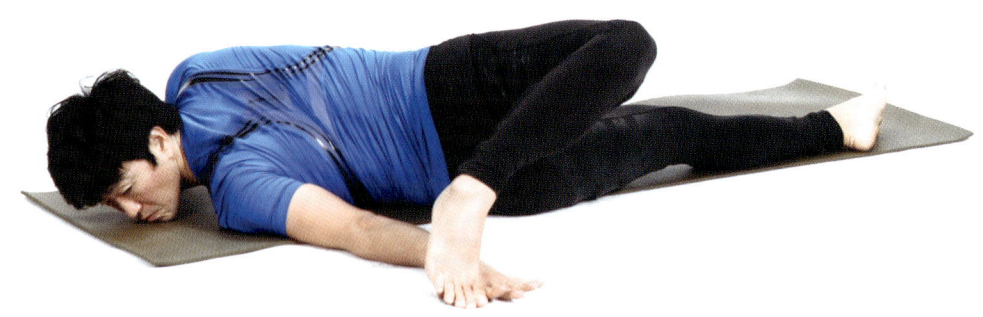

2. ### 에카 파다 파르스바 다누라사나
   (Eka Pada Parsva Dhanursana)

   왼 손을 왼쪽으로 뻗어 손바닥을 바닥에 내려놓고, 오른 무릎을 구부려 오른손으로 오른 발목을 잡는다. 왼쪽 발가락을 살려 바닥에 고정시키고 숨을 마시며 오른 다리를 위로 높게 끌어올린다. 숨을 내쉬며 오른 다리를 뒤로 넘겨 왼 손등 위에 오른 발끝이 닿을 듯 내린다.

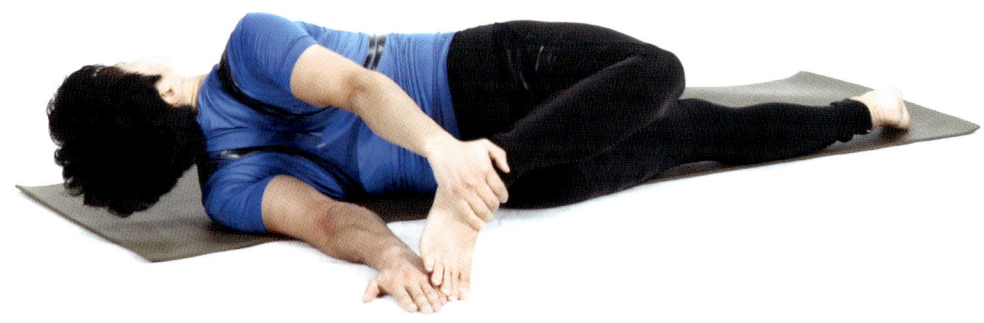

35

Parsva Dhanurasana

Tip 목에 피로를 느낀다면 머리를 바닥에 내려 놓는다. 반작용 힘을 이용함으로써 가슴을 열어 줄 수 있고, 허리 아랫부분에 통증을 느낀다면 조금 느슨하게 힘을 준다.

효과 가슴을 확장 시키고 굽은 등을 펴주어 심폐능력을 좋게한다. 어깨관련 질환에 도움이 되고, 복부를 늘려 소화력을 높여준다. 자신감과 의지력을 높이는데 도움을 준다.

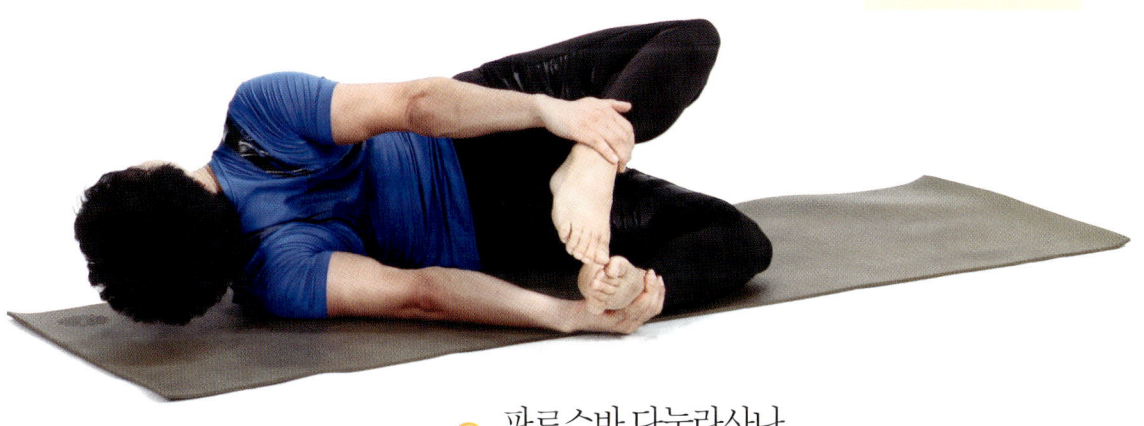

3 파르스바 다누라사나 (Parsva Dhanurasana)

무릎을 구부리고 발목을 잡은 상태에서 오른쪽 어깨쪽으로 구른다. 무릎은 서로 떨어지게 하고 발만 서로 닿게 한 후, 발목을 손에 저항해 밀어준다. 팔은 당기고 가슴은 완전히 열어준다. 가슴을 완전히 확장시키면서 활처럼 등을 아치모양으로 구부린다.

- 자연스런 호흡으로 유지한 후 숨을 마시며 다리를 위로 끌어 올렸다가 처음 자세로 돌아온다.
- 반대반향도 동일하게 실시한다.

시르사사나

효과 균형능력과 의지력, 집중력을 향상시킨다. 체액이 상체와 얼굴로 이동하면서 복부와 허벅지, 종아리에 쌓여있던 울혈이 해소되어 가늘어진다. 소화액과 호르몬의 분비를 좋게 해준다. 얼굴 각 기관의 순환이 원활해진다. 척추의 마디들이 펴지면서 척추를 강화시키고, 척추질환을 해소시킨다.

1 머리서기 자세를 취한다.

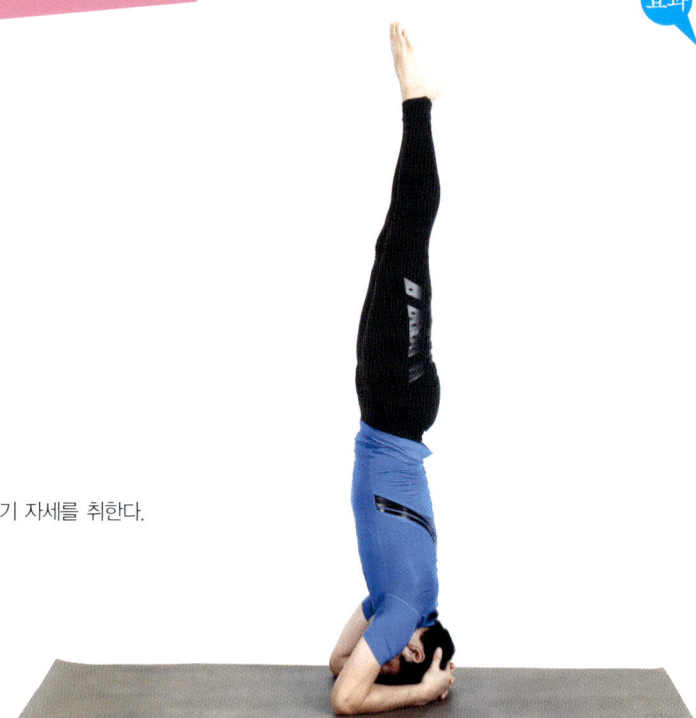

2 왼쪽 무릎을 약간 구부린 후, 오른쪽 다리를 왼쪽 다리 위로 올려 왼다리의 종아리를 한 번 더 감싼다.

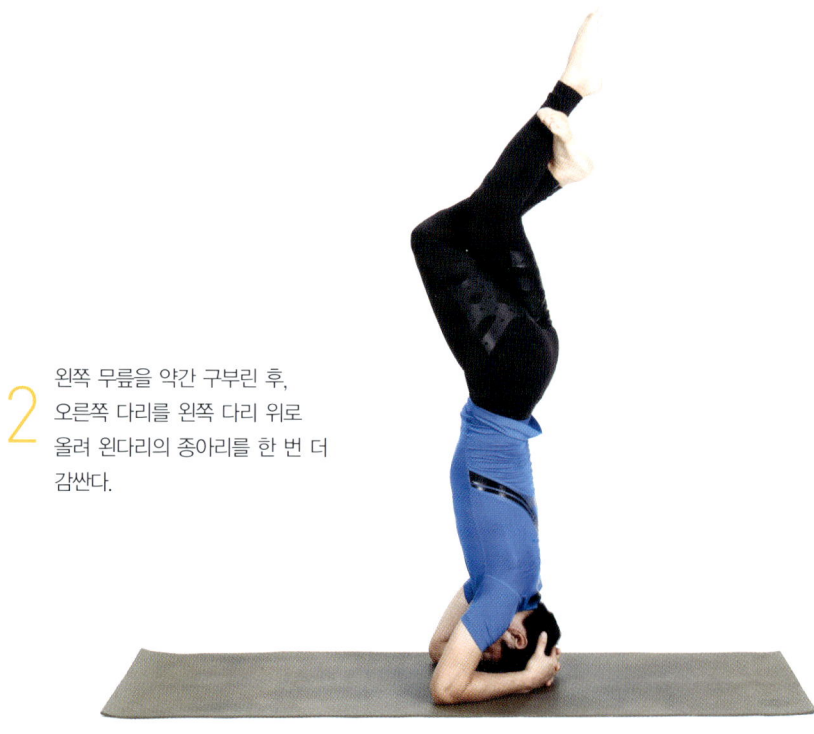

Sirsasana

36

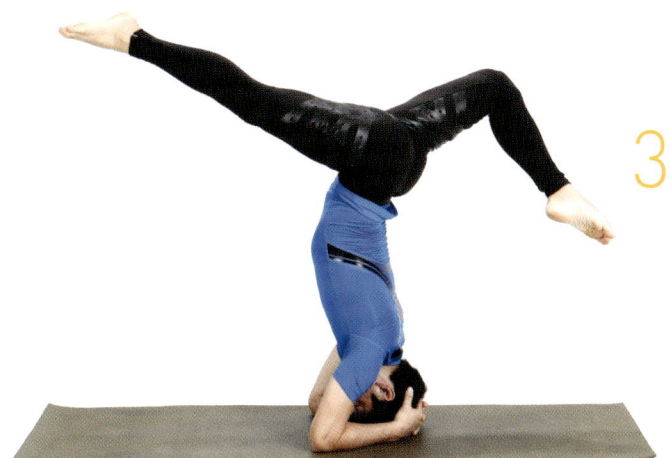

3 다리를 벌려 오른쪽 다리를 앞으로 쭉 펴고 왼쪽 다리는 무릎을 살짝 굽혀 뒤로 보낸다.

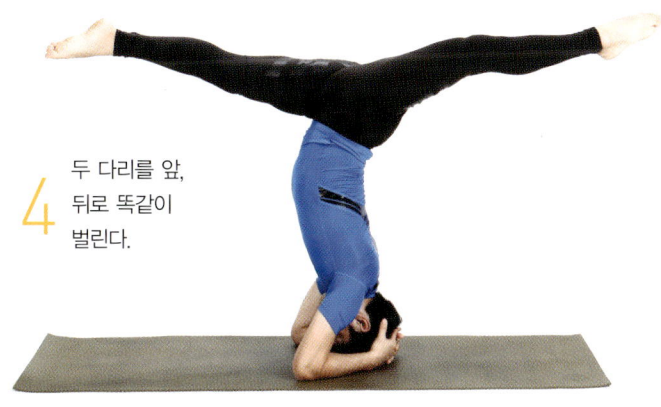

4 두 다리를 앞, 뒤로 똑같이 벌린다.

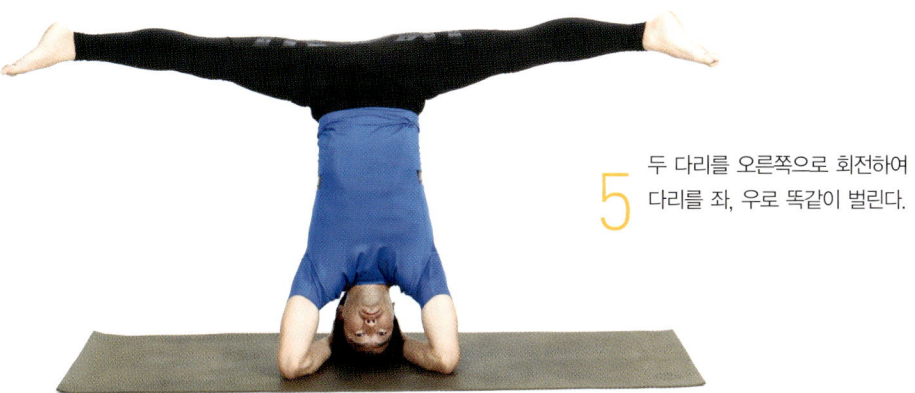

5 두 다리를 오른쪽으로 회전하여 다리를 좌, 우로 똑같이 벌린다.

- 자세를 유지하며 호흡을 깊게 한다.
- 숨을 마시며 천천히 다리를 내려 처음 자세로 돌아온다.
- 반대방향도 동일하게 실시한다. 양쪽에서 같은 시간 동안 이를 행한다.

사르방가사나

– 어깨서기 자세에서 양 발을 위를 향해 들어 올린다.

1. 어깨로 지탱하면서 오른팔을 등 뒤로 뻗어 손바닥으로 바닥을 짚고 왼팔도 똑같이 뒤로한다.

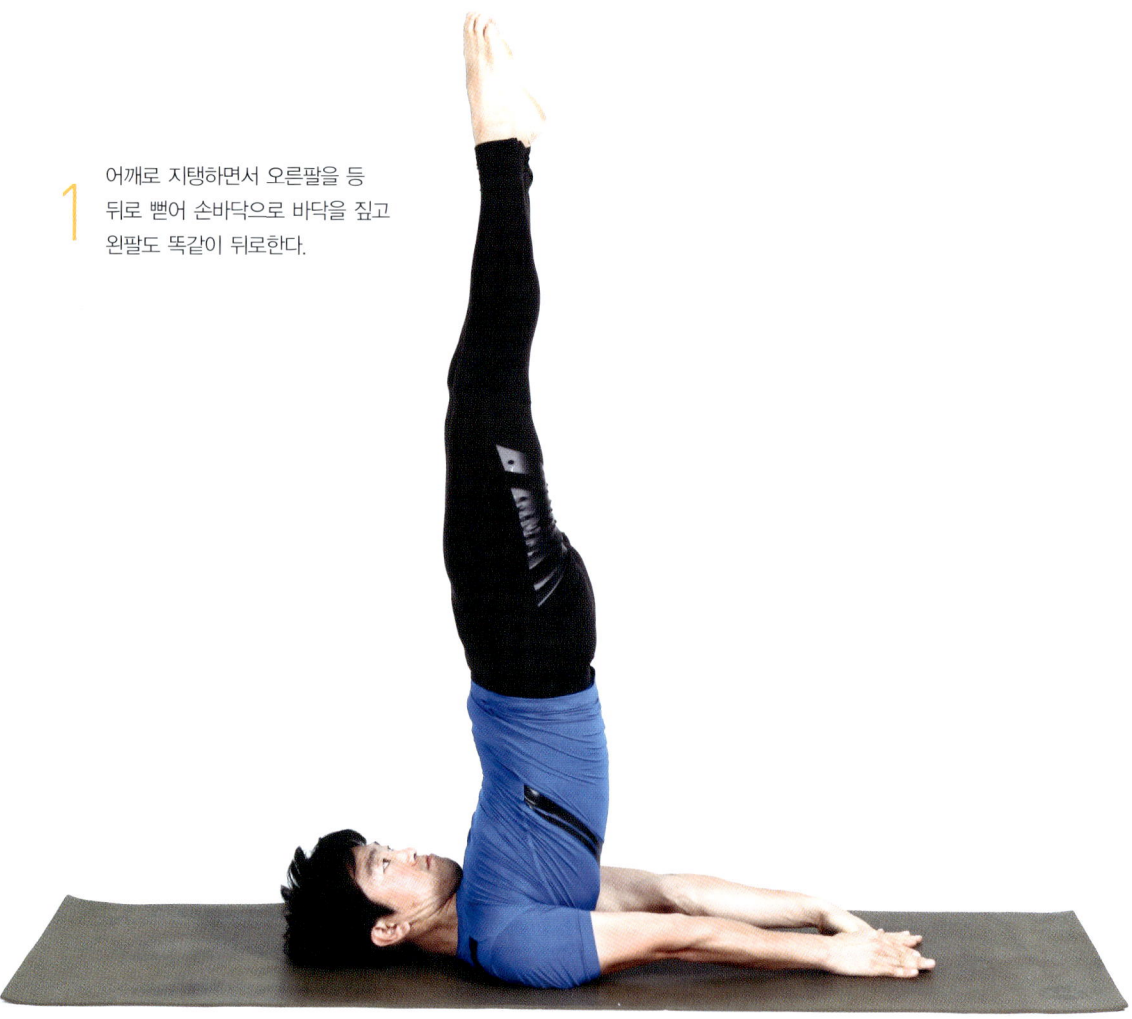

Sarvangasana

37

2 우르드바 파드마사나(Urdhva Padmasana)
숨을 내쉬며 양 다리로 연꽃 자세를 만든다.
양 손은 무릎 위에 놓고 팔을 곧게 펴준다.

Tip 호흡이 자연스럽지 않거나 목에 통증을 느낀다면 이 아사나에서 빠져 나온다. '2'에서 양 팔을 기둥처럼 위로 뻗어주고 무릎을 손 쪽으로 눌러주면 등이 많이 들어 올려진다.

효과 프라나를 목과 척추에 집중시켜 주며, 등 아랫부분에 많은 영향을 준다. 척추의 한쪽은 자동적으로 다른 쪽에도 영향을 준다.

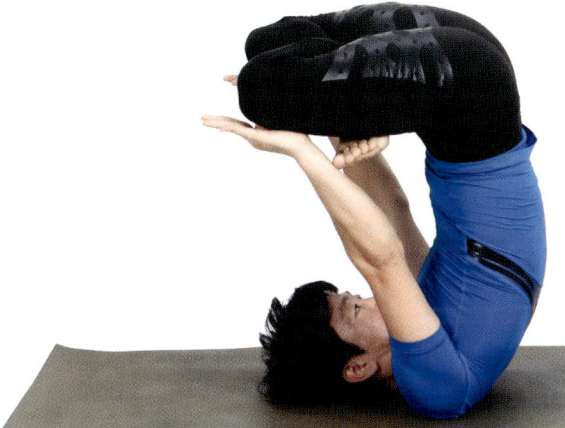

3 핀다사나(Pindasana) 숨을 내쉬면서 양 다리로 연꽃 자세를 만들어 가슴쪽으로 낮춘다. 팔을 허벅지 밖으로 둘러서 다리 뒤쪽에서 양 손을 잡아준다.

— 자세를 유지하며 호흡을 깊게 한다.

할라사나

- 어깨서기 자세에서 양 발을 위를 향해 들어 올린다.

1. 할라사나(Halasana) 양 손으로 허리를 받치고, 다리를 머리 뒤로 넘긴다. 만약 발이 닿지 않으면 좀 더 깊은 숨을 쉰다. 발이 머리 뒤쪽 바닥으로 가능한 멀리 가도록 한다. 발가락은 안으로 향하게 하고 몸통을 밀어 올리면서 엉덩이는 뒤로 민다. 두 손을 깍지 끼운 다음 등 뒤로 뻗는다. 호흡은 천천히 깊게 한다.

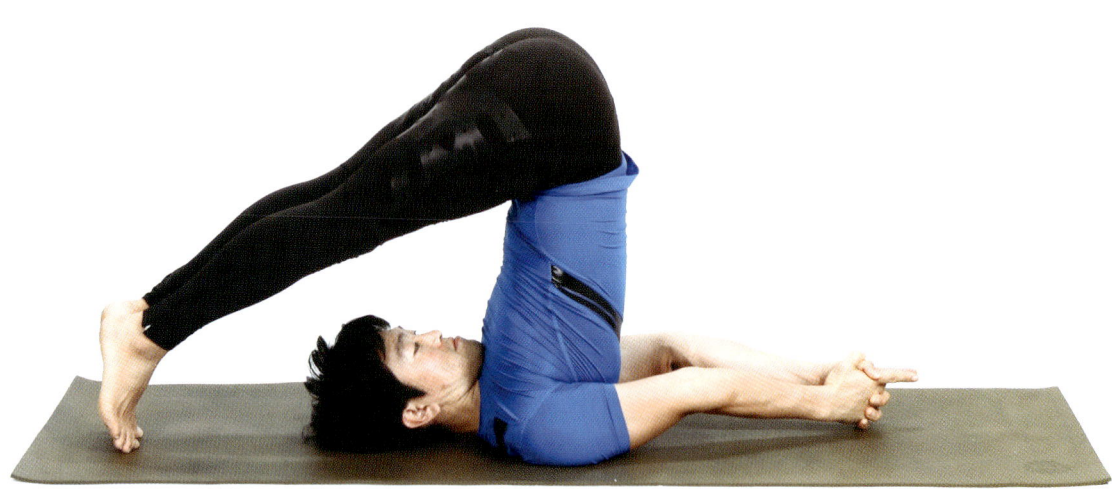

Halasana

38

> **Tip** 동작에서 두 손을 깍지 끼운 다음 집게손가락을 펴준다. 척추를 길게 늘여줄수록 호흡의 흐름이 보다 자유롭다.
> 호흡이 자연스럽지 않거나 목에 통증을 느낀다면 이 아사나에서 빠져 나온다. 무릎을 바닥 쪽으로 가져올 때는 주의해서 진행하고, 무릎을 낮추려고 무리하지 않는다.

> **효과** 척추와 목을 유연하게 해주고 복부에 강한 압박을 주어 내장기관을 마사지 해준다. 등과 어깨, 팔 근육을 강화시켜준다.

2 카르나피다사나(Karnapidasana) 숨을 내쉬면서 다리를 구부리고 무릎을 귀 옆에 댄다. 두 손을 깍지 끼워 등 뒤로 뻗는다.

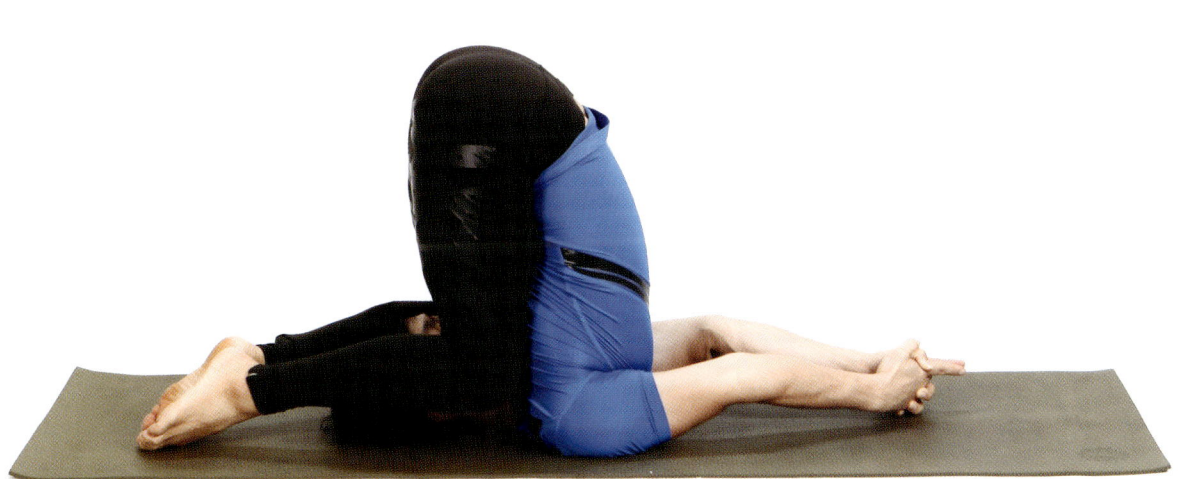

- 자세를 유지하며 호흡을 깊게 한다.

마츠야사나

– 두 다리를 모으고 바닥에 눕는다.

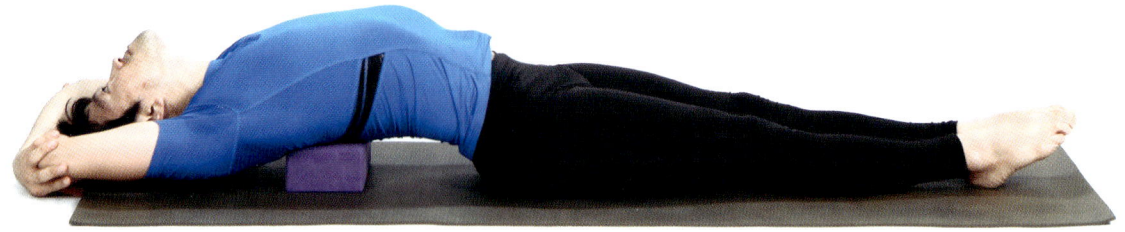

1. 블록을 등 뒤(견갑골 아래)에 가로로 낮게 놓고 양손으로 반대쪽 팔꿈치를 잡고 팔꿈치를 머리 위쪽으로 넘겨 바닥으로 눌러준다.

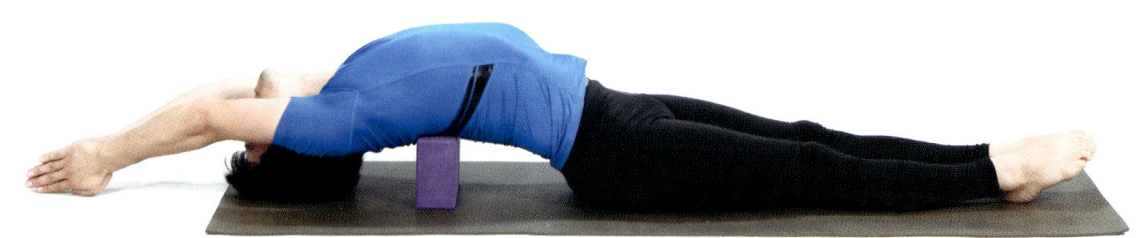

2. 블록을 등 뒤(견갑골 아래)에 세로로 높게 놓고 양손은 합장하여 머리 위쪽으로 뻗어준다. 이때, 머리의 정수리를 바닥에 닿게 하고, 시선은 손끝을 바라본다.

Matsyasana

> **Tip** '3'에서 손바닥은 바닥에 대고 팔꿈치를 가능한 가까이 모아 엉덩이 아래로 가져간다. 다리를 모은 후 발끝을 펴고, 가슴과 배는 최대한 들어올린다.

> **효과** 가슴을 운동시켜 목과 등의 신경조직을 마사지하고 갑상선에 자극을 주어 기능을 최대한 강화시켜준다. 깊은 호흡으로 흉부(가슴)를 팽창시켜 폐활량을 증가시켜 준다. 감기 예방에 탁월한 효과가 있다.

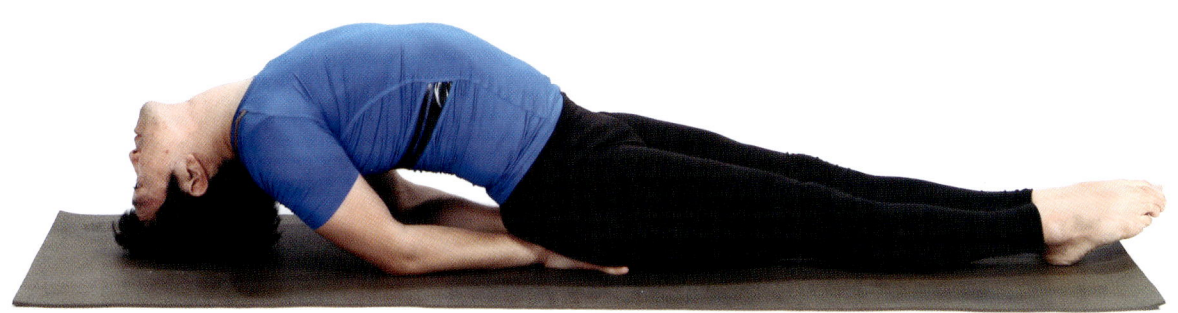

3 손바닥을 바닥에 대고 양손을 엉덩이 아래로 끼워 넣는다. 팔꿈치를 내리누르면서 숨을 마시고 등을 굽혀 아치형을 만든다. 머리의 정수리를 바닥에 닿게 하고 숨을 내쉰다. 호흡은 천천히 깊게 하며 두 다리와 몸의 긴장을 푼다.

- 자세를 풀 때는 머리를 천천히 들어 바닥으로 내려놓고, 팔을 풀어준다.

숩타 파당구쉬타사나

– 숨을 내쉬며 등을 바닥에 대고 눕는다.

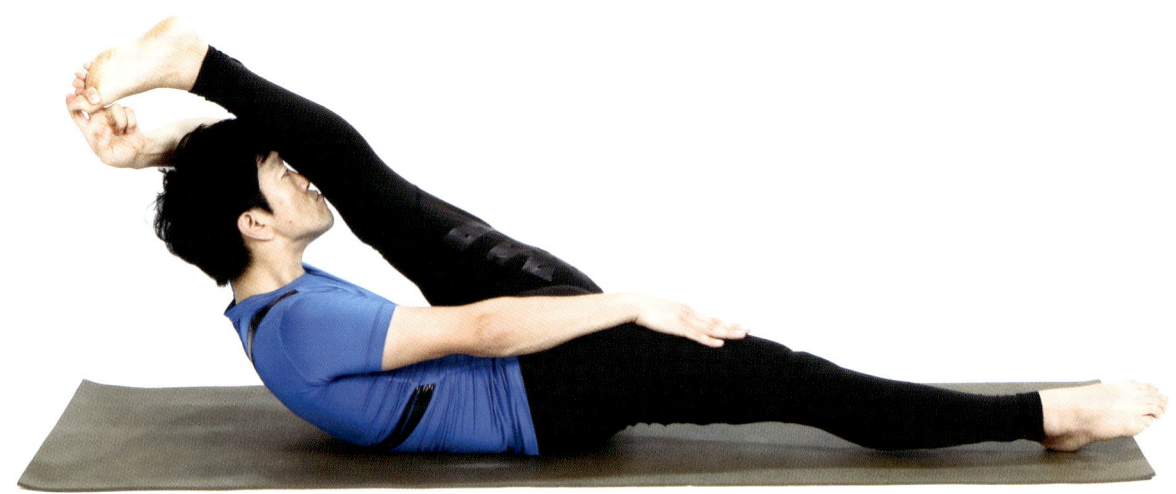

1. 숨을 마시며 왼쪽 다리를 수직으로 들어 올려 두 손가락으로 엄지 발가락을 잡는다. 이때, 양다리는 모두 곧게 편 상태를 유지한다. 오른손을 오른쪽 무릎에 올려 놓는다. 숨을 내쉬며 가슴을 머리를 다리 쪽으로 들어 올려 얼굴을 정강이에 닿게 한다. 숨을 마시며 머리와 어깨를 바닥 쪽으로 낮춘다.

Supta Padangusthasana 40

> **Tip** 가슴을 들어 올리고 머리를 바닥에서 떨어지게 하는 이유는 복부 근육에 집중하여 반다를 잠그기 위해서이다. 잘 안 되는 방향, 불편하게 느껴지는 방향을 더 많이 연습해야 몸의 균형을 되찾을 수 있다.

> **효과** '2'에서는 다리를 뻗어 엉덩이 관절의 유연성을 기른다. 이때 어깨는 반드시 바닥에 대고 무릎은 곧게 펴고 최소한 3회씩 반복하도록 한다. 척추를 비틀어 신경소통을 원활하게 하고 마음을 안정되게 한다. 방광경을 자극해서 노폐물 배출을 원활하게 한다. 골반을 유연하게 하고 고관절의 경직을 풀어주어 엉덩이 군살제거와 처진 엉덩이를 탄력 있게 한다.

2 숨을 내쉬며 바르게 누워 양팔을 수평으로 뻗는다. 숨을 마시면서 왼쪽다리를 수직으로 들어올려 왼발의 바깥을 오른손으로 잡는다. 내쉬며 왼 다리를 반대방향으로 넘긴다. 시선은 다리와 반대방향을 바라본다.

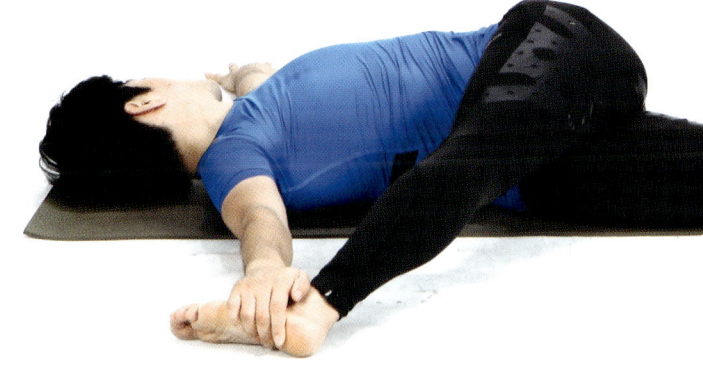

- 자세를 유지하며 호흡을 깊게 한다.
- 숨을 마시며 천천히 다리를 내려 처음 자세로 돌아온다.
- 반대쪽도 동일한 방법으로 실시한다.

마무리 운동

- 숨을 내쉬며 등을 바닥에 대고 눕는다.

1. 숨을 마시며 무릎을 접어 양 손으로 양쪽 발 바깥을 잡아준다. 숨을 내쉬며 무릎을 벌려 무릎을 바닥쪽으로 당겨준다.

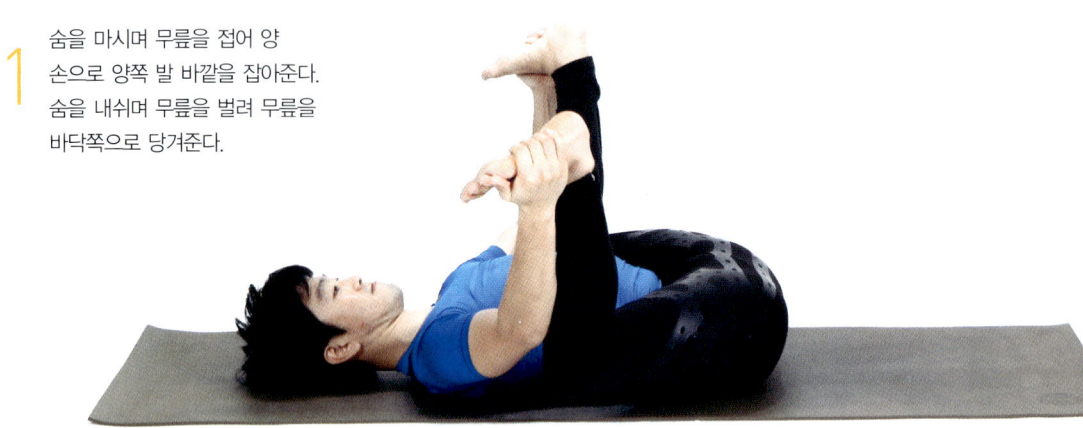

2. 숨을 마시며 오른쪽 다리를 가능한 수직으로 만든 다음 숨을 내쉬면서 천천히 내린다.

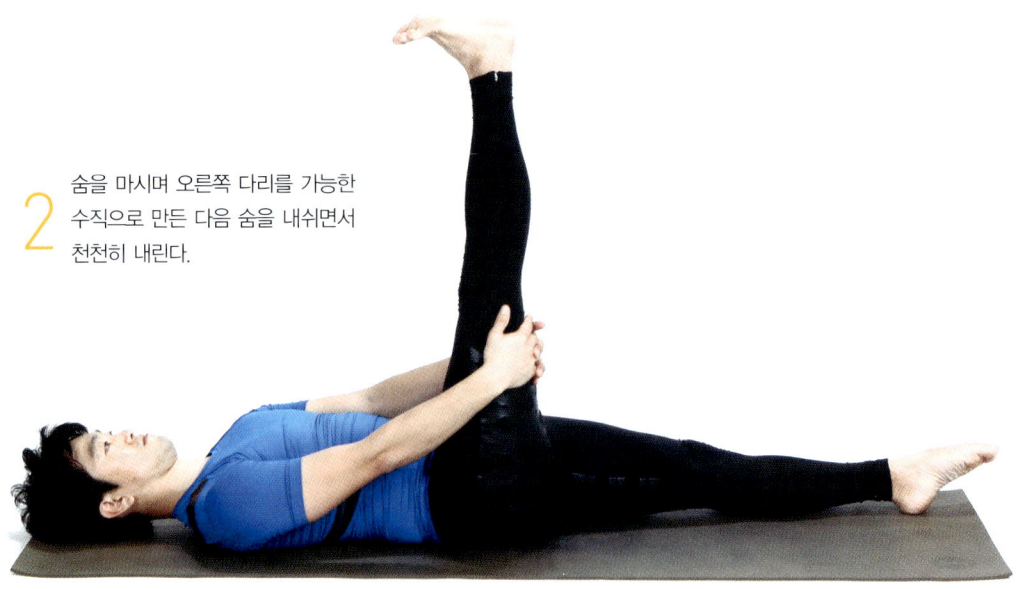

Tip 어깨와 목을 이완시킨 상태에서 시작한다. 척추에 무리가 가지 않도록 다리를 내릴 때 등 아래가 바닥에 닿고 있어야 한다.

효과 복부와 등아래의 근육을 단련시키며, 허리와 허벅지를 강화시켜준다. 소화기관을 문질러 주어 위와 장의 가스를 제거해 준다.

3 바타야나사나(Vatayanasana) 숨을 내쉬며 오른쪽 무릎을 굽혀 양손으로 감싼 후, 가슴 쪽으로 당긴다. 숨을 마시며 다리를 내리고 팔을 풀어준다.

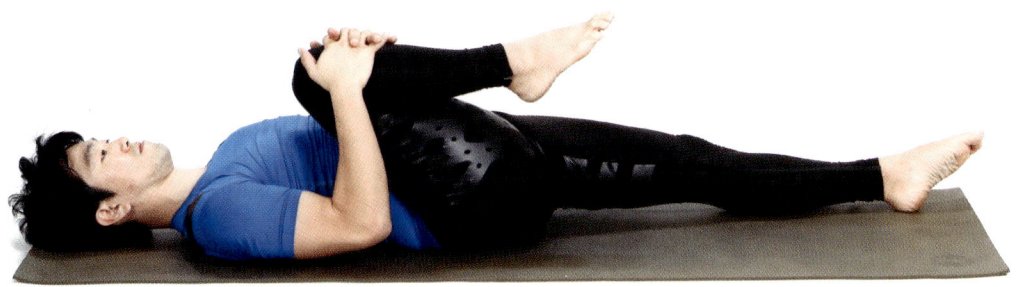

4 숨을 마시며 두 무릎을 양팔로 감싼 후, 내쉬며 가슴으로 당긴다.

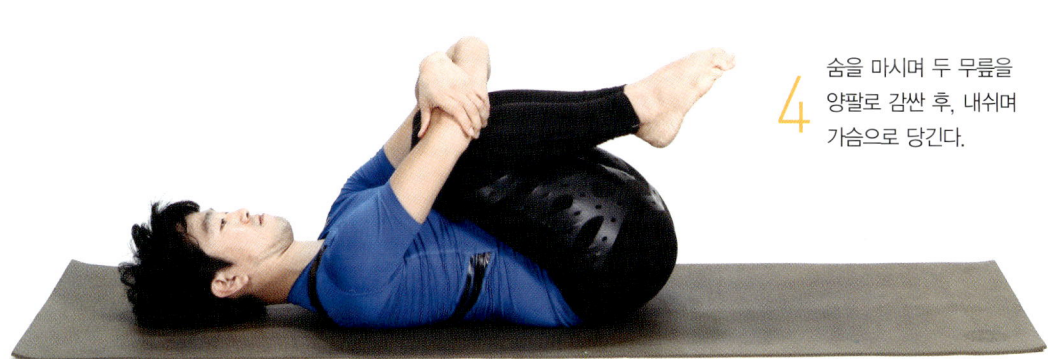

- 자세를 유지하며 호흡을 깊게 한다.
- 숨을 마시며 천천히 다리를 내려 처음 자세로 돌아온다.
- 반대쪽도 동일한 방법으로 실시한다.

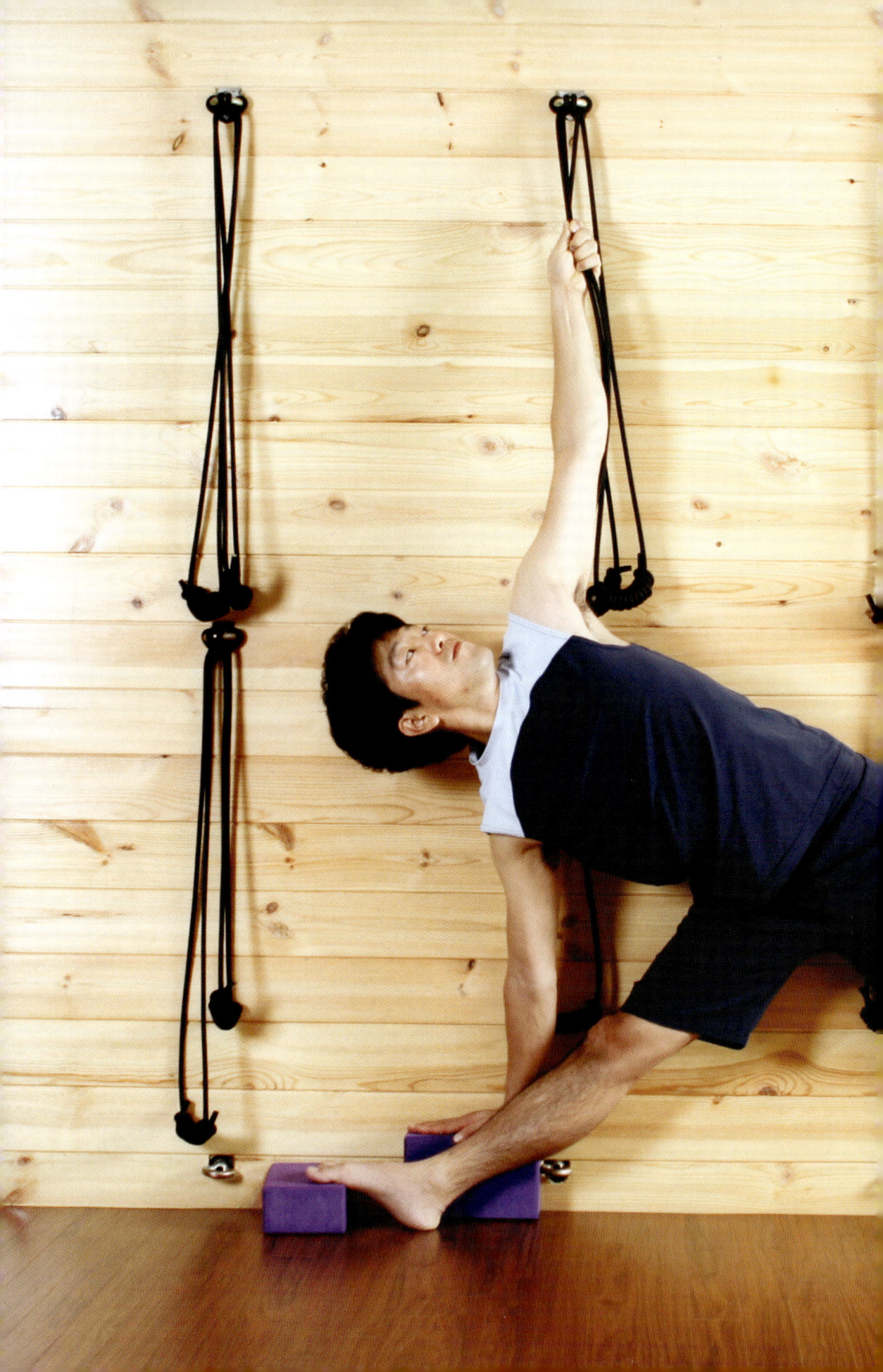

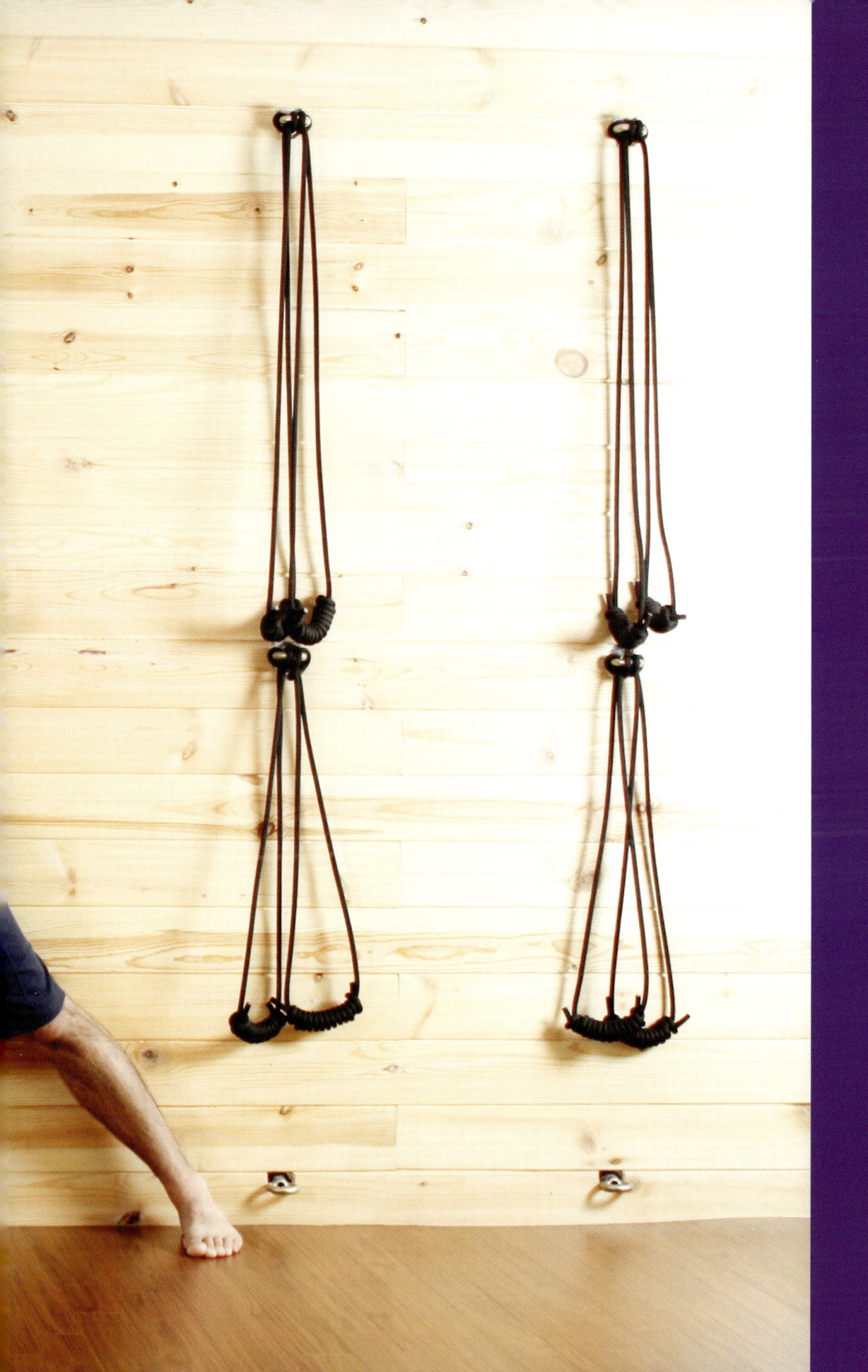

야마, 니야마

● 옴
OM

옴은 절대적인 의식을 상징하는 신성환 음절로 모든 만트라 중에서 가장 위대한 만트라이다. 옴에는 모든 만트라가 포함되어 있으며, 모든 만트라는 옴으로 시작한다. 옴은 태고의 떨림이며, 우주는 옴에서 시작되어 옴에서 휴식을 취하고 옴으로 사라진다. 옴은 '아움(AUM)'이라고 쓰여지기도 하는데, 이 아움이라는 말은 세 개의 소리로 이루어져 있다. A는 소리를 내는 기관에서 나오는 첫 번째 소리이고, M은 마지막 소리이다. 이 둘 사이에 U가 있다. 따라서 옴을 이루는 이 세 가지 소리는 모든 소리를 포함하며 과거, 현재, 미래의 세 시기를 모두 포함하고 의식의 세 가지 상태도 모두 포함한다. 'A'는 깨어있는 상태이고 'U'는 꿈을 꾸는 상태이며, 'M'은 숙면 상태이다. 산스크리트어에 속하는 알파벳의 모든 문자는 옴에서 시작되는 것이다. 모든 언어와 단어가 이 옴이라고 하는 진언에서 출발하는 것이며 우주 자체에서 생성되는 에너지의 파장 또한 이 진언에서 출발하는 것이다.

● 요가에서의 사회적·개인적 행동 규범
- 야마, 니야마

요가에서는 사회적 행동 규범을 '야마(Yamas)', 개인적 행동 규범을 '니야마(Niyamas)'라고 부른다. 이 두 가지 규범은 라자 요가의 기본적인 두 가지 단계이며 동시에 명상의 상부 구조의 기본이 되는 숭고한 삶의 자세이다. 야마와 니야마는 욕망, 갈망, 부정적인 생각이 사라지도록 하고 성격으로 인한 난폭한 행동, 폭력, 잔혹성 등을 없앤다. 이 규범을 따르면 마음이 부드러워져 사랑, 친절함, 선으로 가득 차게 된다.

① 야마(사람들이 Yamas) : 사회적 행동 규범

야마는 마음이 깨끗해지고 외부 세계와 올바른 관계를 형성할 수 있다.

● 아힘사(Ahimsa ; 비폭력)

'생명체를 해치지 않는다'는 뜻으로 생각이나 말, 행동을 통해 생명체에 위해가 되는 행동을 해서는 안 된다. 단지 상처를 주거나 폭력을 행사하지 않는다는 뜻 외에도 어떤 방식으로든 해를 가해서는 안 되며 적극적으로 사랑을 실천해야 한다는 것을 의미한다.

용서와 자비를 포함해 다른 것으로부터 보호도 해당되는데, 특히 약자를 보호하기 위해 노력해야 한다. 연민, 자선의 행동, 친절, 마음을 정화하고 부드럽게 하는 일을 모두 포함한다.

폭력은 어떤 형태이든 지혜의 적(敵)이다. 폭력의 결과는 고통과 아픔뿐이다. 폭력은 사람을 갈라놓고 분열시킨다. 한 마디의 거친 말은 오랜 기간동안 사랑으로 함께 했던 사람들을 갈라놓는다. 다른 사람에 대한 폭력은 정신 불안의 가장 주된 원인이 된다. 폭력에 대한 생각이 마음 속에 생겨나면 마음이 왜곡되어 더 많은 해를 가하게 만든다. 최선을 다해 살아있는 모든 생물체를 보호해야 한다.

● 사트야(Satya ; 진리)

참된 도리를 지켜 나가면 마음이 평화롭고, 맑아지며 진리를 볼 수 있게 된다. 뿐만 아니라, 진리라는 것은 모든 존재의 근원이다. 진리는 자제, 이기심을 버리는 마음, 용서, 용기, 인내, 참을성, 친절함, 사랑을 포함한다. 진리를 얻으면 걱정으로부터 해방된다. 생각이 말과 일치해야 하며, 말은 행동과 일치해야 한다.

진리가 아닌 것들은 긴장, 걱정, 불안을 초래하고, 언젠가는 모두 들통이 날지도 모른다는 두려움을 만든다. 한 번의 거짓말은 또 다른 거짓말로 이어지고 결국 끝없이 거짓말을 하게 되어, 더 이상 죄의식을 느끼지 않게 되고 무의식까지도 오염된다.

● 브라흐마차리야(Brahmacharya ; 감각의 통제)

브라흐마차리야는 모든 감각을 제어한다는 뜻으로 금욕(禁慾)과 혼동하는 경우가 있다. 그러나 이 뜻은 '감각을 억누른다'는 뜻이 아니라, '감각을 제어하고 모든 에너지를 깊은 명상에 쏟아 붓는다'는 뜻이다.

숨을 쉬는 것 다음으로 가장 강한 충동이 성적인 충동이다. 성적인 욕구는 아주 강렬하기 때문에 간혹 그 힘이 모든 지혜와 논리를 능가하기도 한다. 이 삶의 에너지, 혹은 우주의 에너지는 모든 삶의 단계에서 성적인 에너지로 표출된다. 성적인 에너지를 적절하게 활용하면 체내, 특히 두뇌에 축적되는 미묘하고 숭고한 에너지인 오자스(Ojas)*로 바뀐다.

오자스는 아주 중요한 창조적인 에너지이며 사람의 몸 속에 있는 이 에너지는 성적인 욕망을 숭고한 것으로 바꾸어 준다. 이 에너지는 성경험을 통해 분산되고 사라지지만, 브라흐마차리야를 수행하면 보존된다. 오자스가 많은 사람은 다른 사람을 끌어들이는 능력이 있고, 얼굴에 윤기가 나며, 목소리가 좋고, 생명력이 넘치며 건강하고 집중력이 뛰어나다. 그러나 균형이 깨지면 욕심, 정념이 생기고, 수다스러워지며, 잠을 많이 자게 되고, 피곤해하고, 쉽게 화를 내고 집중력이 사라진다.

요가에서는 쾌락을 추구하지 않는 큰 뜻을 품은 사람들을 '스와미(Swamis)' 혹은 '사니아신(Sannyasins)'이라고 부른다. 그러나 성적인 본능은 아주 강력하기 때문에 항상 금욕이 도움이 되는 것은 아니다. 나이, 상황, 정신적인 삶에 대한 헌신정도를 고려하여 상식 선에서 금욕을 행하는 것이 좋다. 브라마차리야에서는 반드시 완전한 금욕을 실시해야 한다고 명시하지 않는다.

성적인 에너지를 정신적인 에너지로 전환하기 위해 금욕을 한다는 점을 이해해야 한다. 과도한 성생활은 피하고 규칙적인 성관계 특히 이타적인 봉사, 종교적인 노래, 기도, 명상 등을 통해 즐거움을 찾도록 노력하면 도움이 된다.

● 아스테야(Asteya ; 도둑질을 하지 않음)

도둑질은 남의 물건을 훔치는 것뿐만 아니라, 다른 사람의 업적을 가로채는 것도 도둑질에 포함된다. 다른 사람이 가진 것을 갖고자 하는 욕망은 마음의 평화를 앗

오자스(Ojas)

오자스(Ojas)는 생명력을 만들어내는 신비한 에너지이다. 사람의 모든 세포에 존재하는 신체 면역의 근원으로 모든 신체 조직이 자연적으로 외부 물질에 저항할 수 있도록 힘을 준다. 또한 모든 세포에 생명력을 불어넣고 노화, 부패, 질병 등과 싸운다. 오자스가 강한 사람은 거의 질병을 앓지 않으며, 연민이 많고 창조적이며, 남을 사랑할 줄 알며 평화로운 성격을 갖고 있다.

• 오자스를 증가시키기 위한 **방법** : 밤새 아몬드 10알을 물 속에 담가 놓는다 아침이 되면 아몬드의 껍질을 벗겨서 따뜻한 우유 한 컵과 함께 아몬드를 분쇄기에 넣어 간다. 생강 가루와 신선한 후추와 꿀 한 티스푼을 넣은 후 다시 몇 분 동안 갈아서 마신다.

아간다.

아스테야는 욕심을 버리고 낭비하려는 욕망을 이겨내는 것을 뜻한다. 어떤 것이든 다른 사람의 것을 훔치는 것은 욕심에서 비롯되는 것이다.

● 아파리그라하(Aparigraha ; 무소유)

아파리그라하는 물질을 소유하고자 하는 욕심을 극복하는 것을 의미한다. 아파리그라하는 도둑질을 하지 않는다는 의미가 아스테야와 비슷하지만 미묘한 차이가 있다.

도둑질은 삶에 대한 잘못된 이해의 결과가 행동으로 나타나는 것이다. 그러나 소유라는 것은 욕심의 근원적인 이유이다. 소유라는 것은 욕심의 근원적인 이유이다. 소유는 다른 사람으로부터 이해와 인정을 받고 싶어함과 동시에 다른 사람의 자산을 갖고 싶어하고, 보상을 받고 싶어하는 욕망이다.

무소유는 두려움과 집착을 없애고, 만족감을 가져다 주며, 마음을 명쾌하게 만들어주고 삶의 목적을 일깨워준다. 자비로운 마음을 실천하고, 많은 것을 나누어주고, 이기적인 마음을 버리고 살아가야 한다.

② 니야마(Niyamas) : 개인적 행동 규범

니야마는 습관을 제어하고 의지를 강화시켜, 마음이 명상을 하기에 알맞은 상태가 될 수 있도록 만들어준다.

● 사우차(청결한 신체와 환경)

사우차는 주변을 깨끗하게 하고, 주기적인 목욕과 운동을 하고, 정갈한 음식을 먹고 깨끗한 옷을 입어 자신의 몸을 돌보는 등 자신의 신체를 깨끗하게 하는 것으로부터 시작한다. 정신적으로 고결한 상태를 유지하려면 이타적인 마음으로 봉사를 하고, 부정적인 감정과 생각을 버리고, 훌륭한 자질을 키우고, 만트라를 반복하며,* 숭고한 마음을 가진 사람들과 어울려야 한다.

> 산스크리트어로
> '사트상(Satsang)'
> '지혜로운 사람들과 어울린다.'는 뜻으로 정신적인 지혜를 받아들이고 흡수하기 위한 가장 좋은 방법 중의 하나이다.

● 산토샤(만족)

만족과 진정한 행복은 외부에서 찾을 수 있는 것이 아니라, 마음에서 찾는 것이다. 만족은 마음의 평화를 가져오고, 삶에서 충만한 기쁨을 느낄 수 있도록 해준다. 다시 말해서 삶을 있는 그대로 받아들이고, 어떤 상황이 오든 행복 할 수 있는 상태를 일컫는다.

자신이 얼마나 성공했는지를 판단하는 것은 자신이 얼마나 많은 것을 소유하고, 자신이 얼마나 똑똑한 지가 아니라, 욕구와 욕망으로부터 얼마나 자유로운가 하는 것이다.

● 타파스(고행)

타파스는 마음을 강인하게 만들기 위해 어려운 일을 행하고 쉬운 일을 피하는 것이다. 마음은 근육과 같다. 근육은 힘들게 운동을 할 때에만 강인해진다. 마찬가지로 마음도 강인해지기 위해서는 힘든 시간이 필요하다.

타파스에는 육체적, 언어적, 정신적 고행 등 세 가지 형태가 있다.

육체적 고행 – 금식을 하고, 육체적인 고통을 견디고, 불편함을 참아내는 것.
언어적 고행 – 침묵 수행(모우나)을 하고 건설적이고 진실한 말만을 하는 것.
정신적 고행 – 부정적인 생각을 긍정적으로 바꾸고, 분노와 미움을 이겨내고, 불평하지 않고, 모욕과 무례를 참아내고, 평온한 마음을 갖기 위해 노력하는 것.

모든 불완전한 것들, 한계, 나쁜 점 등을 믿음과 이해로 받아들이는 것이 가장 위대한 고행이다. 명상은 가장 숭고한 형태의 고행으로 이로인한 좋은점은 셀 수 없을 만큼 많다. 그 대표적인 예를 몇 가지 들자면 건강, 집중력, 인내, 강한 의지력 등이 있다.

● 스바드야야(학습)

숭고한 정신이 담긴 글을 읽으면, 작가의 지혜와 지식을 받아들이게 된다. 지혜의 말씀은 힘든 시기에 가장 가까운 친구나 이상적인 스승의 역할을 할 수 있다. 성인이나 현인이 쓴 숭고한 정신이 담겨있는 작품을 읽으면 정신적인 가치를 깨닫게 되고 긍정적으로 생각할 수있게된다. 만트라를 반복하는 것도 스바드야야에 포함된다. 만트라를 반복하면 마음이 한 단계 고양되고 의심이 사라지고, 부정적인 생각들이 없어진다. 뿐만 아니라 새로운 인상을 만들어낼 수도 있고, 집중에 도움이 되며, 믿음을 강하게 만들어주며, 마음이 맑아지도록 한다.

● **이시와라 프라니다나(절대 의지에 복종)**

이시와라 프라니다나는 '신에게 자기 자신을 바치다.'의 원 뜻으로 헌신적인 수행을 뜻한다. 만트라와 기도를 반복하고 관련 서적을 열심히 읽는 것이 모두 여기에 속한다. 절대자를 존경하고, 절대자에 대해 얘기하고, 절대자를 위해 살고, 모든 행동의 결과를 절대자에게 바치는 것이 모두 절대자에게 복종하기 위한 행동이다.

절대자에게 복종을 하면 은총을 받아 직관력을 키울 수 있게 되고, 더 많이 복종하면 할수록 정신적인 수행을 할 수 있는 능력이 더 커지게 된다.

세 가지의 구나 *Gunas*

명상의 사전준비를 제대로 이해하려면, 세 가지 구나(Gunas)에 대한 이해가 필요하다. 이 세가지 구나는 어떤 상황이나 내면의 상태를 평가하는데 매우 유용하게 사용된다. 또한 집중하기 어려울 때 강한 집중력을 이끌어 명상 수행자의 의식을 가다듬는다.

성격을 비롯한 삶의 모든 측면에 있어서 사트바를 증가시키기 위해서는 노력을 해야 한다. 마음이 사트바의 상태에 있을 때에만 의식이 확장되고 부정적인 생각들을 몰아낼 수 있는 동기와 에너지를 가질 수 있기 때문이다.

사트바에 의해 균형이 잡히고 조화로워지면, 정화된 행동과 말과 생각을 하며 에너지를 고양시켜 명상 상태에 좀 더 가까이 다가갈 수 있다. 라자스에 해당하는 생각과 행동을 하면 불안, 열정, 탐욕을 더욱 샘솟게 하므로 명상을 하기가 어려워진다. 타마스에 해당되는 행동과 생각은 마음을 속이고, 무기력하게 만들기 때문에 부주의하고 의욕이 사라지며 자신을 고양시키려는 의지가 사라진다.

① **사트바 : 균형-정화-조화**

사람의 마음이 내면에 집중할 수 있기 때문에 더욱 차분하고 명확해지며 몸은 가벼워진다. 그리고 만족감을 느낄 수 있으며 모든 존재에 대해 호의를 느끼게 된다.

② 라자스 : 행동-열정-에너지 분산

지배적일 때에는 마음이 동요되어 흩어지고, 감정이 안정적이지 못하다. 몸은 쉴 새 없이 움직이고 무언가 불편하고 당황스러워 하며, 외부적인 활동을 통해 기쁨을 느끼고 휴식과 안식을 갖으려고 한다.

③ 타마스 : 어둠-나태함-무력

지배적일 때에는 정적인 에너지가 발생하여 마음이 무감각하며, 수동적이고 무심해진다.

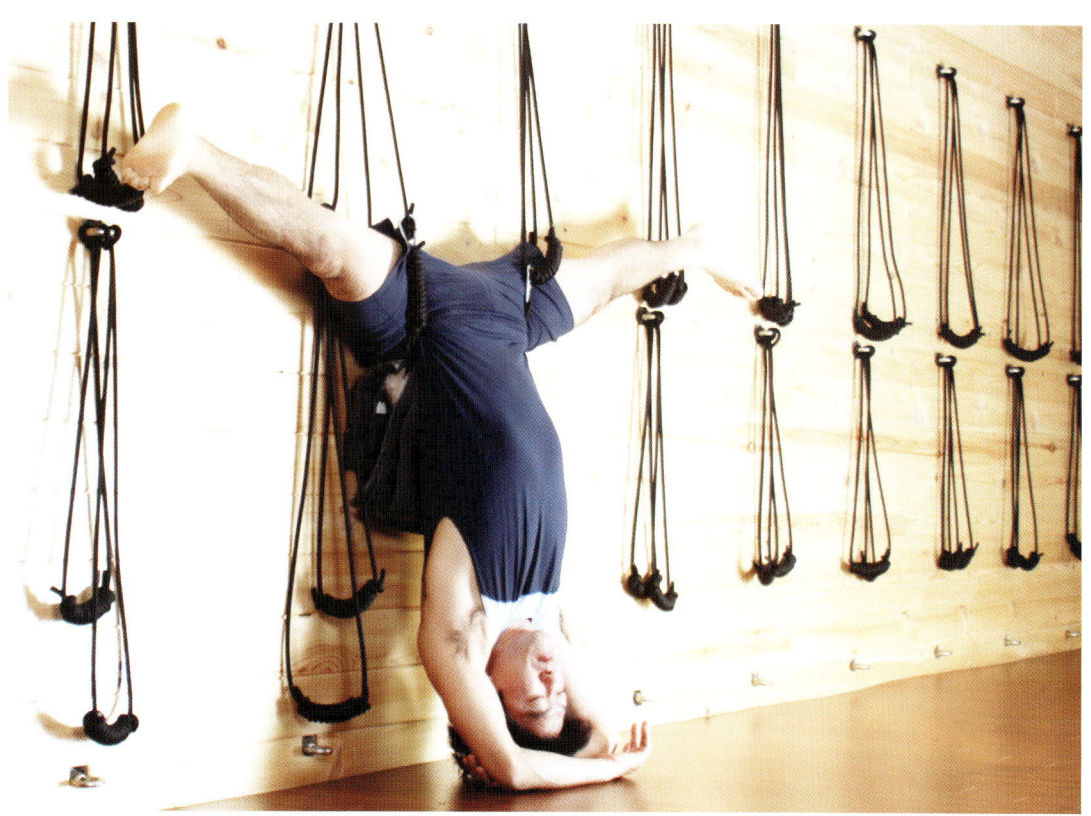

크리아 Kriyas 6가지

요기들은 자신의 몸을 통하여 더 높은 의식으로 발전하기를 원한다. 지고의 경지로 나아가기 위해서는 마치 차가 부드럽게 움직이기 위해 내부, 외부를 깨끗이 해야 하는 것과 같다. 예를 들어, 우리 손을 깨끗이 씻듯이 내장기관도 깨끗이 씻어 주어야 한다. 결국, 내장기관도 피부와 같은 맥락이다.

여섯가지 크리야(Kriyas)는 우리 몸 중 소홀히 하기 쉬운 부분을 정화하거나 통제하는 수련법이다.

크리야는 규칙적으로 수행하면서 내장기관으로부터 독소를 제거하며 마음을 맑게 한다. 또한 감각이 예리해지고 질병으로부터 몸의 저항력을 증진시킨다.

● 콧구멍을 청소하는 크리야

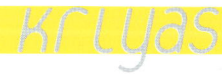

① 카팔라바티(Kapalabhati)

카팔라바티(Kapalabhati)는 여섯 크리야(정화수행법) 중 하나인데 강제로 숨을 쉼으로써 폐의 나쁜 공기를 배출 시키고 산소를 가득 차게 하여 호흡기를 깨끗하게 해주는 훌륭한 프라나야마 수행법이다.

산스크리트어로서 '두개골 정화법' 이라는 의미이다. 몸속 산소량을 증가시켜 집중력을 높이고 마음을 맑게 해준다.

이 호흡법은 '들이쉬기' 와 '내쉬기' 로 이루어지며 마지막으로 숨을 한번 멈추는 과정으로 되어있다. 숨을 내쉴 때는 복부근육이 조여들고 횡격막이 올라가며 폐에서 공기가 빠져나간다. 숨을 들이쉴 때는 근육은 이완되며 폐에 공기가 가득 찬다. 내쉬는 호흡은 짧고 강하게 하며, 들이쉬는 호흡은 길고 조용하다. 횡격막의 오르내림은 위장과 심장에 좋은 영향을 준다.

처음에는 60번씩 3회 펌핑으로 실천하고 점차 횟수를 늘려 나중에는 120회까지 할 수 있다.

(참고) 1세트에 1분간 60회를 호흡하고 1분간 복식호흡을 한다. 이렇게 3~5세트 반복한다.

② 트라탁(Tratak)

트라탁(Tratak 응시)은 고도의 정신집중 훈련이다. 하나의 대상이나 점을 바라보는데 눈을 깜박이지 않고 응시하다가, 눈을 감고 마음속으로 그 대상을 떠올리는 방법이다. 흔들리는 마음이 안정되고 집중이 되면 마음의 초점이 맞아 사물의 집중도가 정확해진다. 어디든지 눈이 가는 곳에 마음도 따라 가고 어떤 한 점을 응시할 때 마음도 한곳으로 모아진다. 트라탁은 기본적으로 마음을 정화시킨다. 집중력을 강하게 하며 시력도 좋아지고 시신경을 통하여 뇌에 자극을 준다.

트라탁은 어느 대상에도 국한되지 않는다. 하지만 야외에서 명상을 할 때는 약간 다르다. 선택한 대상물을 눈 높이로 약 1m 앞에 놓는다. 숨을 고르고 눈썹을 깜박이지 않은 상태에서 대상물을 응시한다. 멍하게 바라보지 말고 긴장을 풀고 끈기 있게 응시한다. 약 1분 후에 마음속으로 응시하면서 아즈나 차크라나 아나하타 차크라에 그 대상물을 떠올린다. 잔상이 사라지면 눈을 뜨고 반복한다.

* 미간 사이와 코끝 응시하기

미간(두 눈썹 사이)에 위치한 '제3의 눈'(위)이나 코끝을 응시하는 것은(아래) 눈의 근육을 강화시키고 집중력을 높인다. 처음에는 1분 정도 집중응시를 하다가 차츰 10분 정도로 늘려 나간다. 눈이 시리거나 아플 때는 눈을 감는다. 미간 응시는 쿤달리니를 일깨워주며, 코끝 응시는 중추신경에 영향을 준다.

* 촛불응시

촛불 응시는 트라탁을 대상으로 가장 많이 알려진 응시방법이다. 이것은 눈을 감았을 때 불꽃의 잔상이 쉽게 남기 때문이다. 어둡고 바람이 없는 방에서 눈 높이로 놓고 실시한다.

③ 네티(Neti)

네티는 매일 수행을 해야 한다. 네티는 두 가지 방법이 있는데 먼저 수트라 네티(Sutra Neti)는 카데터(Catheter) 또는 30cm 정도의 매끈하고 부드러운 끈을 콧구멍으로 집어넣어 입으로 나오게 한 후, 반대쪽 콧구멍에도 똑같이 반복한다.

콧구멍을 통과하여 입으로 끈을 빼내려면 연습이 필요하다. 잘라네티(Jala Neti)는 조그만 물병으로 소금물을 한쪽 콧구멍에 넣어 다른쪽 콧구멍이나 입으로 나오게 한다. 만약 다른 콧구멍이 막혀 있으면 입으로 흘러나오게 되며 그것을 뱉어 내면 된다.

양쪽 콧구멍 모두 시도한다. 한번에 물이 나오도록 한다.

* 수트라 네티
미지근한 소금물에 부드러운 끈을 담근다. 끈을 콧구멍 속으로 집어넣는다. 끈의 끝이 입안에서 보이면 천천히 잡아당긴다.

* 잘라 네티
머리를 왼쪽으로 기울이고 오른쪽 콧구멍으로 물을 부어 왼쪽 콧구멍이나 입으로 나오게 한다.

소화기계통을 위한 정화

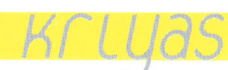

④ 다우티(Dhauti)

● 쿤자르 크리야(Kunjar Kriya)
위장을 청소하는 정화법. 단식 첫째날 위장에 쌓여 있는 독소를 제거시키는데 유용하다. 4컵의 미지근한 물에 소금을 찻술로 한 스푼 정도 타서 마신다. 그리고 손가락 두 개를 입에 넣어 물을 밖으로 토해낸다.

● 아그니 사라(Agni Sara)
이 아사나의 펌프질하는 것과 같은 행동은 소화기관에 매우 유익한 것이다. 발을 넓게 벌려주고, 무릎은 굽히고, 손은 허벅지를 누르면서 복부를 내려다 본다.
숨을 내쉬면서 배를 안쪽 위로 당겨주고 호흡을 멈춘다. 그리고 배를 안팎으로 펌프질 하듯 운동인다. 숨을 들이마셔야할 때는 펌프질을 멈추고 정상호흡을 한다. 다시 숨을 내쉬고 계속한다. 매번 10~18회 정도가 알맞다.

● 바스트라 다우티(Vastra Dhauti)
요기들은 이 방법을 일주일에 한번씩 아침 공복에 실시한다. 15피트 정도의 거즈를 천천히 삼켰다 끄집어 내어 위와 식도에 쌓인 점액질과 분비물을 제거시킨다. 처음에는 조금만 넣어도 구역질이 나서 조금밖에 삼키지 못하나 매일 조금씩 반복하여 수행하면 마침내 거즈는 모두 다 들어갈 것이다. 실천 후에는 반드시 우유 한 잔을 마시는 것이 좋다. 바스트라 다우티는 경험이 많은 요가 지도자에게 지도

받는 것이 좋다.

* **바스트라 다우티(Vastra Dhauti)**

미지근한 소금물에 부드러운 천(거즈)을 담근다. 물을 조금씩 마시면서 천을 입 속으로 조금씩 넣는다. 넣을 수 있는 데까지 넣은 다음 다시 꺼낸다.

내장기관 정화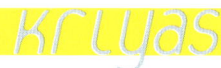

⑤ 나우리(Nauli)

복부의 중앙 근육을 반복적으로 휘저어 운동을 시킨다. 수행자의 통제력과 집중력이 요구되며 배의 근육을 통제하는 방법을 터득하게 된다. 나우리를 하는 동안 복부에 집중을 하면 많은 도움이 될 것이다. 아그니사라(Agni Sara)는 나우리를 수행하기 위한 준비동작과 같다. 우선 배의 근육을 분리하여 마치 배의 중심부에 수직적인 언덕이 생기도록 한다. 그런다음 손을 이용하여 왼쪽과 오른쪽으로 움직이는 연습을 하도록 한다. 파도처럼 좌우로 원활한 움직임은 내장기관에 상당한 도움을 준다. 특히 위장, 장기관, 간장을 통제하고 생리불순을 해결한다. 또한, 기(氣)의 흐름을 원활하게 한다.

* **나우리(Nauli)**

다리를 벌리고 서서 무릎을 약간 굽히고 두 손을 허벅지에 올려 놓는다. 숨을 내쉬면서 우디야나 반다 자세를 취한다. 배의 양쪽 부분을 수축시켜서 복부의 중앙 근육이 만들어지도록 손을 교대로 바꾸어 가며 근육이 한쪽에서 다른 한쪽으로 움직이도록 눌러준다.

결장을 정화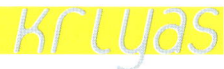

⑥ 바스티(Basti)

장의 맨 아래까지 청소하는 자연스러운 방법으로 관장(灌腸)과도 같은 것이다. 물통 위에 앉아서 약 직경 10cm정도 되는 관을 직장안에 집어넣고 우디야나 반다와 나우리를 하면서 물을 장 안으로 빨아들인다. 관을 꺼낸 후 나우리를 하여 물을 장속에서 휘저은 다음 물을 빼낸다. 관장은 물을 몸속으로 강제로 투입시키는 반면 바스티는 장을 진공상태로 만들어서 물을 자연스럽게 끌어들이는 방법이다.

다양한 무드라

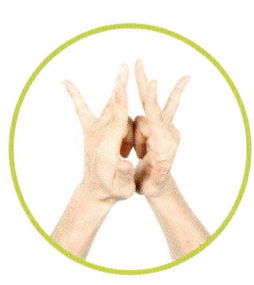

천식 무드라

양손 : 가운뎃손가락의 첫 번째 마디 손톱 부분을 서로 맞대고 다른 손가락은 모두 편다.

효과 호흡기 강화

- 급성 천식발작인 경우에는 먼저 기관지 무드라를 행하고 나서 호흡이 진정될 때까지 천식 무드라를 시행한다. 시간을 두고 치료를 하는 경우에는 매일 10분간, 기관지 무드라와 천식 무드라를 2회씩 행한다.

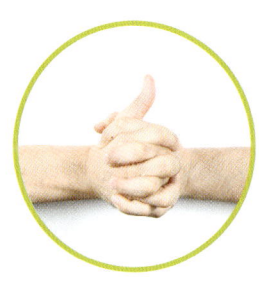

링가 무드라

양손의 손가락을 서로 교차시켜 잡는다. 한 손의 엄지손가락은 위로 향하게 하고, 다른 손의 엄지손가락고 집게손가락을 이용하여 위로 향하고 있는 엄지손가락을 둥글게 감싼다. 필요한 경우 10분정도 실시한다.

효과 면역력 강화

- 손가락의 모양은 기침과 감기, 가슴의 염증을 치료하는 힘을 상징하며, 환절기에 호흡기 질환으로 고생하는 사람에게 매우 유용하다.
- 체온을 높여 주므로 몸이 찬 사람에게 특히 적합하다.
- 체중을 줄이는 데 도움을 준다.

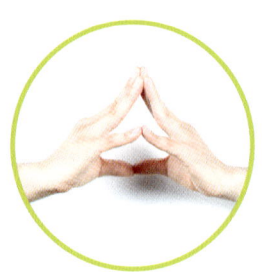

하키니 무드라

두 손의 손가락 끝을 각각 서로 붙인다.

변형 하키니 무드라 형태에서 한 손의 손가락을 한 칸씩 옆으로 이동한다. 오른손의 집게손가락은 왼손의 엄지에 붙이고, 오른손의 가운데 손가락은 왼손의 집게손가락에 붙인다.

효과 **집중력**
- 폐의 에너지를 증가 시킨다.
- 대장의 에너지를 활성화 한다.

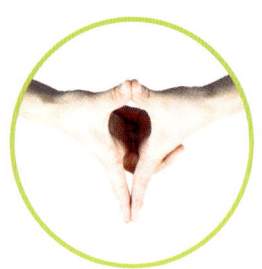

우따라보디 무드라

위장 부근에 있는 태양총 차크라 앞에서 두 손을 서로 깍지낀다. 집게손가락과 엄지손가락을 그림과 같이 붙인다. 집게손가락은 천장을 향하게 하고 엄지손가락은 바닥이나 위를 향하게 한다. 누워 있다면 엄지손가락 끝을 흉골보다 조금 더 아래쪽에 놓는다. 언제 어디서나 원하는 시간만큼 행할 수 있다.

효과 정신적인 원소를 강화시키며, 폐와 대장의 에너지와 관련이 있다. 또한 심장과 폐의 위쪽 부분이 열리기 때문에 들숨을 강하게 하고, 상쾌하게 하는 효과가 있다.

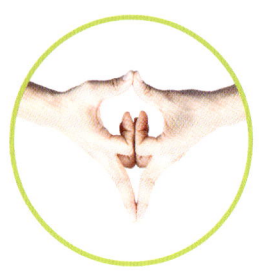

칼레스와라 무드라

양손 가운데손가락 끝을 붙이고 집게손가락의 두 번째 관절을 구부려 등을 마주 댄다. 엄지손가락 끝을 붙인다. 다른 손가락은 안쪽으로 구부린다. 엄지손가락은 가슴 부위를 향하게 하고 팔꿈치는 바깥쪽을 향해 편다. 들숨과 날숨을 천천히 5~10회 반복한다. 호흡을 관찰하고 들숨과 날숨 사이의 정지된 시간을 조금 더 길게 한다.

효과 **기억력, 집중력, 편안함**
- 생각의 흐름을 잔잔하게 하고 혼란스러운 느낌을 가라앉힌다.
- 성격을 바꾸고, 기억력과 집중력을 길러 주며, 중독성이 있는 행위를 제거하는데 도움된다. 하루에 15~20분씩 연습한다.

관절 무드라

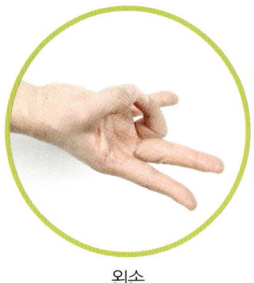
왼손

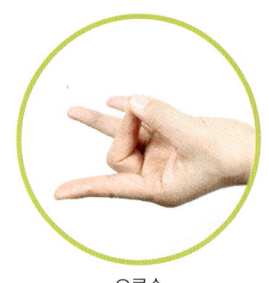
오른손

오른손 : 엄지손가락과 약손가락을 붙인다.

왼손 : 엄지손가락과 가운데손가락을 붙인다.

필요할 때 행하거나, 하루에 10분씩 5회 행한다. 병이 있을 경우엔 하루에 30분씩 5회 행해야 한다.

> **효과** 관절에 있는 에너지의 균형을 잡아준다. 특히, 등산 후나 컴퓨터 앞에서 오랫동안 작업을 하고 난 후 또는 팔꿈치에 불쾌함이 느껴질 때 효과적이다.

쬐 무드라

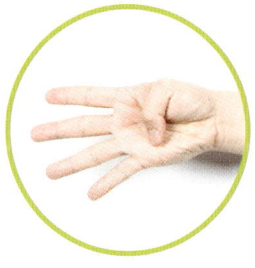

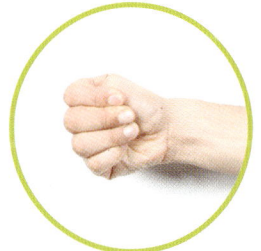

두 손을 넓적다리 위에 놓는다. 엄지손가락 끝을 새끼손가락의 뿌리 부분에 올려놓는다. 다른 네 손가락으로 천천히 엄지손가락을 감싼다. 숨을 멈추고 머릿속으로 '옴'을 5회 반복하고 오른쪽 귀로 소리의 진동을 듣는다. 그 모든 근심과 공포와 불행한 일들이 몸에서 빠져나가는 것을 상상한다. 이 연습을 5회~40회 정도 반복한다.

> **효과**
> – 슬픔을 몰아내고 공포를 줄여 주며 불운을 바꿔 주고 우울증을 치유한다.
> – 개인의 자성(磁性)을 증가시키고 직관력과 정신력을 강화시킨다.

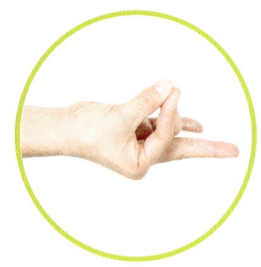

루드라 무드라

엄지손가락과 집게손가락, 약손가락 끝을 한곳에 모은다. 다른 두 손은 편안하게 펼친다. 두 손을 같은 모양을 취한다. 필요할 때마다 행하거나 하루에 5분씩 3회 ~5회 정도 행한다.

> 효과

- 기가 현저히 감소되면, 머리에 공급되는 에너지가 감소하기도 한다. 그 결과, 활력을 잃고 둔해지며, 체중이 감소하거나 졸음이 오기도 한다. 이 무드라를 행하면 이런 허약함을 완전히 치료할 수 있다.
- 심장질환, 무기력, 내장기관이 허약한 사람이나 피곤한 사람에게 좋다.

등 무드라

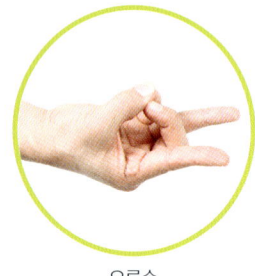 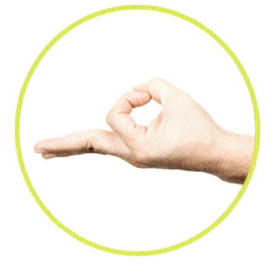

오른손   왼손

오른손 : 엄지와 가운데손가락, 새끼손가락 끝을 서로 붙이고 집게손가락과 약손가락은 편다.

왼손 : 엄지손가락을 집게손가락 손톱 쪽의 관절에 붙인다.

하루에 3분씩 5회 행한다. 급성질환인 경우엔 효과가 나타날 때까지 한다.

> 효과   편안한 등과 척추

- 등이 약한 사람이나 등에 무리가 가는 일이나 등에 통증을 일으키는 일에 종사하는 사람(예 : 정원 일이나 청소)에게 효과적이다.

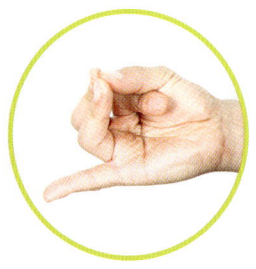

아파나 바유 무드라

집게손가락을 구부려 엄지손가락 뿌리의 둥근 살 부위에 댄다. 이와 동시에 가운데손가락과 약손가락 끝을 엄지손가락 끝에 붙이고 새끼손가락은 편다. 다른 손

의 모양도 똑같이 만든다. 효과를 볼 때까지 하거나 치료를 위해 하루에 10분씩 3회 행한다.

> **효과** **심장 강화**
> - 심장발작이 일어났을 때 훌륭한 응급처치가 될 수 있다고 한다.
> - 일반적으로 심장을 치료하고 튼튼하게 만드는 데 효과적이다.

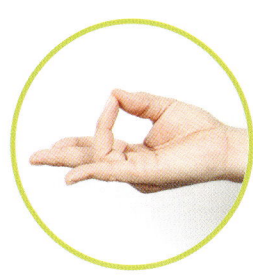

프리티비 무드라

엄지손가락과 약손가락 끝을 서로 붙이고 약하게 힘을 준다. 다른 손가락은 편다. 양손의 모양을 똑같이 만든다. 필요할 때 행하거나 하루에 10분씩 3회 시행한다.

> **효과** **활력**
> - 물라다라 차크라(뿌리 차크라)에 부족한 에너지를 채워준다.
> - 후각도 강하게 해주고 손톱과 피부, 머리카락, 뼈도 튼튼하게 해준다.
> - 걸음걸이가 불안정하다고 느낄 때 행하면 균형과 확신을 회복시켜 줄 것이다.
> - 체온과 간장과 위장을 자극하는 효과도 가지고 있다.

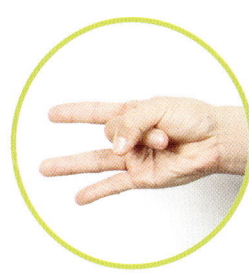

슈나 무드라

가운데손가락을 엄지손가락 뿌리 쪽의 둥근 살에 닿을 때까지 구부린다. 엄지손가락으로 가운데손가락을 살짝 누른다. 다른 손가락은 편다. 두 손의 모양을 똑같이 한다. 필요할 때 시행하거나 치료를 목적으로 하는 경우 하루에 10분씩 3회 시행한다.

> **효과**
> - 귀와 청각문제에 특별한 효과를 나타낸다.
> - 귀의 통증이나 귀와 관련된 거의 모든 질병을 치료해 준다고 한다.

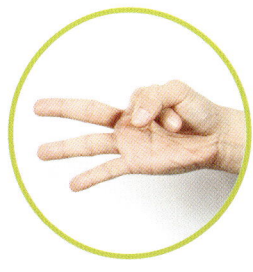

바유 무드라

양손의 집게손가락을 구부려서 엄지손가락 뿌리의 둥근 살 부위에 붙인다. 그다음 엄지손가락을 집게손가락 위에 가볍게 올려놓는다. 만성적인 질환의 경우에는 매일 10분씩 3회 행하되 효과가 나타날 때까지 실시한다.

> **효과** 가스 제거

- 몸의 모든 부위에 들어 있는 '바람' 과 팽만감을 막아 준다.
- '바람'에 의해 생긴 장애나 질병이 발병한 후 24시간 안에 행한다면, 매우 빨리 호전될 것이다.

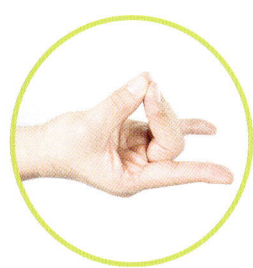

아파나 무드라

양손 : 엄지손가락과 가운데손가락, 약손가락의 끝을 붙이고 나머지 손가락은 편다. 필요할 때 5~10분 동안 시행하되, 치료를 위해서는 하루에 10분씩 3회 시행한다.

> **효과** 독소 배출

- 비뇨기계의 질환을 치료할 뿐만 아니라 몸 속의 찌꺼기를 제거하고 해독작용을 도와 준다.
- 정신의 균형을 잡아 주는 효과가 있고, 간의 건강에 영향을 미친다.
- 인내와 안정감, 자신감, 내적균형, 그리고 조화를 가져다 준다.
- 정신적인 영역에서는 통찰력을 발달시키는 능력을 만들어 준다.

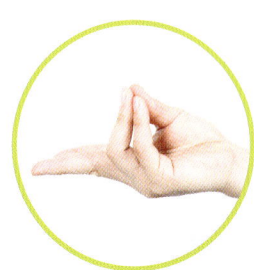

프라나 무드라

각각의 손 : 엄지손가락과 약손가락, 새끼손가락 끝을 마주 대고 다른 손가락은 편다.

이때, 엄지손가락을 두 손가락 손톱 위에 올려 놓는 방법도 있다. 필요에 따라 5~25분 정도 시행한다. 치료를 위해서는 하루에 10분씩 3회 시행한다.

> **효과**

- 물란다라 차크라를 활성화 시킨다. 이 손가락 모양은 골반층에 들어 있는 보호 에너지를 자극한다.
- 생명력을 증가시키고, 피로와 신경과민을 줄여주며, 통찰력을 높여 준다.
- 눈에 병이 났을 때 사용되기도 한다.
- 지구력과 결단력을 높여주고, 건강한 자기 확신과 새로운 시작에 필요한 용기를 주며, 사물을 통찰하는 힘을 길러준다.
- 의식적이고 느리며 부드러운 방식의 호흡과 연결될 때 안정감을 주고, 마음을 가라앉히는 효과가 있다.

푸샨 무드라

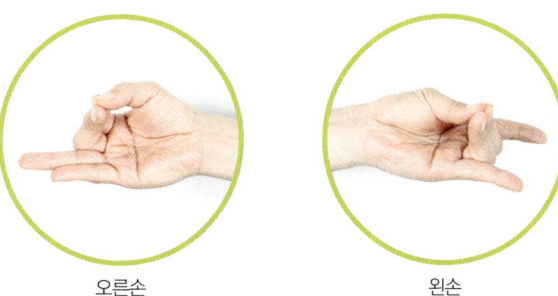

오른손   왼손

오른손 : 엄지손가락과 집게손가락, 가운뎃손가락의 끝을 한곳에 모아 붙이고 다른 손가락들은 편다.

왼손 : 엄지손가락, 가운데손가락, 약손가락의 끝을 한곳에 모아 붙이고 다른 손가락은 편다.

효과 **원활한 소화, 배설**

- 한 손은 받아들이고 수용하는 것을, 다른 손은 흐르게 하고, 주고, 보내는 것을 상징한다. 두 손은 조화롭게 서로에게 작용하여 소화, 흡수, 배설을 돕는 에너지 흐름에 영향을 주고, 호흡을 강화함으로써 폐의 기능을 도와준다.
- 태양총 차크라(위장과 간장, 비장, 담낭 부위)에 영향을 미쳐 심신을 이완시키며, 자율신경계의 에너지를 통제하고, 에너지 배출을 활성화 시키며, 해독작용을 한다. 또한 만성이나 급성 메스꺼움과 배멀미, 헛배부름에 뛰어난 효과를 나타낸다.

균형잡기 1

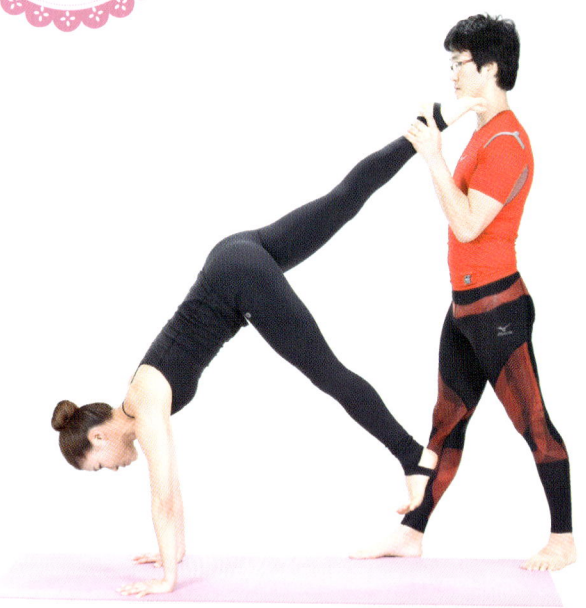

1. 한쪽발을 손에 올리고 손에 올라온 발을 아래로 눌러주면 아래발이 자연스럽게 들린다.

2. 아래 발이 손에 있는 발을 지나 뒤로 넘겨 체중을 이동해서 손으로 몸의 중심을 잡아본다.

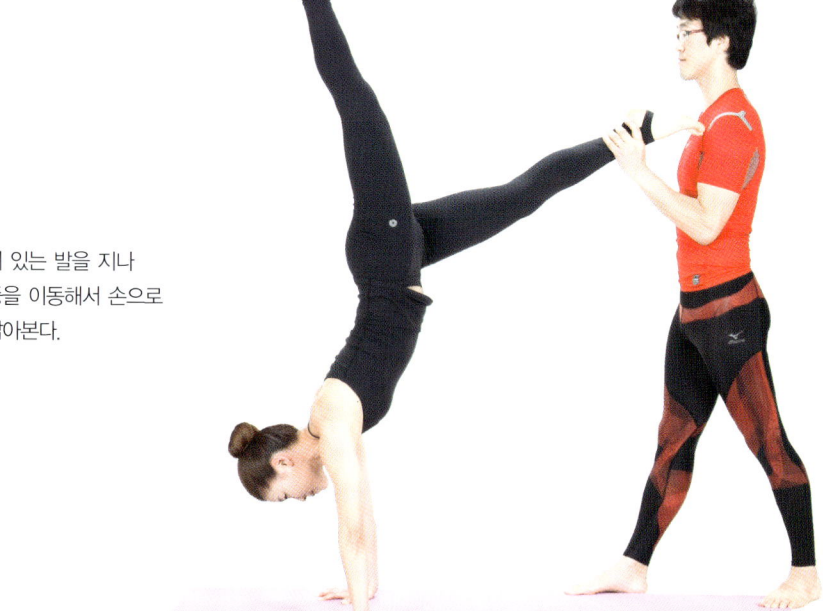

균형잡기 2

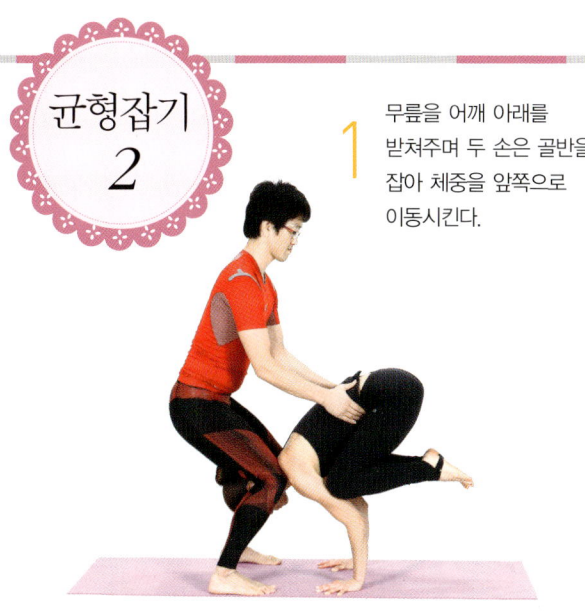

1. 무릎을 어깨 아래를 받쳐주며 두 손은 골반을 잡아 체중을 앞쪽으로 이동시킨다.

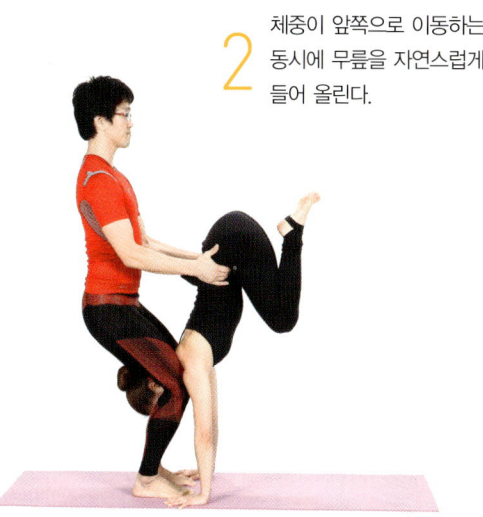

2. 체중이 앞쪽으로 이동하는 동시에 무릎을 자연스럽게 들어 올린다.

3. 보조자는 두 손으로 발목을 잡아 위쪽으로 들어 올린다.

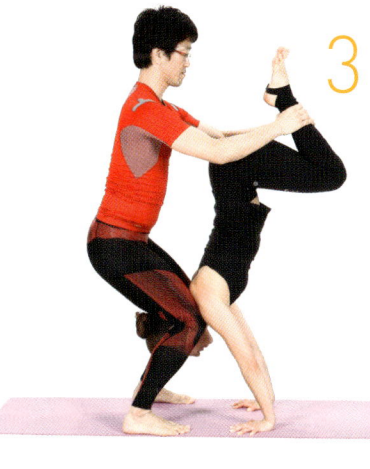

5. 보조자는 주먹을 쥐어 다리 사이에 넣어주며, 파트너는 허벅지에 힘을주어 손을 잡고 좀 더 어려운 상태에서 중심을 잡아본다.

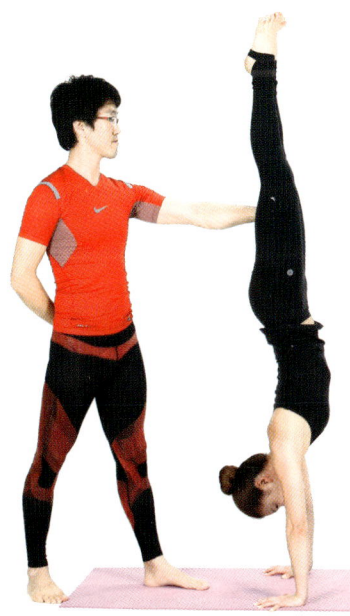

4. 다리가 위로 완벽하게 올라가면 파트너와 거리를 두며 두 손으로 중심을 잡도록 한다.

균형잡기 3

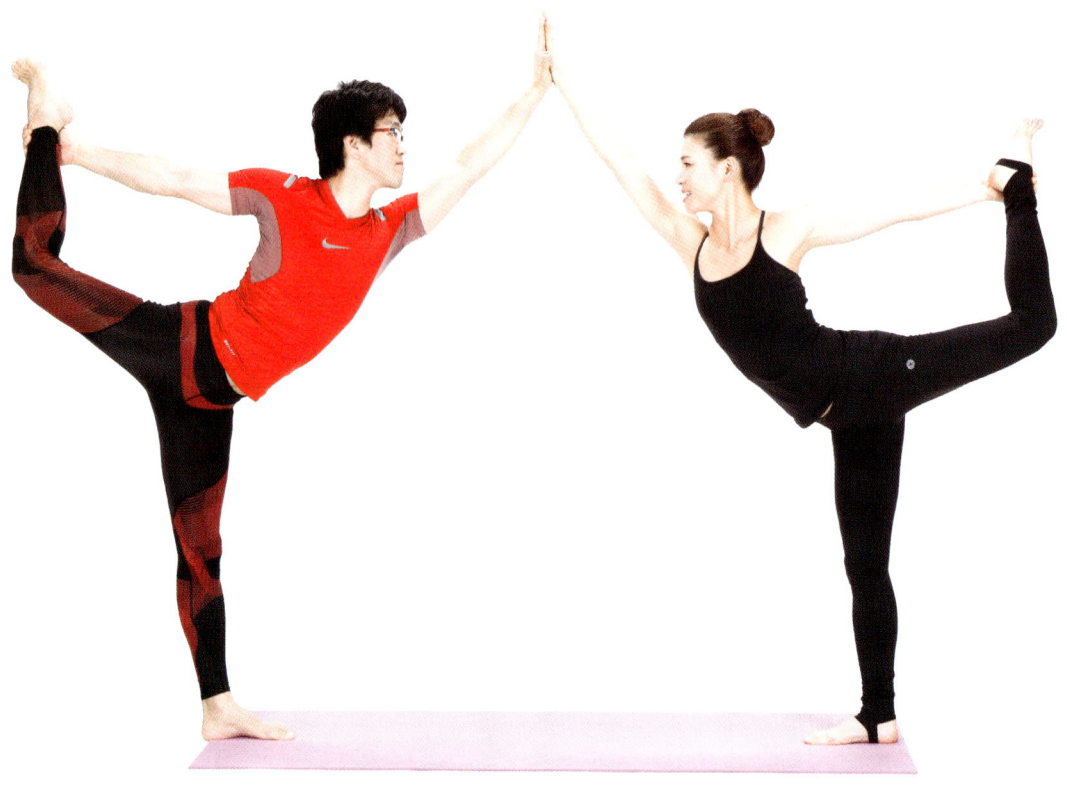

무용수 자세를 만들어 한손은 다리 안쪽 발목을 잡아주며 한손은 서로 마주 댄다. 다리를 뒤로 최대한 밀어주며 자세를 만들어 본다.

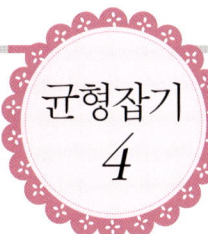

균형잡기 4

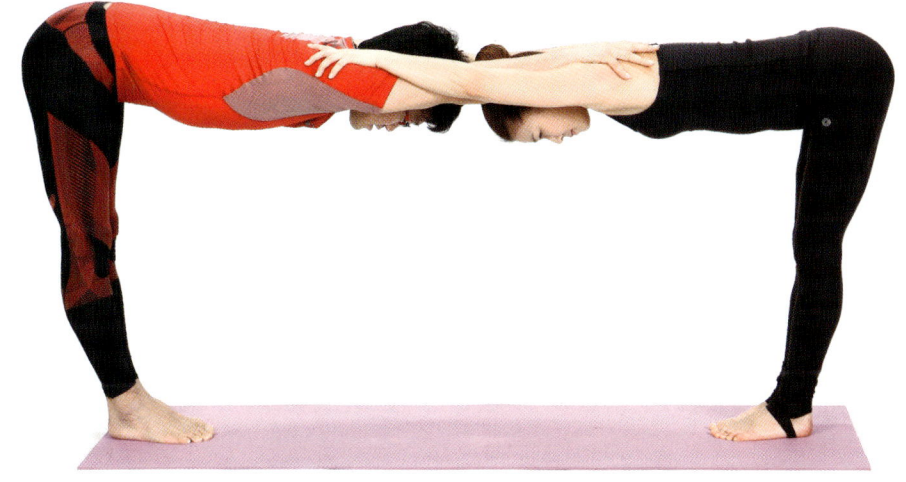

1 몸을 숙여 'ㄷ'자로 자세를 만든 후, 척추를 바르게 펴준다.

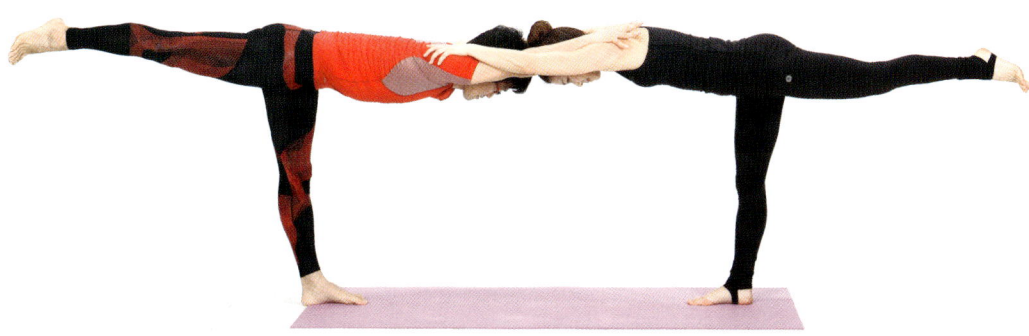

2 그런다음 서로 같은 방향의 다리를 들어 올려 '전사자세 3번(T자)'을 만들어 중심을 잡아본다.

균형잡기 5

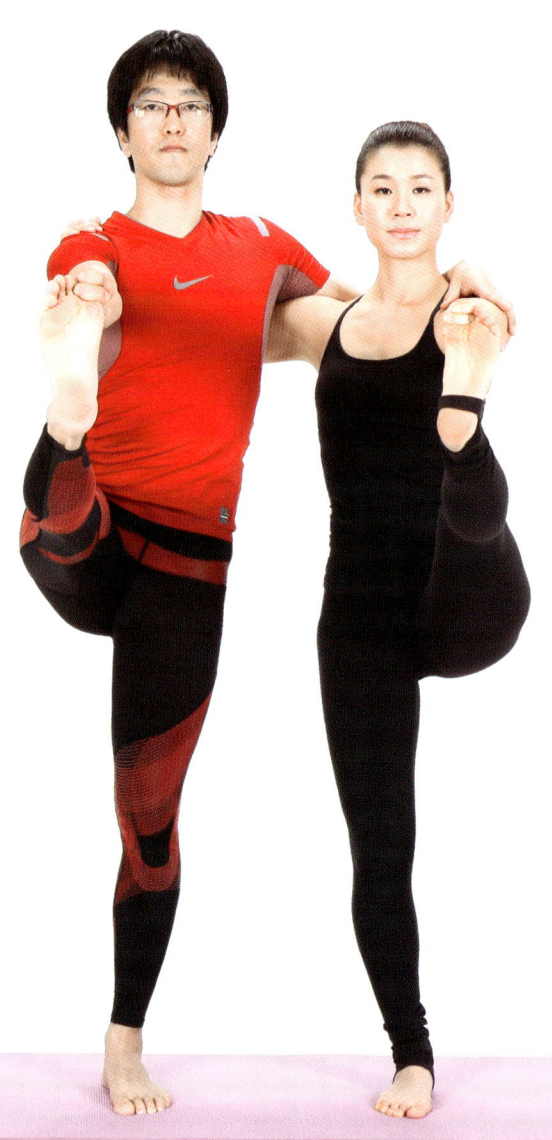

두 손을 서로 어깨에 나란히 올려 엄지발가락을 고리걸어 잡아주고, 무릎을 펼수 있는 만큼 펴 중심을 잡아본다.

균형잡기 6

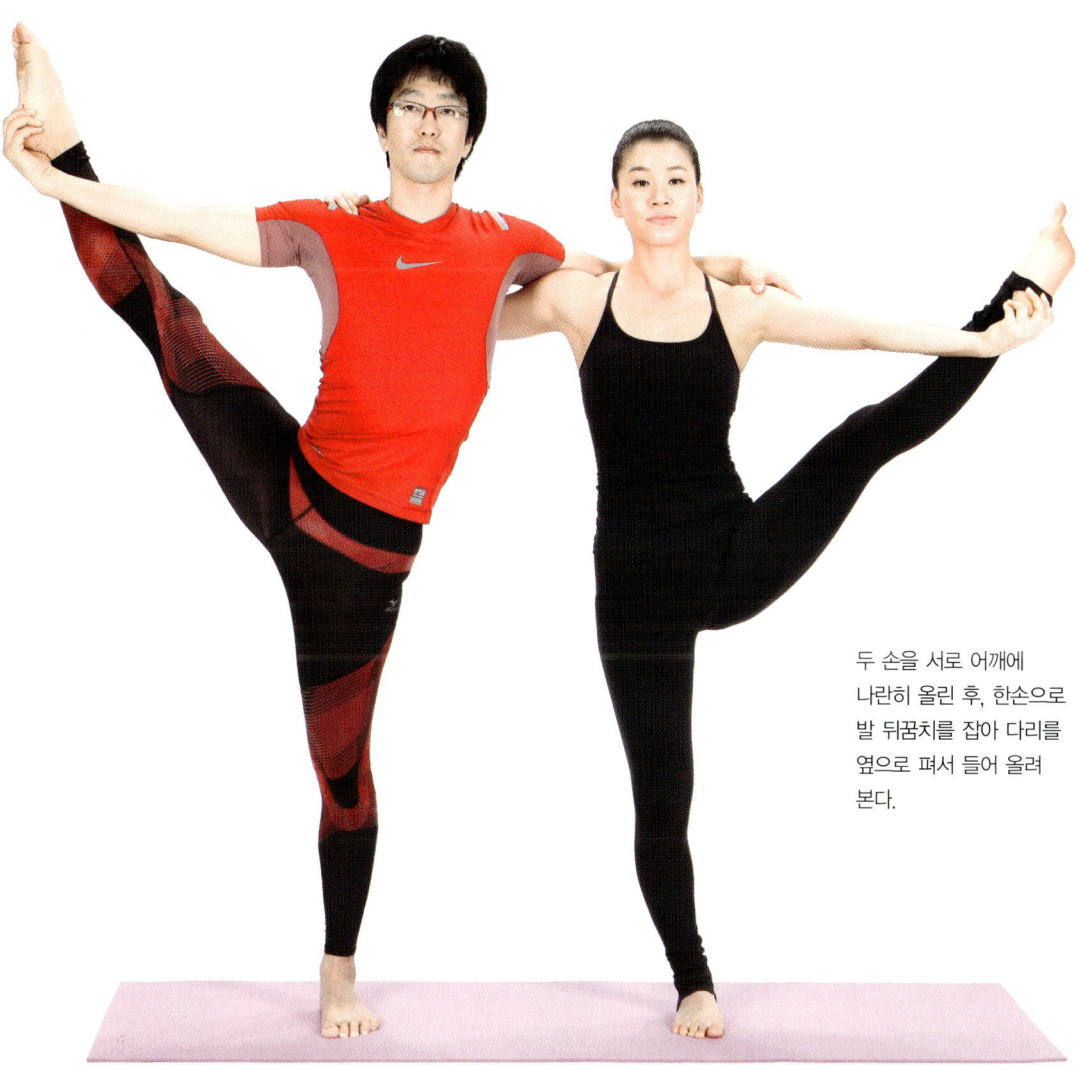

두 손을 서로 어깨에 나란히 올린 후, 한손으로 발 뒤꿈치를 잡아 다리를 옆으로 펴서 들어 올려 본다.

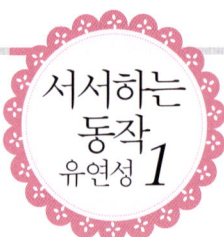

서서하는 동작 유연성 1

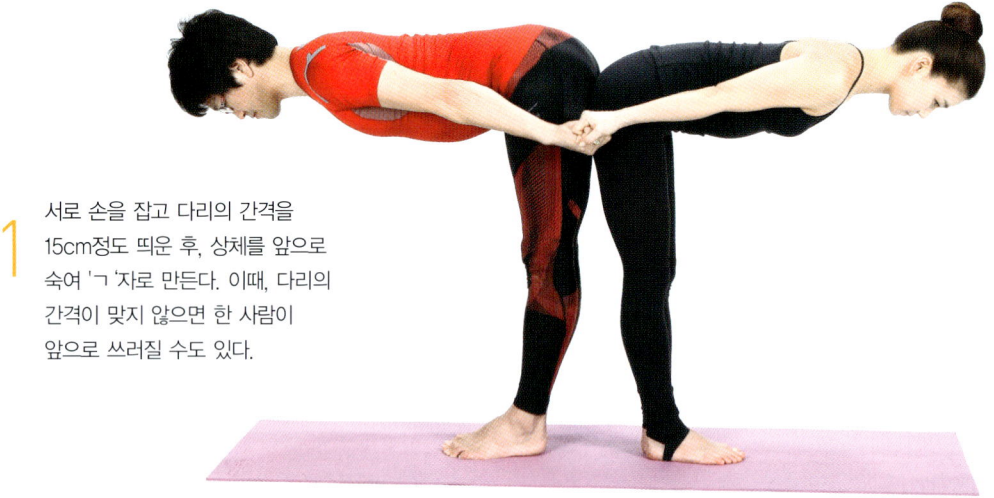

1. 서로 손을 잡고 다리의 간격을 15cm정도 띄운 후, 상체를 앞으로 숙여 'ㄱ'자로 만든다. 이때, 다리의 간격이 맞지 않으면 한 사람이 앞으로 쓰러질 수도 있다.

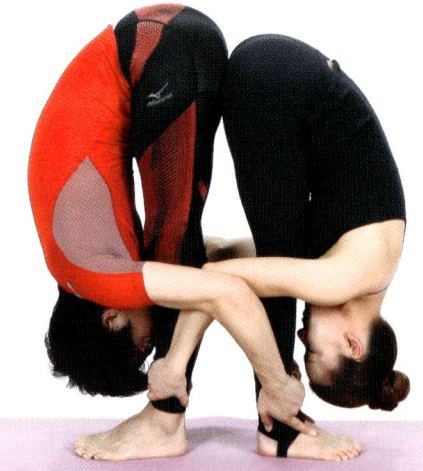

2. 앞으로 숙인 후, 상대편 발목이나 정강이를 잡을 수 있는 만큼 잡아 상체를 최대한 숙여본다. 일어날 때는 다시 앞의 동작과 똑같이 자세를 만들어 일어난다.

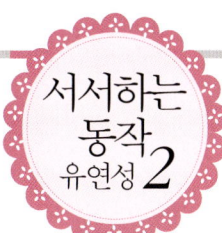

서서하는 동작 유연성 2

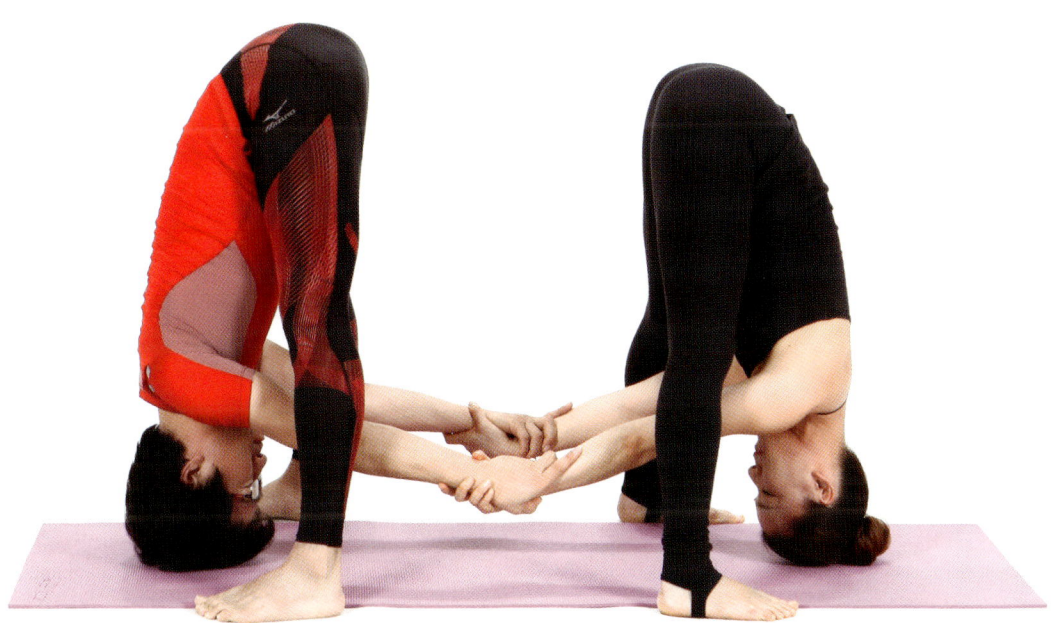

다리를 골반보다 조금 넓게 벌린 후, 앞으로 숙여 다리 사이로 두 손을 잡아 본다.
이때, 상대편을 너무 강하게 당기면 앞으로 넘어질 수 있기 때문에 주의해야 한다.

서서하는 동작
중심잡기

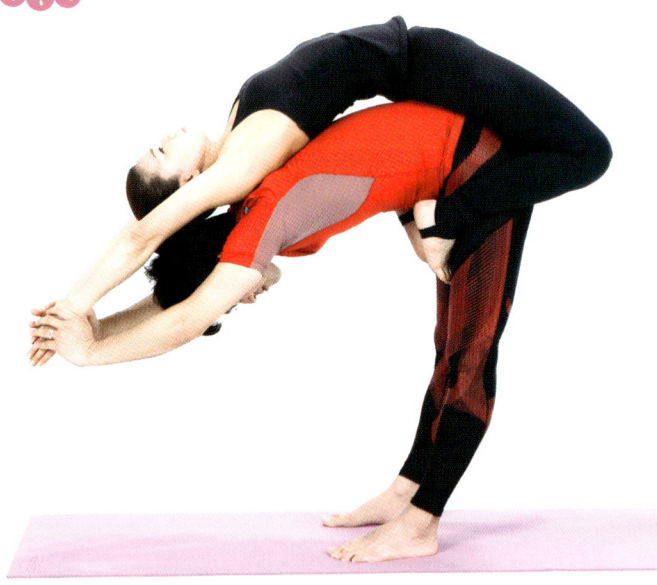

1. 무릎을 굽혀 보조자의 엉덩이를 파트너의 엉덩이 밑에 두며, 무릎을 펴서 파트너를 들어 올린다. 파트너는 위로 올라간 뒤, 두 발가락을 보조자 허벅지에 걸어서 넘어가지 않도록 잡아준다.

2. 자세가 안정이 되면 파트너는 다리를 펴서 척추를 펴준다.

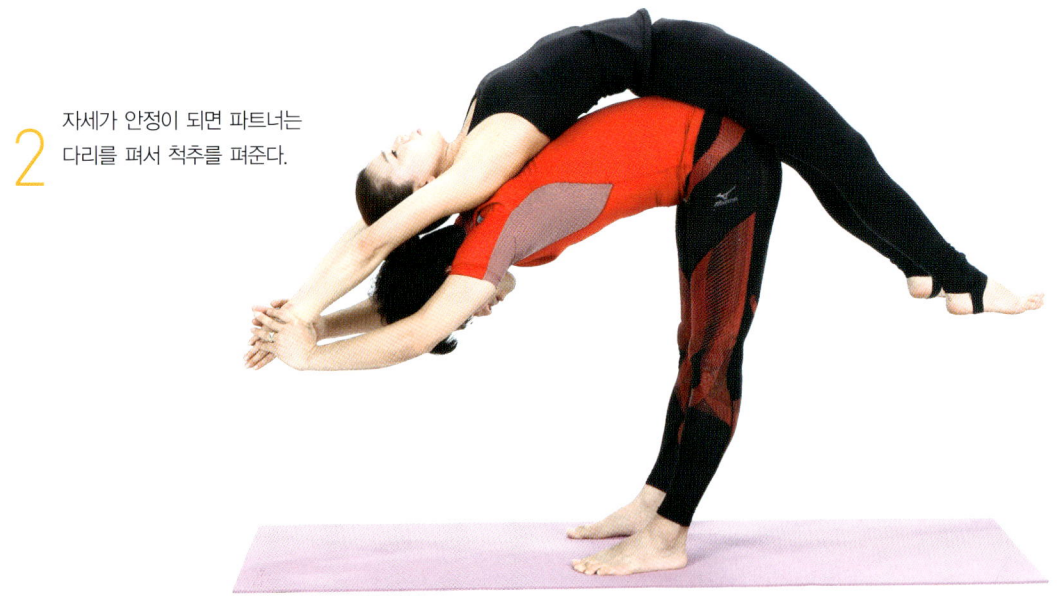

3 보조자는 파트너의 척추가 완전히 펴지면 두손으로 골반을 잡아 중심을 잡아준다.

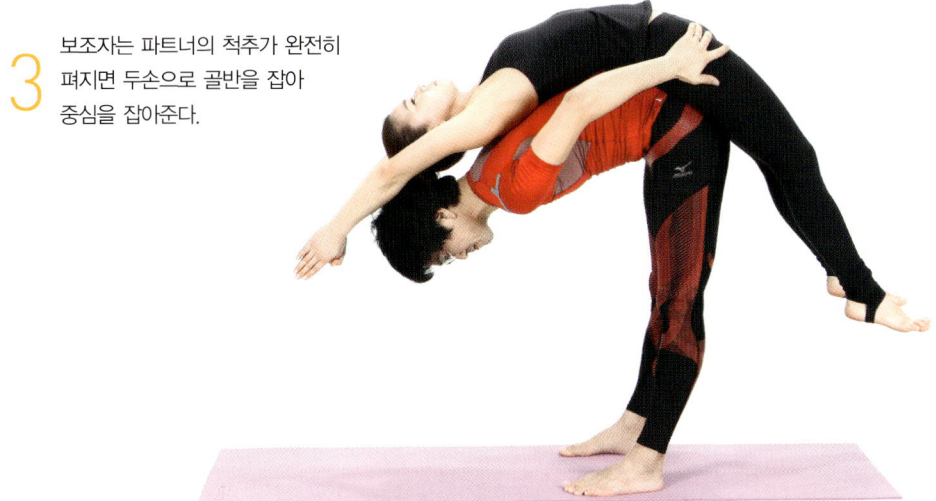

4 보조자는 앞으로 깊이 숙여 파트너가 앞쪽으로 이동하여 바닥에 손을 짚고 내려올 수 있도록 도와준다.

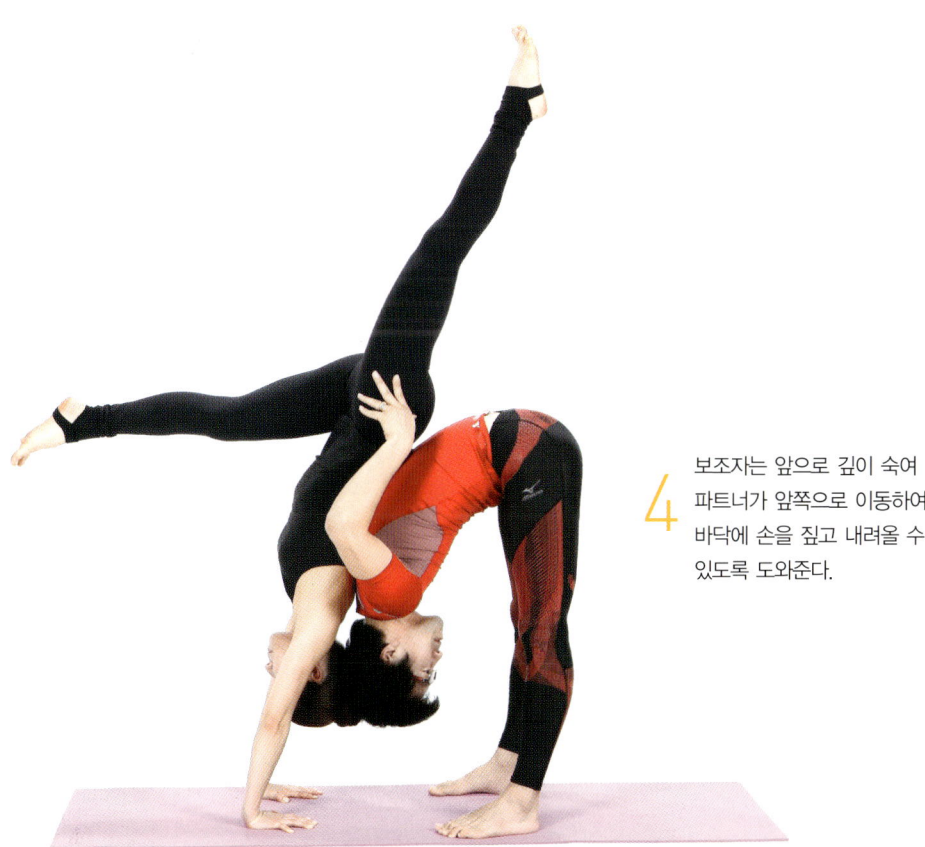

서서하는 동작
하체강화운동 1

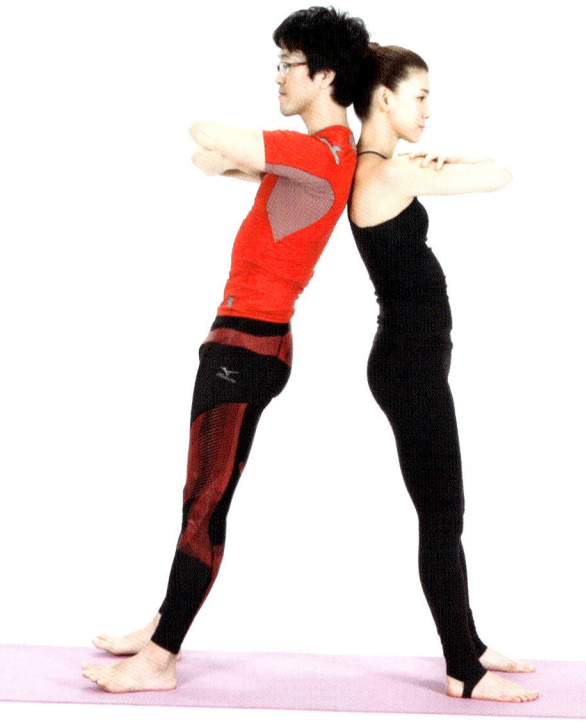

1 서로의 어깨를 마주대고 1m정도 간격이 될 때까지 걸어간다. 이때, 서로 어깨를 힘을주어 밀어준다.

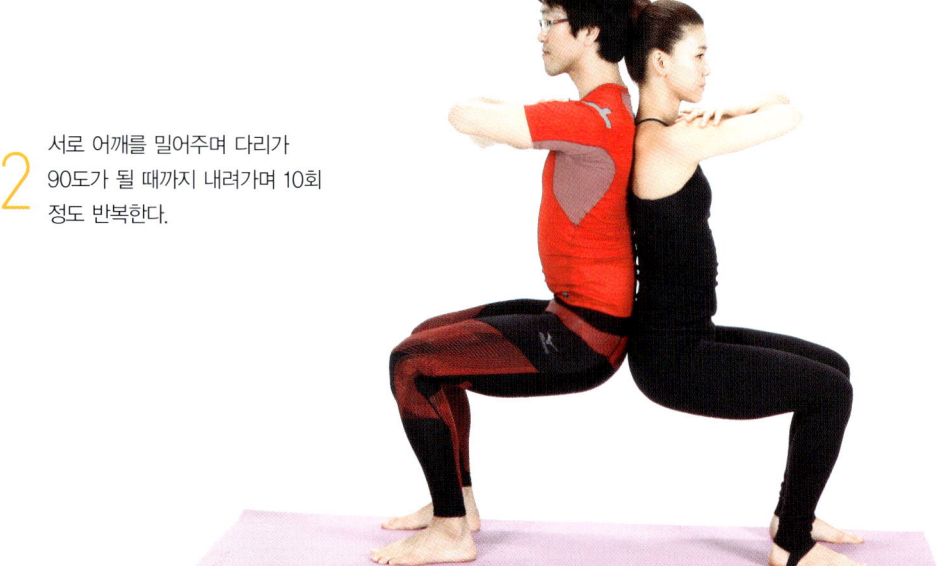

2 서로 어깨를 밀어주며 다리가 90도가 될 때까지 내려가며 10회 정도 반복한다.

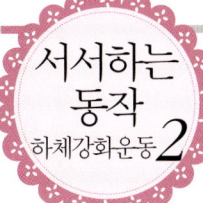

서서하는 동작
하체강화운동 2

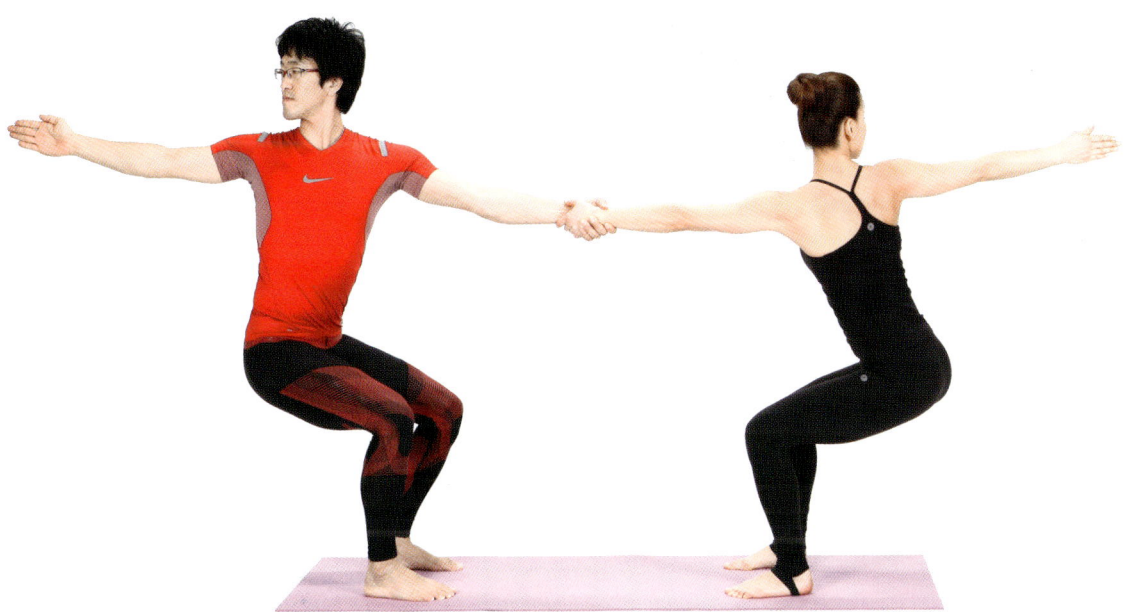

다리를 골반너비로 벌린 후, 서로 반대쪽 손목을 잡고 다리를 90도로 굽혀 서로 반대방향으로 몸을 비틀어 10초 정도 자세를 유지한다.

서서하는 동작
하체강화운동 3

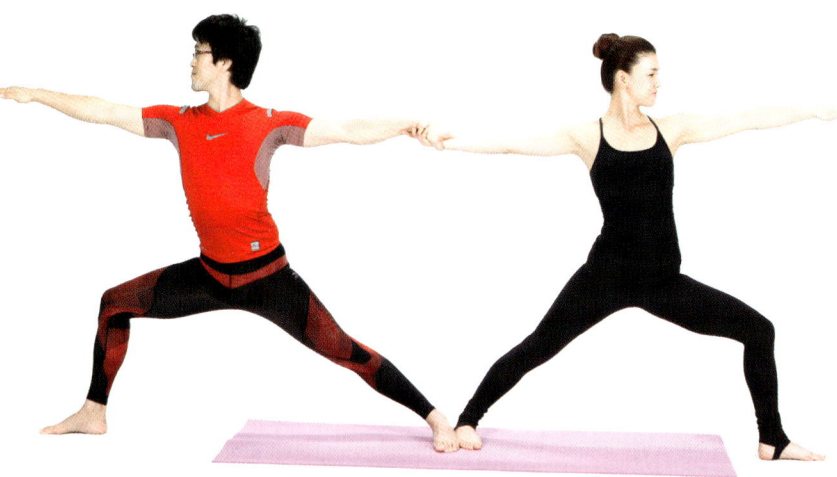

1 서로 손목을 잡고 발 옆날을 붙여주며 전사자세 2번 자세로 5초간 유지한다.

2 전사자세 2번에서 반대 손을 서로 잡아 하트모양을 만들고 역 전사자세를 만들어 즐겁게 동작을 해본다.

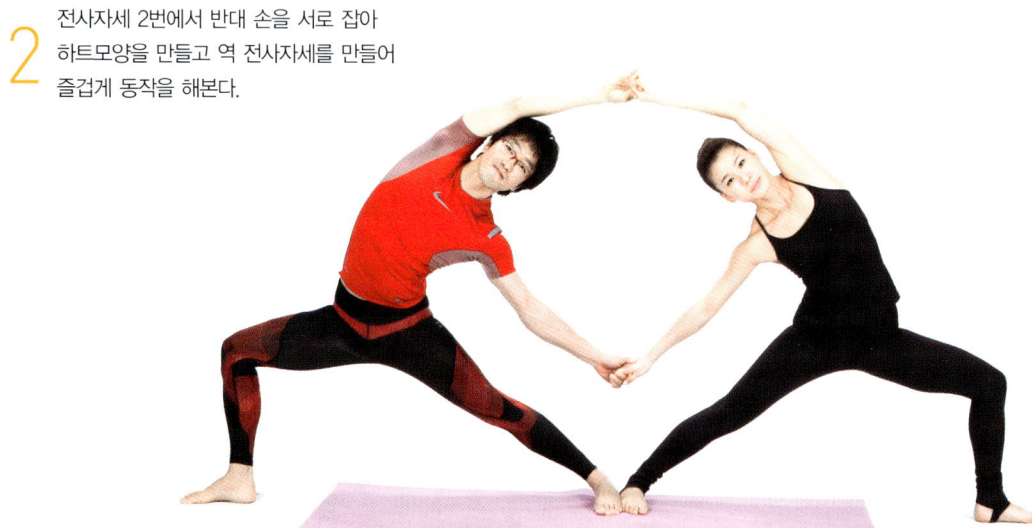

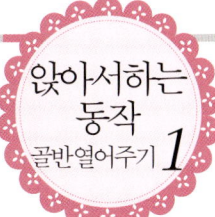

앉아서하는 동작
골반 열어주기 1

1 나비자세로 서로 앉아 파트너는 보조자의 허벅지위에 손을 올려 앞으로 숙여준다. 보조자는 파트너의 등위에 손을 올려 가볍게 눌러준다. 이 동작은 여성 생식기쪽의 질병을 예방하며 생리통이나 생리불순에 좋은 효과가 있다.

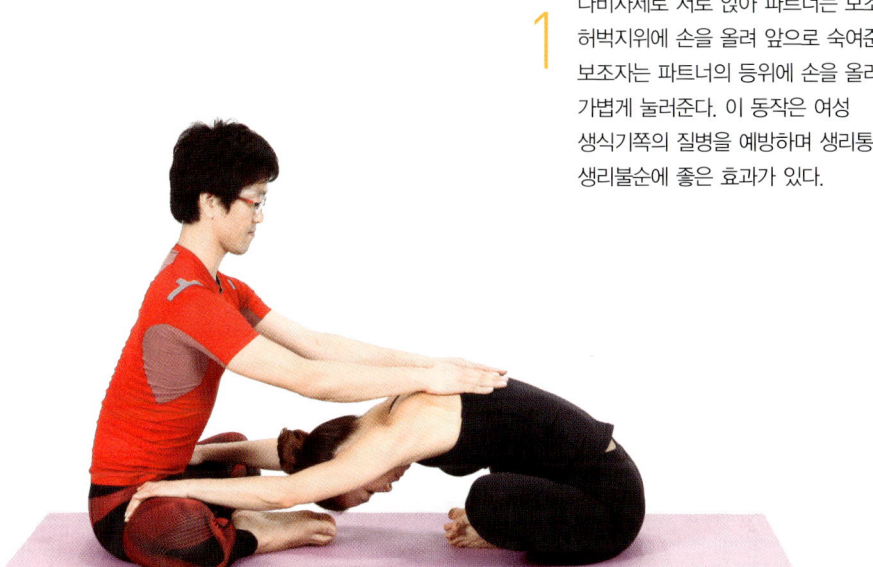

2 파트너는 다리를 옆으로 벌릴 수 있는 만큼 벌려주며 보조자는 파트너의 발목에 발바닥을 붙여준다. 파트너는 앞으로 숙일 수 있는만큼 숙여주며 보조자는 등에 손을 올려 가볍게 눌러준다.

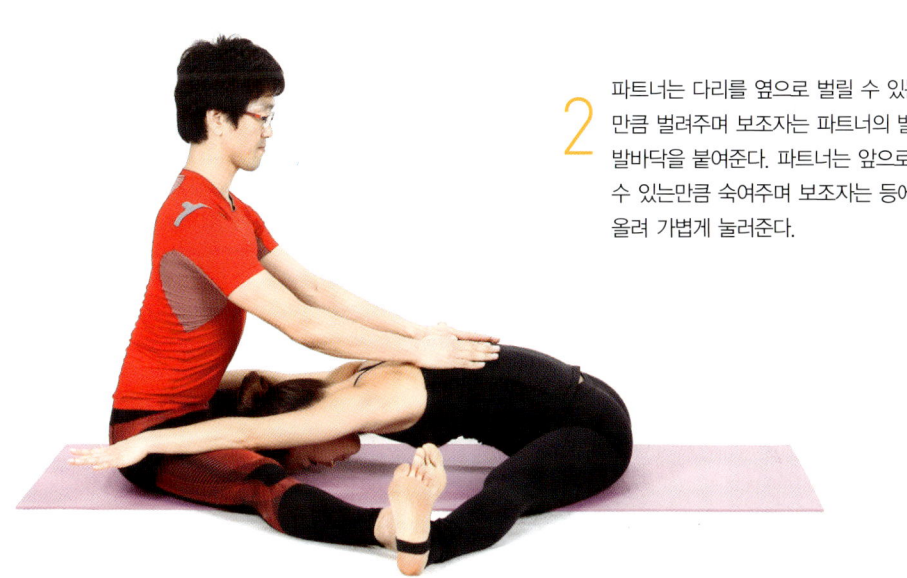

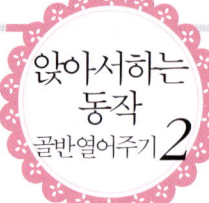

앉아서하는 동작
골반열어주기 2

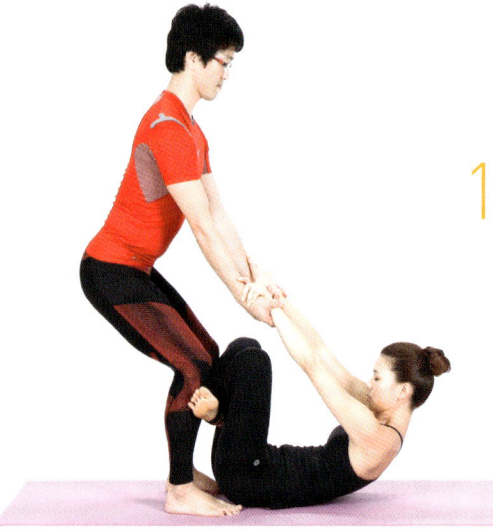

1 파트너는 다리를 X자로 만들어 주며, 보조자는 무릎을 살짝 굽혀 파트너의 정강이에 무릎을 대어준다.

2 보조자는 파트너를 위로 당겨 들어 올리며, 무릎을 조금 굽혀 파트너가 중심을 잡도록 한다.

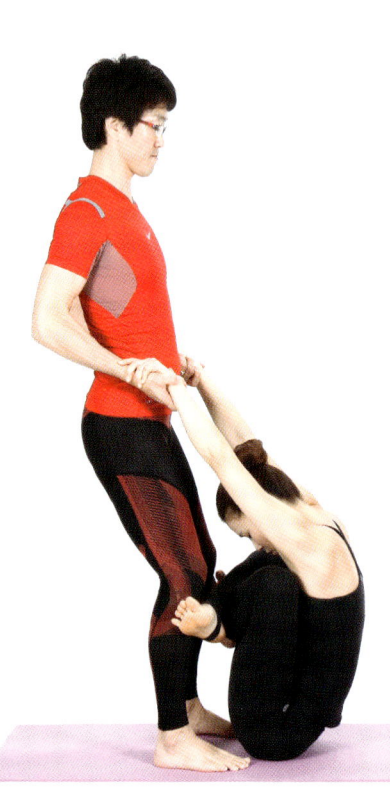

3 파트너가 중심이 잡히면 무릎을 완전히 편 후, 보조자는 파트너를 위로 최대한 당겨본다.

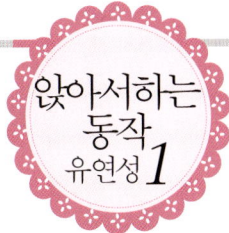

앉아서하는 동작 유연성 1

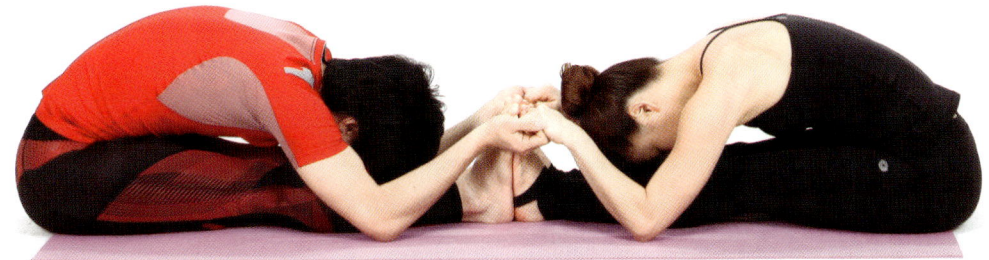

서로 발바닥을 마주 댄 후, 손을 마주잡아 상체를 앞으로 숙여주며 팔꿈치가 땅에 닿을 수 있으면 닿도록 해본다. 이 동작은 하체비만과 복부비만을 예방하며 등의 통증을 완화시킨다.

유연성 2

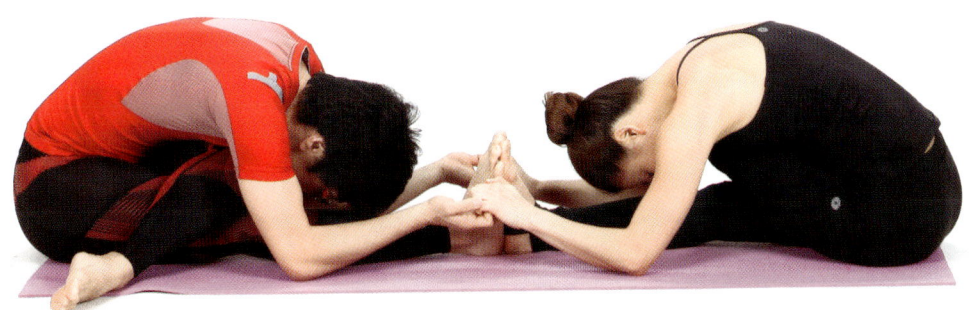

서로 같은 발을 들어올려 반대쪽 허벅지 위를 넘겨 걸어준다. 서로 손을 마주잡고 앞으로 숙여주며 팔꿈치가 땅에 닿거나 이마가 정강이에 닿을 수 있으면 닿도록 해본다. 고관절과 다리 뒤쪽의 유연성을 길러준다.

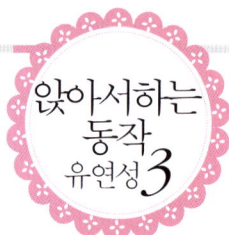

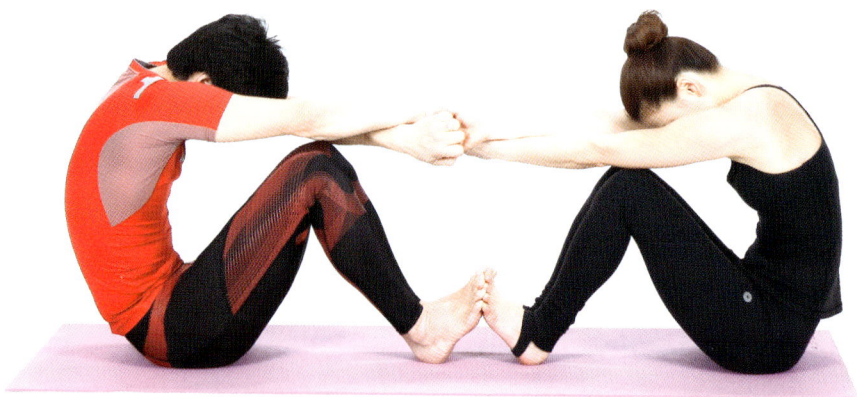

1. 서로 발 끝을 마주대고 손은 교차하여 잡아주며 머리를 깊이 숙여 등을 새우처럼 만들어 준다. 이 동작은 복부의 내장기관을 마사지해주며 어깨와 등의 통증을 완화시킨다.

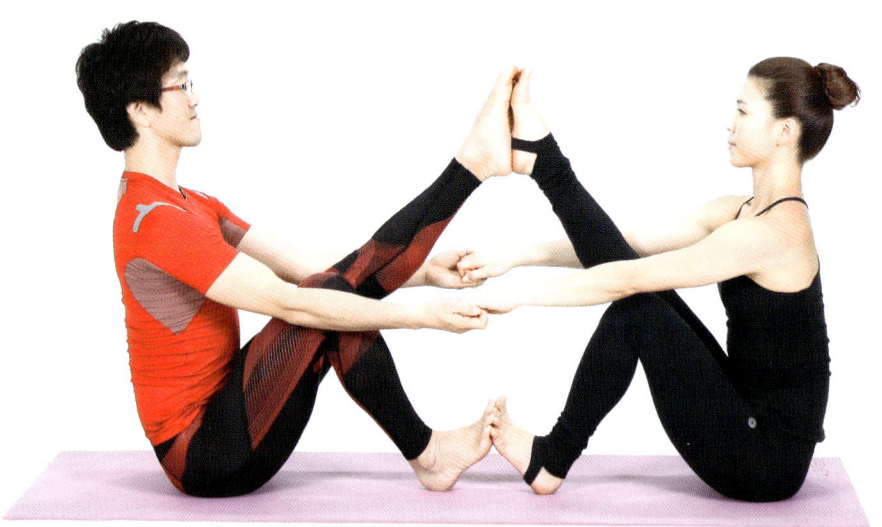

2. 서로 손을 마주잡고 같은 방향의 발을 한발씩 들어 올리며 각 각 5초씩 유지한다.

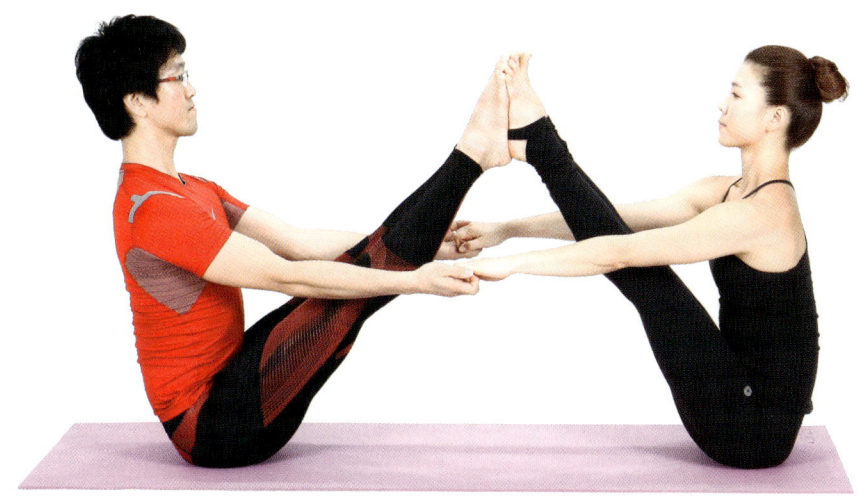

3 이번에는 두 발을 들어 올리며 허리와 등을 곧게 펴고 자세를 완성한 후, 10초간 동작을 유지한다.

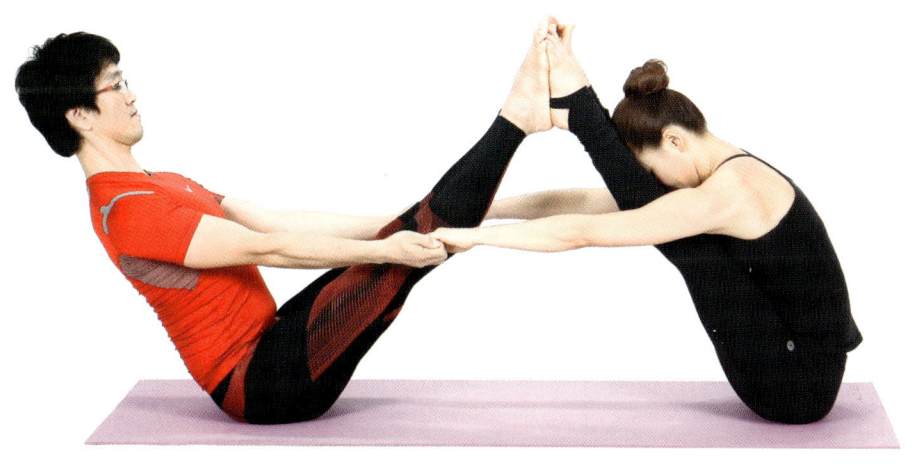

4 앞의 동작이 완성된 후, 한단계 난이도를 높여 보조자는 뒤로 이동하며 파트너는 앞으로 깊이 숙여 5초간 유지하며 각 각 서로 반복한다.

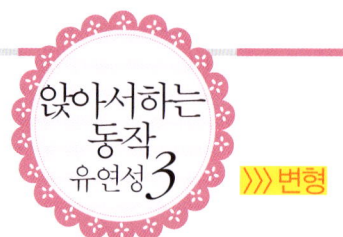
>>> 변형

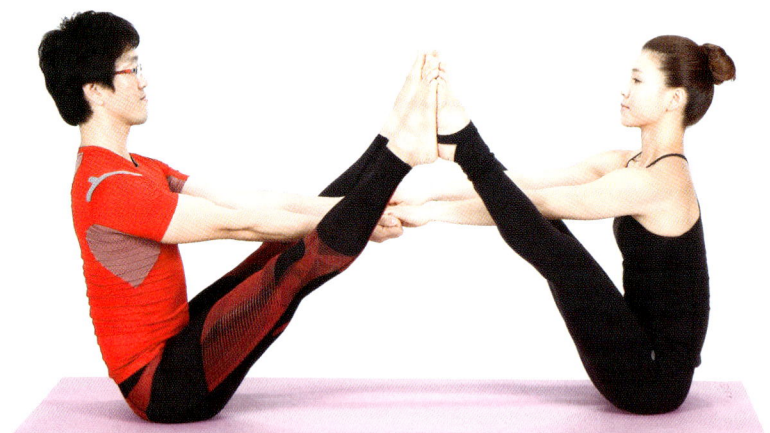

1. 두 발을 들어올려 다리를 골반넓이로 벌린 후, 두 손은 다리 안쪽으로 넣어 중심을 잡고 10초간 자세를 유지한다.

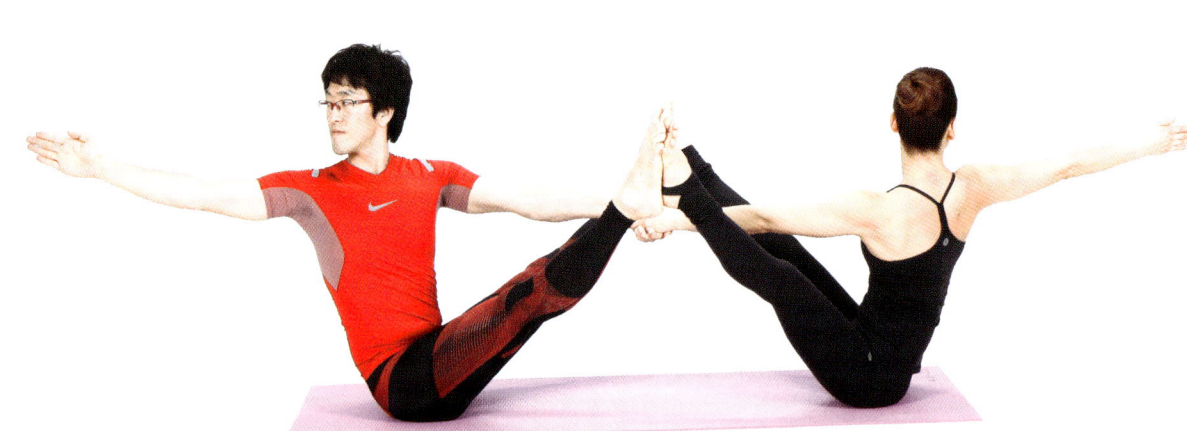

2. 앞의 자세가 완성되면 반대 손을 엇갈려 잡고 손을 뒤로 보내 몸을 비틀어 준 후 자세를 5초간 유지하며, 한쪽씩 자세를 만들어 본다.

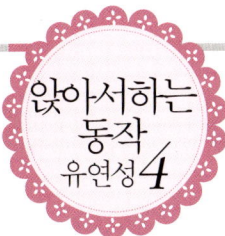

앉아서하는 동작 유연성 4

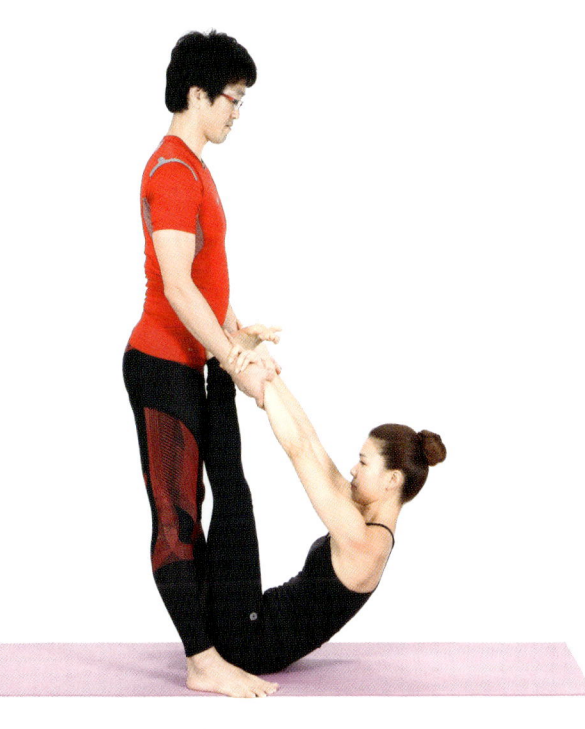

1. 발끝을 몸쪽으로 당겨 뒤꿈치를 보조자의 아랫배에 올려 놓으며 보조자는 파트너의 손목을 잡아 앞으로 가볍게 당겨준다.

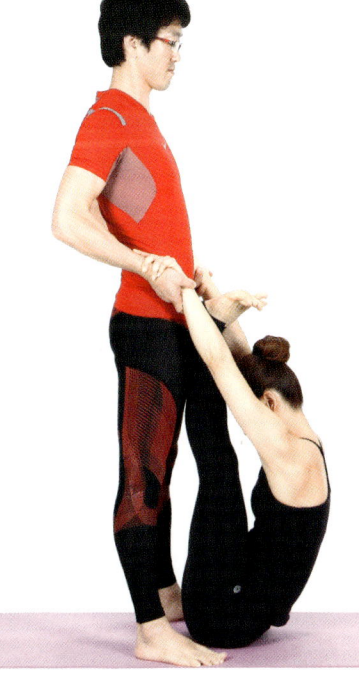

2. 보조자는 파트너의 유연성이 있으면 아랫배를 밀어주며 두 손은 몸쪽으로 끌어 당겨 몸이 접히도록 한다.

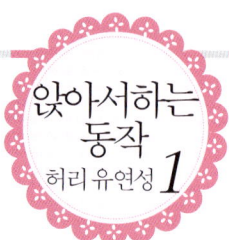

앉아서하는 동작
허리 유연성 *1*

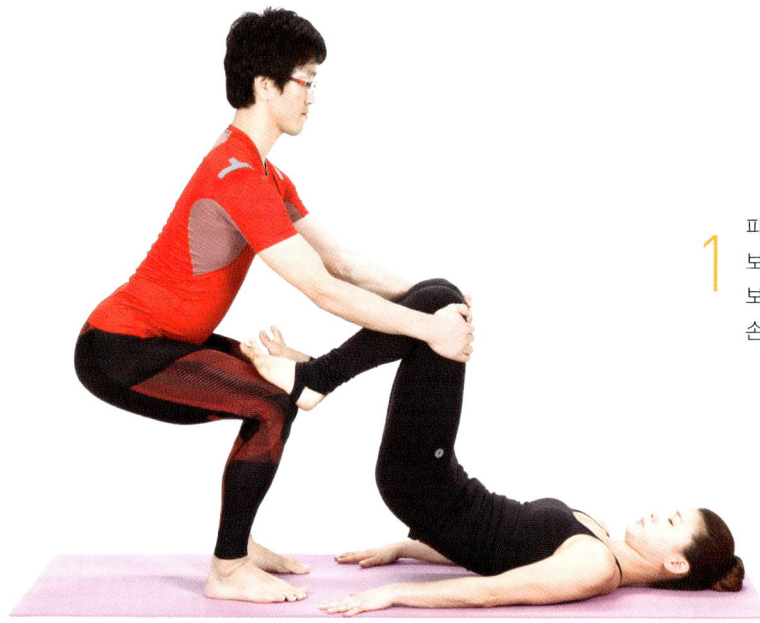

1 파트너는 발바닥의 가운데 부분을 보조자 무릎 위에 올려놓으며 보조자는 파트너의 무릎 위쪽을 두 손으로 잡아준다.

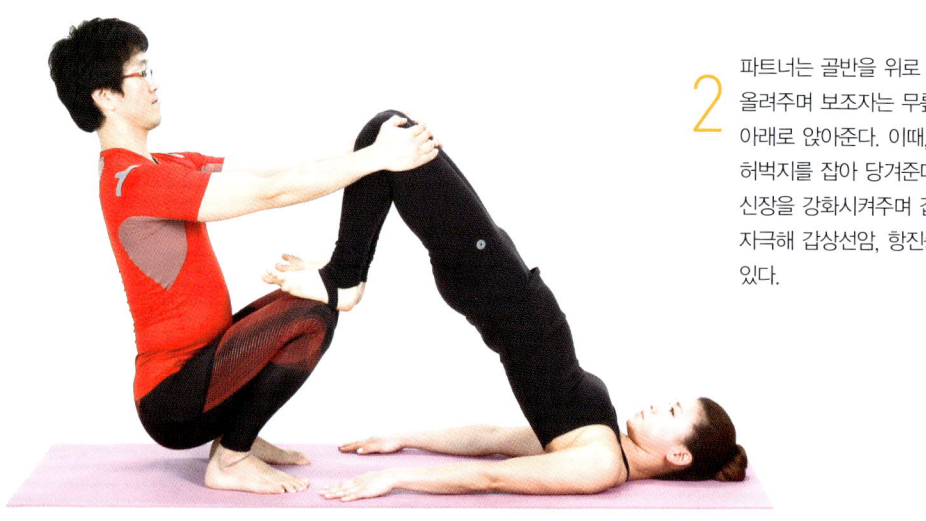

2 파트너는 골반을 위로 최대한 올려주며 보조자는 무릎을 굽혀 아래로 앉아준다. 이때, 두손은 허벅지를 잡아 당겨준다. 이 동작은 신장을 강화시켜주며 갑상선쪽을 자극해 갑상선암, 항진증에 효과가 있다.

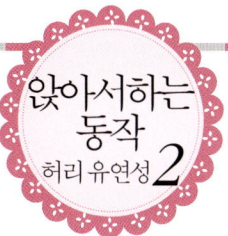

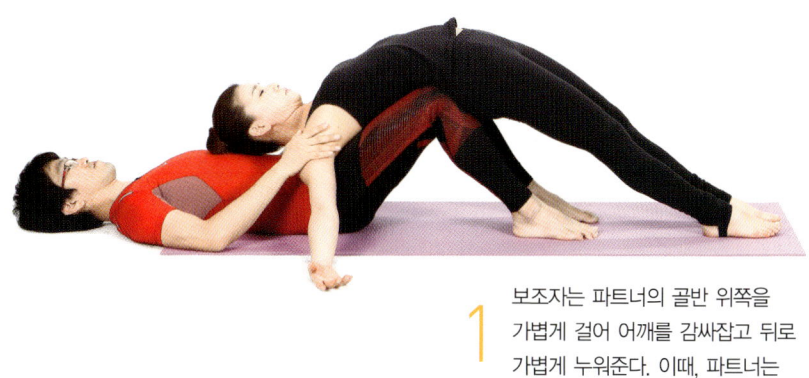

1 보조자는 파트너의 골반 위쪽을 가볍게 걸어 어깨를 감싸잡고 뒤로 가볍게 누워준다. 이때, 파트너는 몸의 힘을 최대한 빼며 10초간 자세를 유지한다.

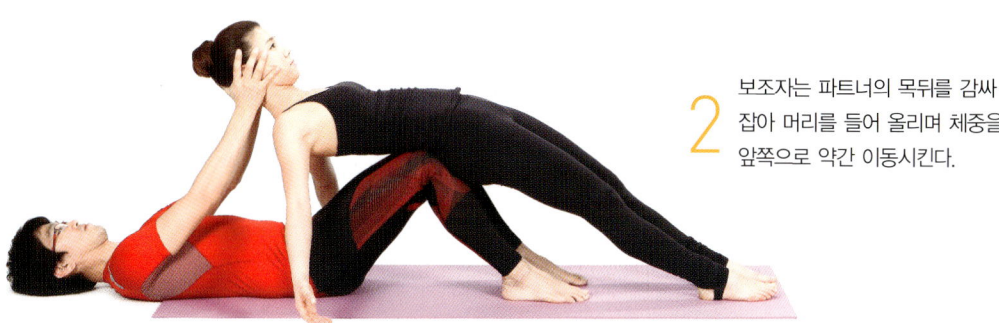

2 보조자는 파트너의 목뒤를 감싸 잡아 머리를 들어 올리며 체중을 앞쪽으로 약간 이동시킨다.

3 보조자는 상체를 일으켜 주며 파트너가 안전하게 내려올 수 있도록 도와준다.

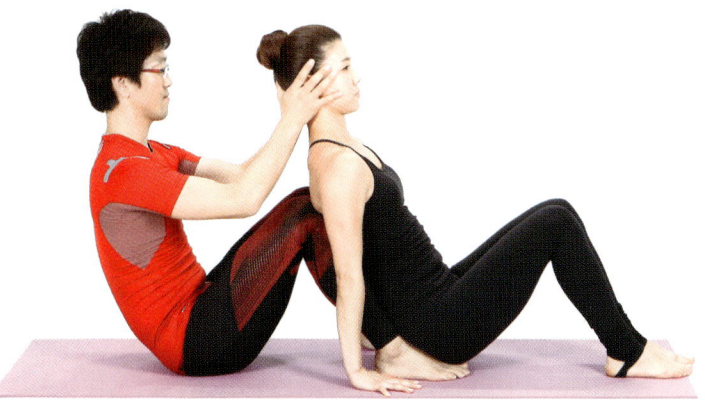

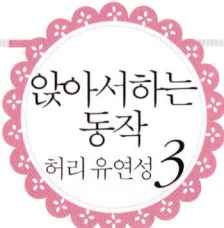

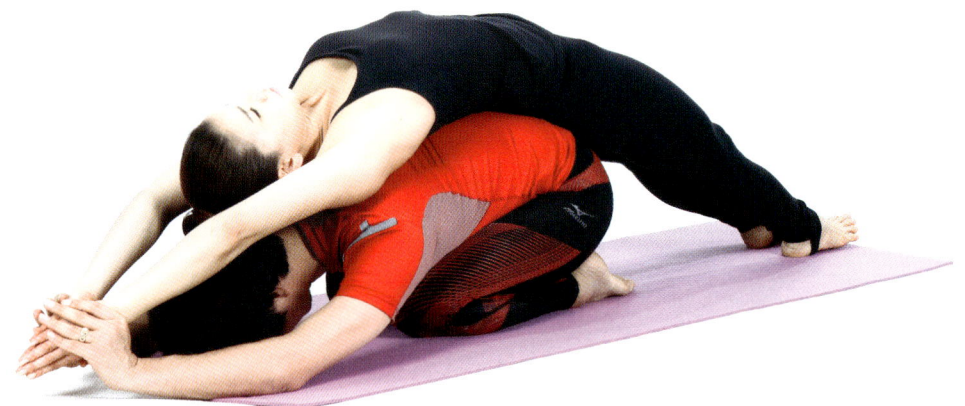

서로 등을 대고 누워 파트너는 보조자 엉덩이 위쪽에
앉아주며 보조자는 파트너의 손목을 잡고 앞으로 숙여준 후,
파트너는 척추와 다리의 힘을 빼며 자세를 10초간 유지한다.

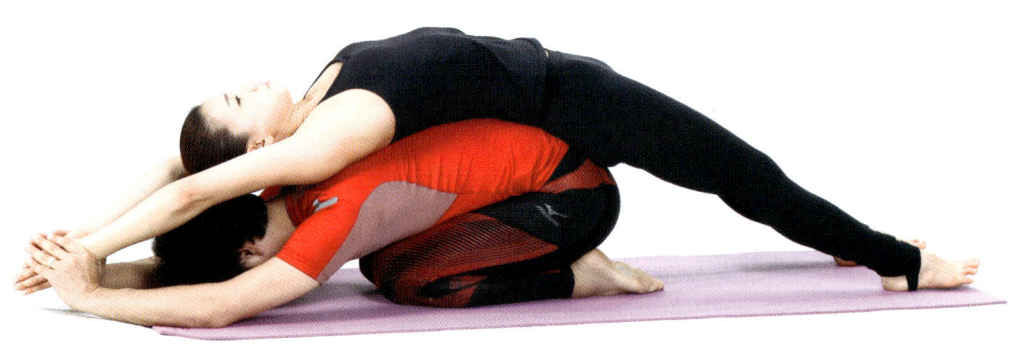

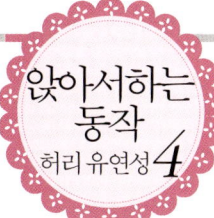

앉아서하는 동작
허리 유연성 4

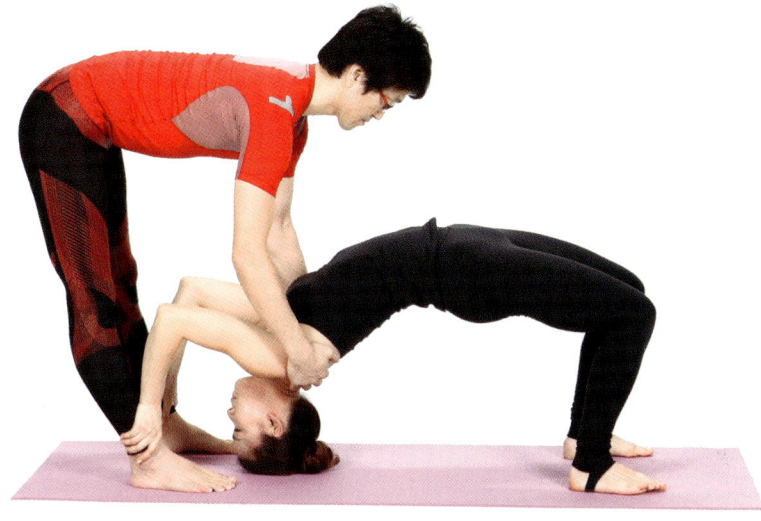

1 파트너는 다리를 골반넓이로 벌린 후 보조자의 발목을 잡고 몸 전체를 들어 올려 정수리를 바닥에 대며, 보조자는 파트너의 어깨를 잡아 올라오는 것을 도와준다.

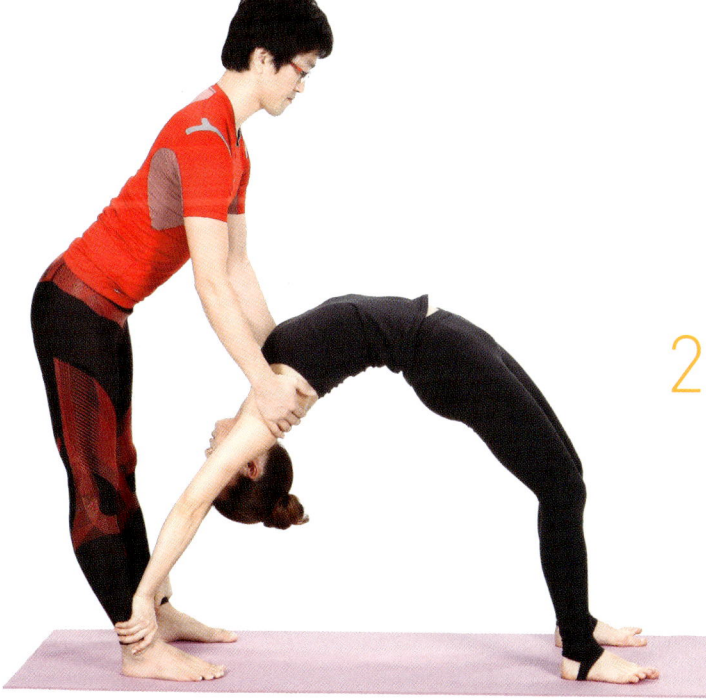

2 파트너는 허리에 무리가 가지 않는 선에서 팔과 다리를 펴본다. 이 동작은 척추의 유연성과 영양 및 산소를 공급해준다.

어깨 유연성 및 통증완화 1

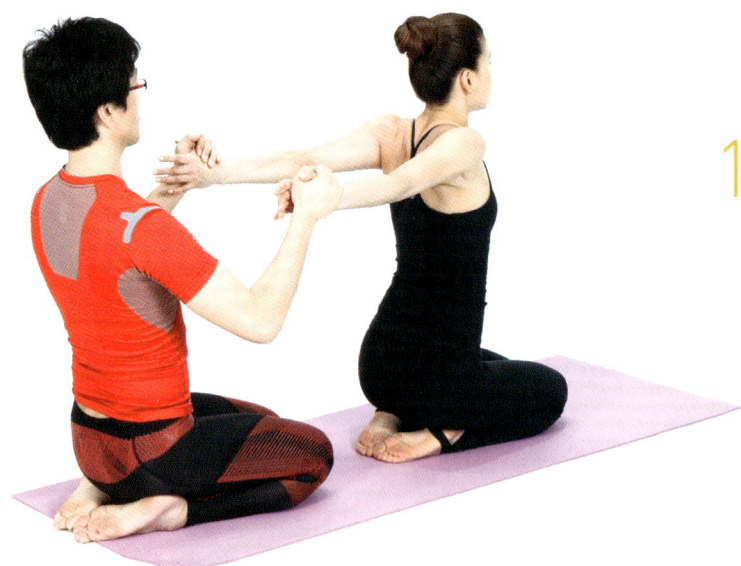

1. 파트너는 두 팔을 옆으로 벌려 뒤로 보내주며 보조자는 파트너의 엄지손가락을 감싸 손을 잡아준다.

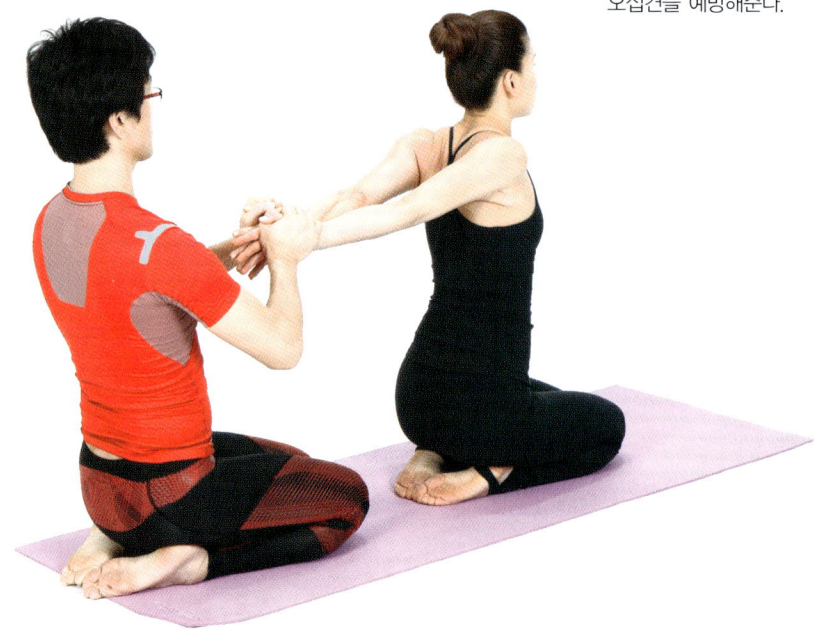

2. 보조자는 파트너의 어깨에 무리가 가지 않는 선에서 손등을 서로 가깝게 닿을 수 있도록 가져가 본다. 이 동작은 어깨의 유연성과 오십견을 예방해준다.

어깨 유연성 및 통증완화 2

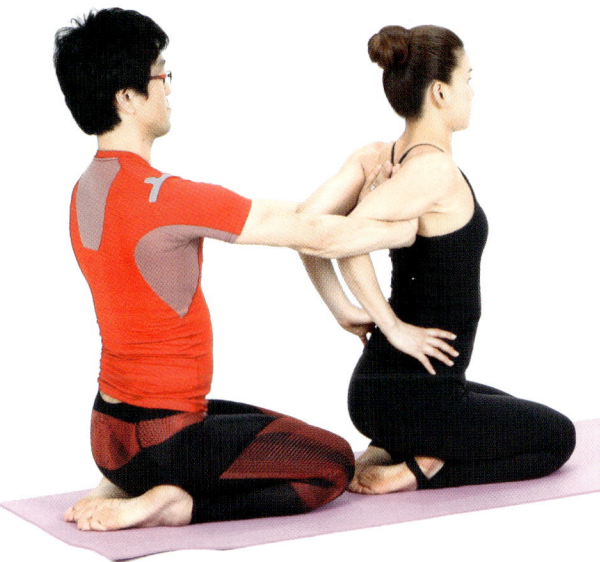

1. 파트너는 두 손을 옆구리 위에 올려주며 보조자는 두 손을 바깥쪽에서 안쪽으로 팔 사이에 손을 넣어주며 두 손은 어깨 뒤에 받쳐준다.

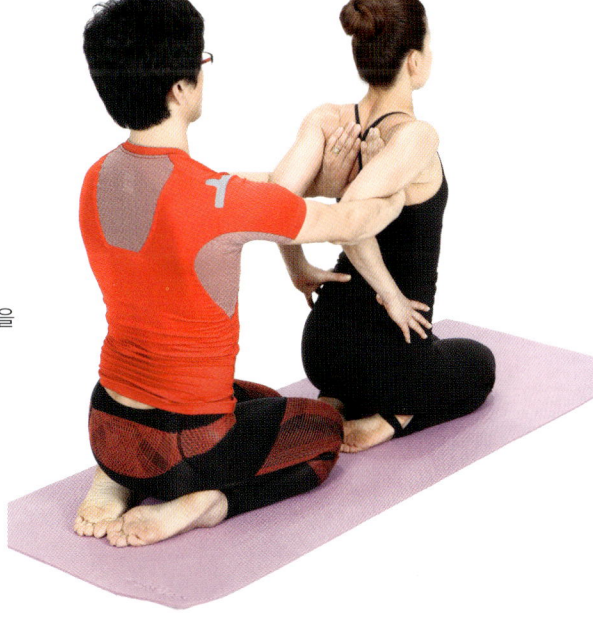

2. 그런 후, 보조자는 두 팔을 펴 줄수 있는 만큼 편다.

어깨 유연성 및 통증완화 3

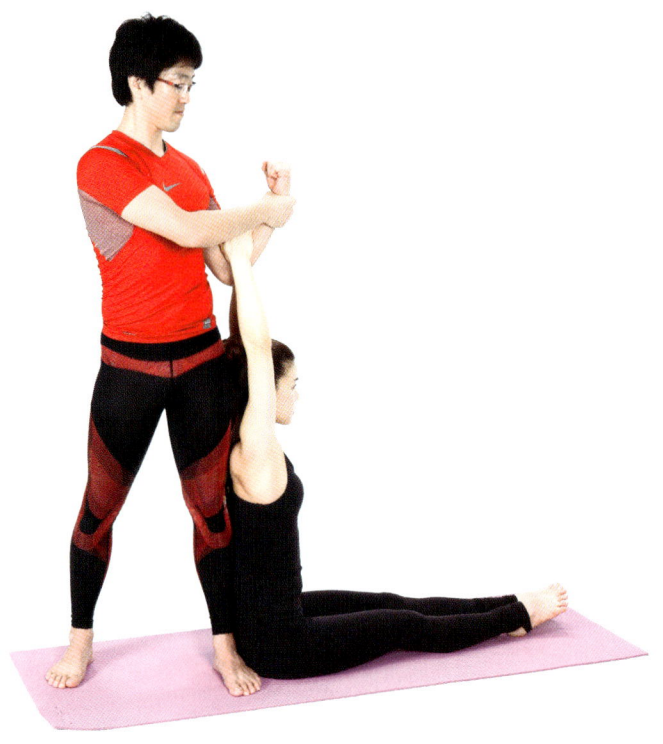

1. 파트너는 다리를 앞으로 펴고 두 손을 깍지껴서 위로 올려주며 보조자는 한쪽 팔을 파트너의 손에 걸어준다.

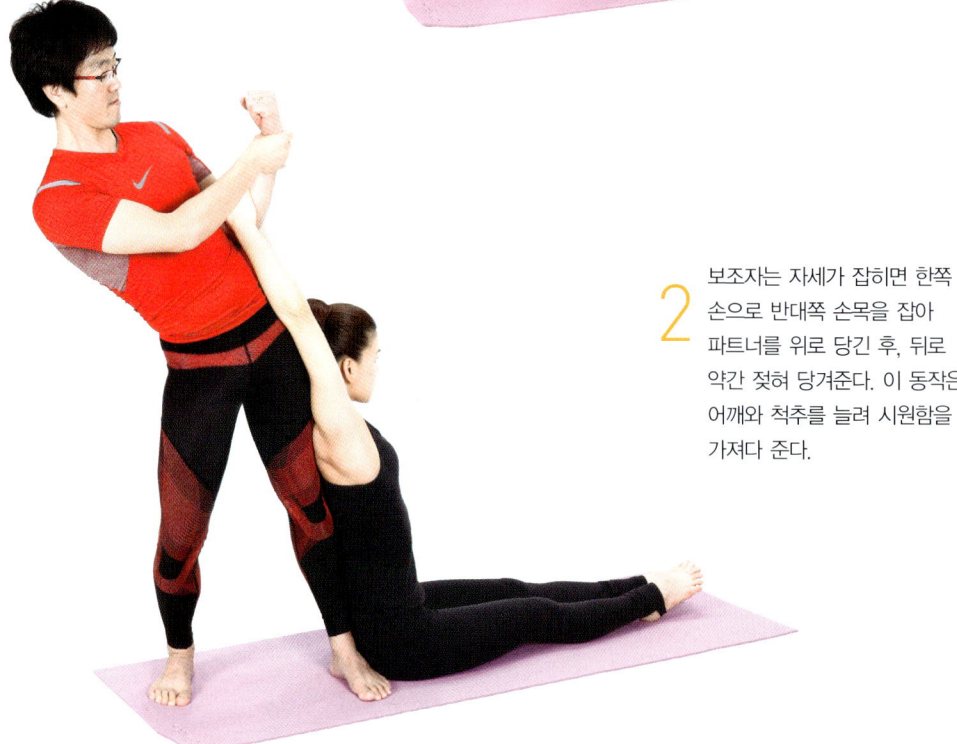

2. 보조자는 자세가 잡히면 한쪽 손으로 반대쪽 손목을 잡아 파트너를 위로 당긴 후, 뒤로 약간 젖혀 당겨준다. 이 동작은 어깨와 척추를 늘려 시원함을 가져다 준다.

어깨 유연성 및 통증완화 4

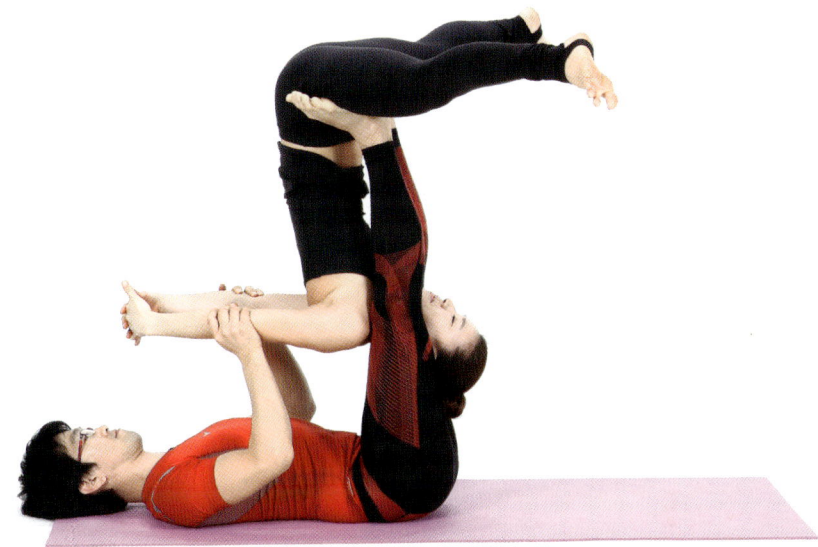

1. 보조자는 파트너의 허벅지와 골반 사이에 두 발을 걸어주며 파트너를 들어올려 앞으로 숙여준 후, 파트너는 두 손을 등 뒤에서 깍지를 껴 잡아준다.

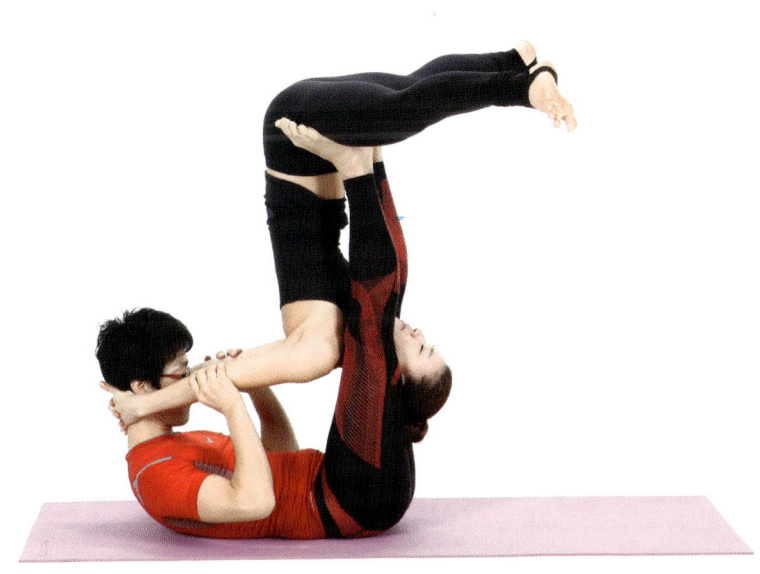

2. 보조자는 파트너의 두 손을 잡고 머리를 들어 올리며 파트너의 두 손을 목뒤로 가져가 걸어준다.

티칭법 1

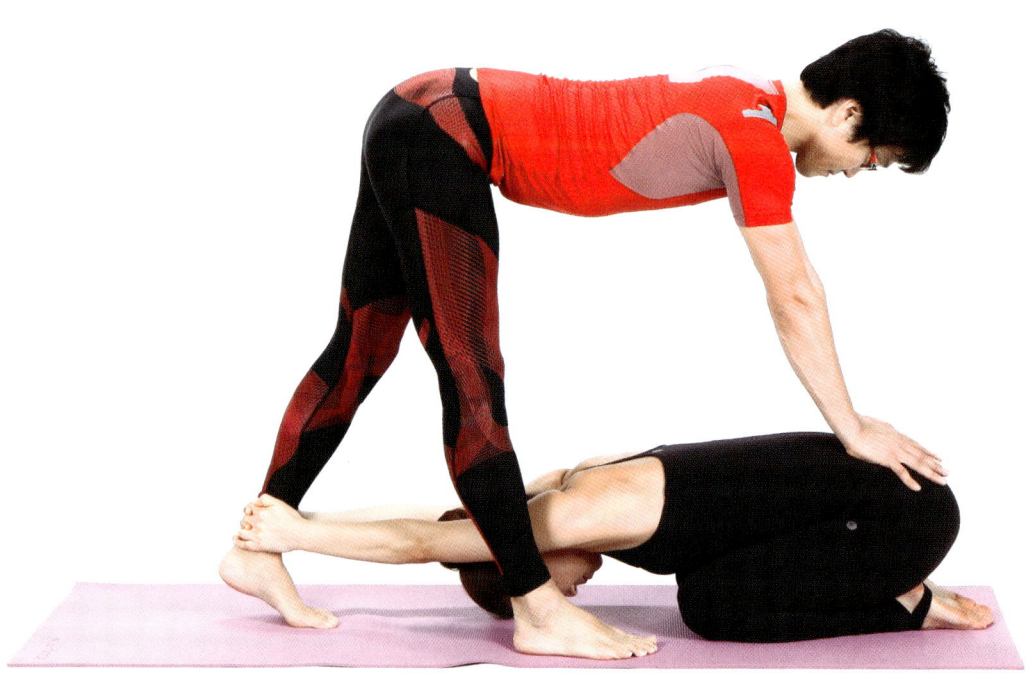

파트너는 아기자세로 앉아주며 두 손으로 보조자의 발목을 잡아준다. 이때, 보조자는 두 손으로 잡은 발을 뒤로 보내주며 파트너의 골반을 잡아 눌러준다. 이 동작은 어깨와 척추를 늘려 통증을 완화시킨다.

티칭법 2

1. 파트너는 견상자세를 만들어주며 보조자는 파트너의 골반을 잡아 대각선 위쪽 방향으로 밀어준다.

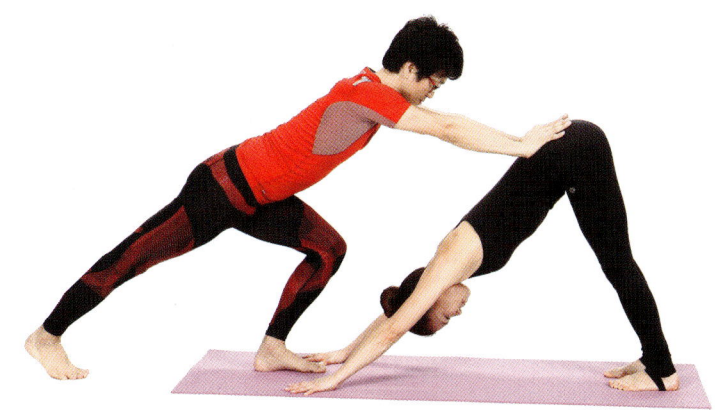

2. 보조자는 파트너의 골반을 두 손으로 걸어주며 체중을 뒤로 실어 당겨준다.

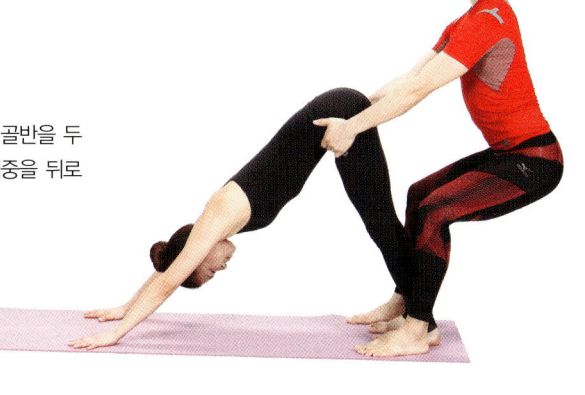

3. 보조자는 파트너의 옆쪽 고관절과 골반을 두 손을 깍지껴서 걸어주며 체중을 뒤쪽으로 실어 당겨준다. 이 동작은 고혈압에 좋으며 몸의 피로를 풀어주는데 도움이 된다.

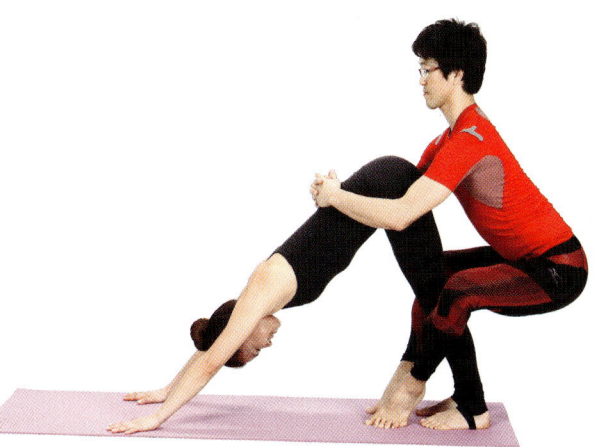

티칭법 3

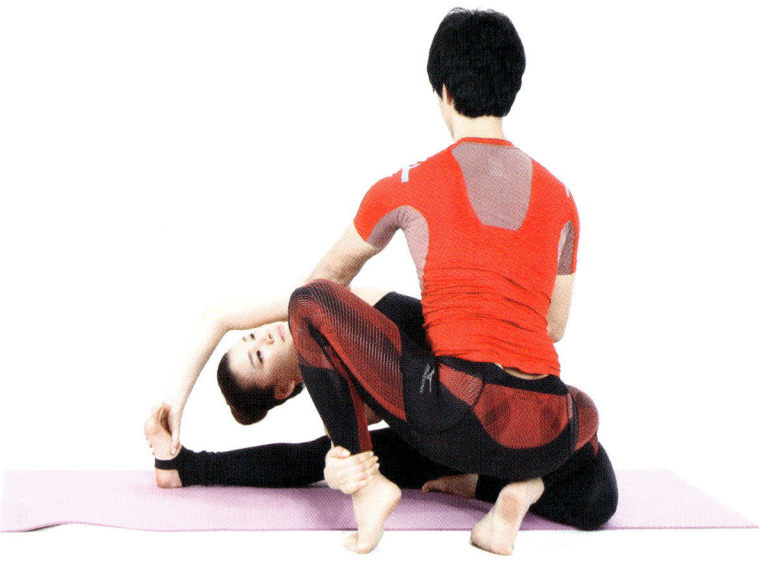

보조자는 파트너의 허벅지 위를 한쪽 무릎으로 눌러주며 파트너는 보조자의 반대쪽 발목을 잡아준다. 이때 보조자는 파트너가 잡은 발을 뒤로 빼주며 두 손은 겨드랑이와 옆구리 쪽에 손을 잡아 밀어주어 옆구리를 최대한 늘려준다.

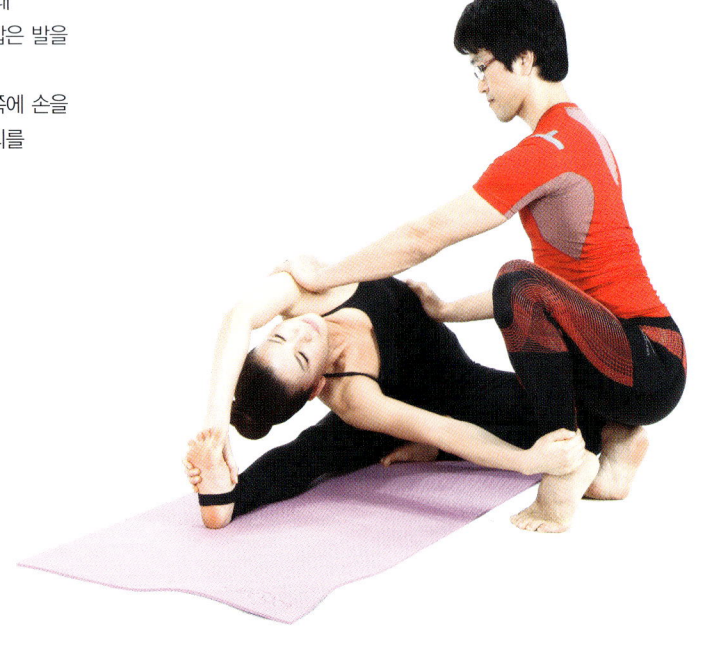

티칭법 4

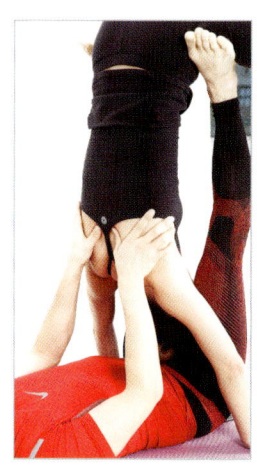

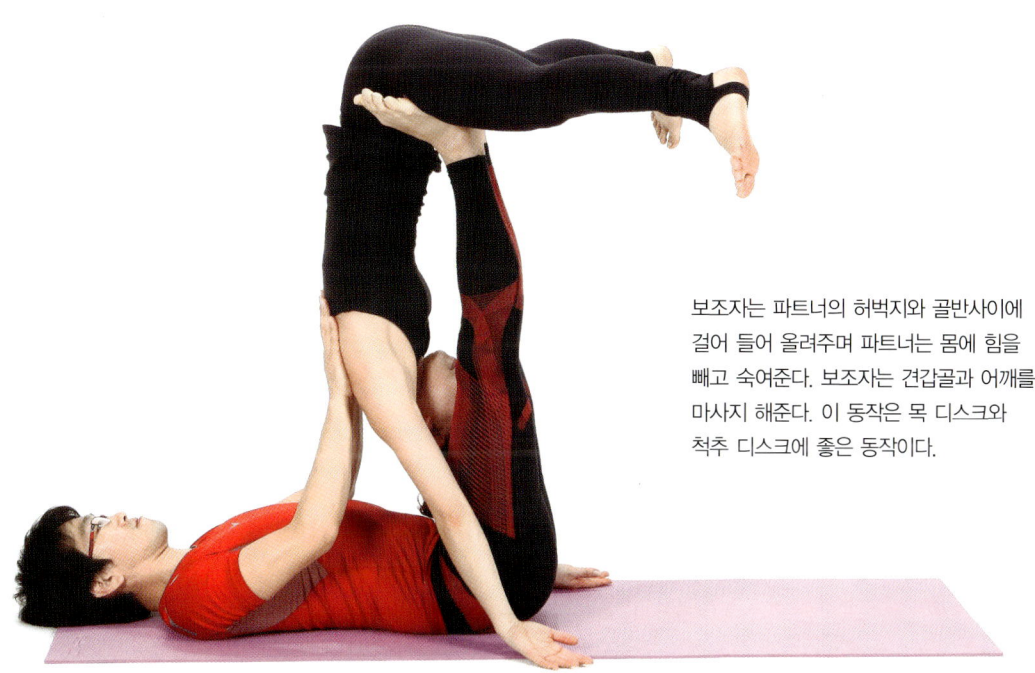

보조자는 파트너의 허벅지와 골반사이에 걸어 들어 올려주며 파트너는 몸에 힘을 빼고 숙여준다. 보조자는 견갑골과 어깨를 마사지 해준다. 이 동작은 목 디스크와 척추 디스크에 좋은 동작이다.

티칭법 5

보조자는 한쪽 무릎은 바닥에 한쪽 무릎은 보조자의 허벅지를 눌러주며 한쪽 손은 파트너의 반대쪽 손을 잡아 당겨주며 반대쪽 손은 팔꿈치를 잡아 밀어준다. 이 동작은 옆구리 살을 빼는데 도움이 된다.

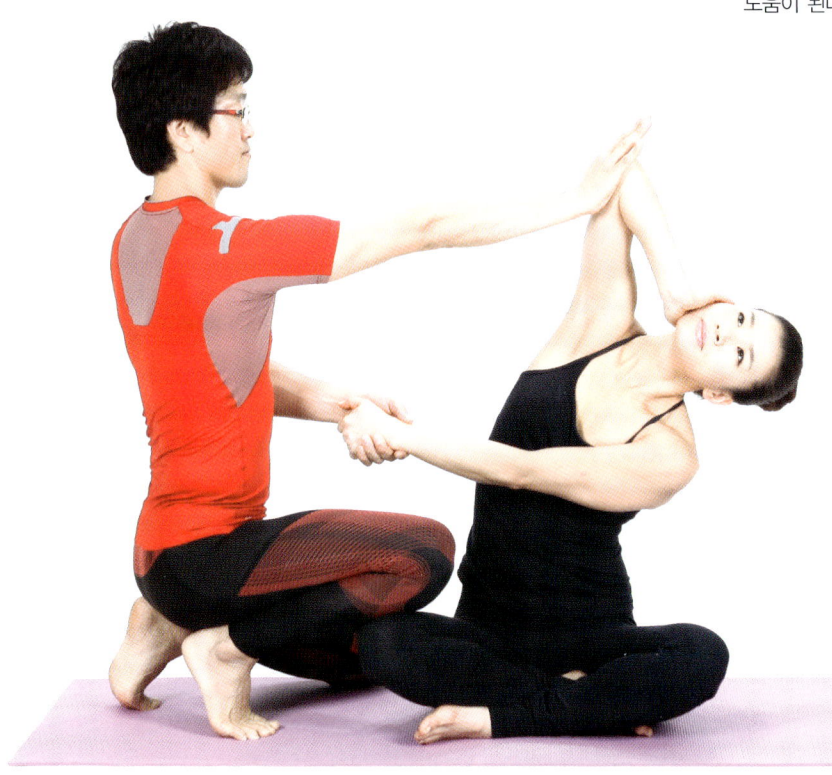

티칭법 6

1 파트너는 편하게 앉은 후, 두 손을 머리 뒤에서 깍지껴서 잡아준다. 보조자는 파트너의 팔 안쪽을 잡고 발은 허벅지를 가볍게 누른 후 상체를 위로 당겨준다.

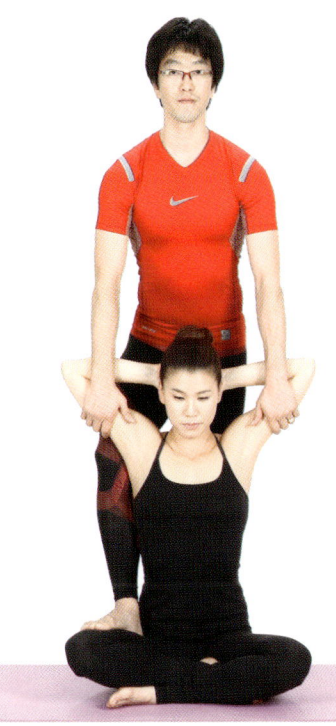

2 앞의 동작에서 상체를 위로 당겨준 후 무릎과 허벅지를 이용해 몸을 회전시켜 비틀어 준다.

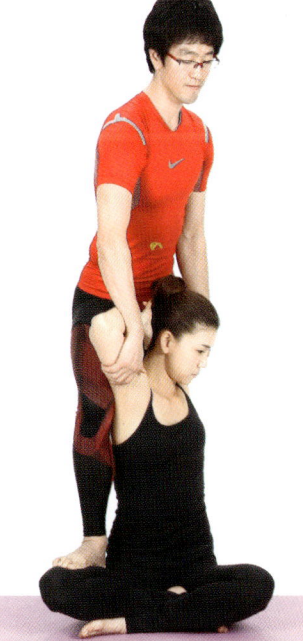

티칭법 7

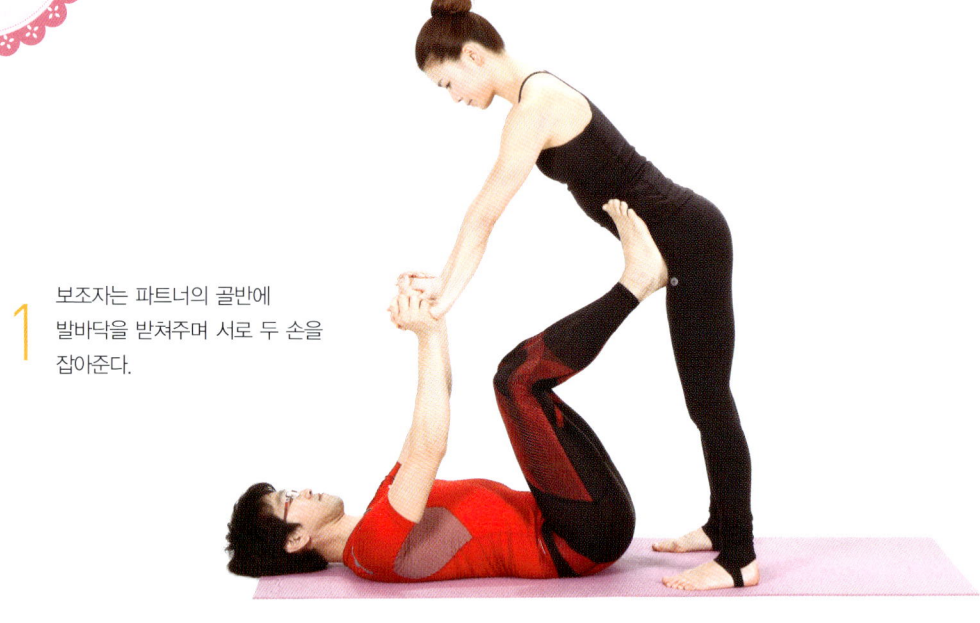

1. 보조자는 파트너의 골반에 발바닥을 받쳐주며 서로 두 손을 잡아준다.

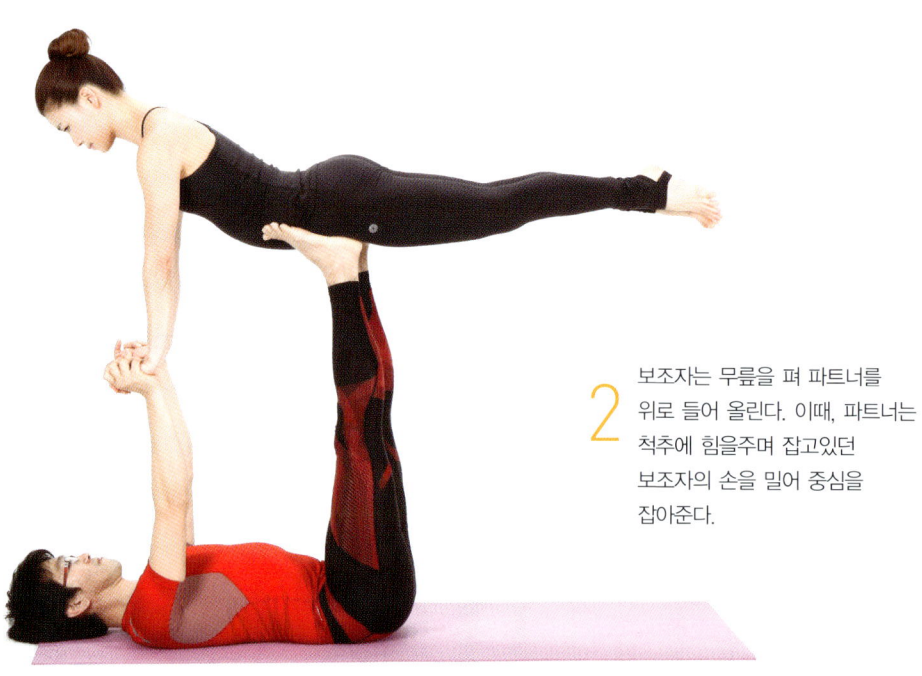

2. 보조자는 무릎을 펴 파트너를 위로 들어 올린다. 이때, 파트너는 척추에 힘을주며 잡고있던 보조자의 손을 밀어 중심을 잡아준다.

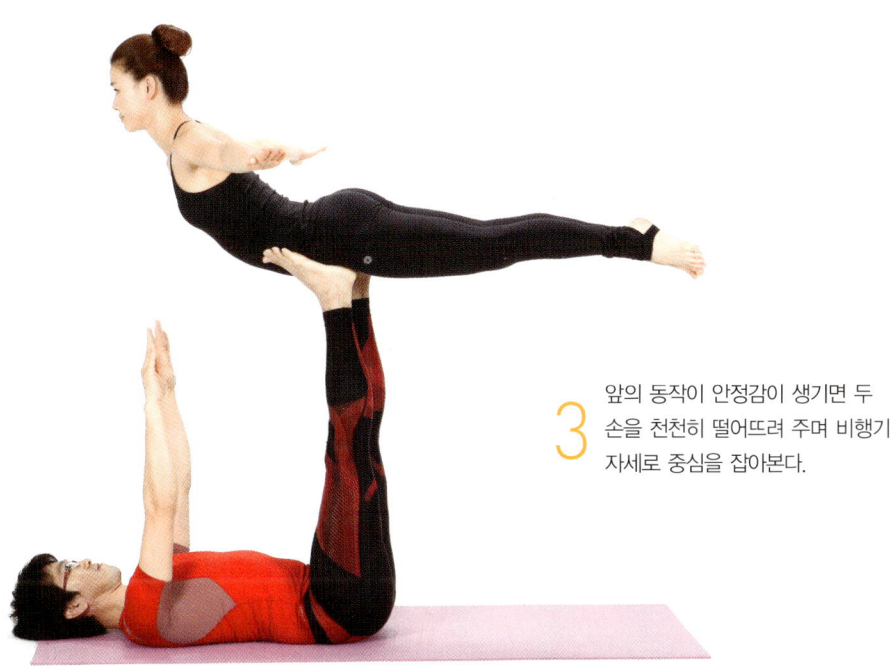

3 앞의 동작이 안정감이 생기면 두 손을 천천히 떨어뜨려 주며 비행기 자세로 중심을 잡아본다.

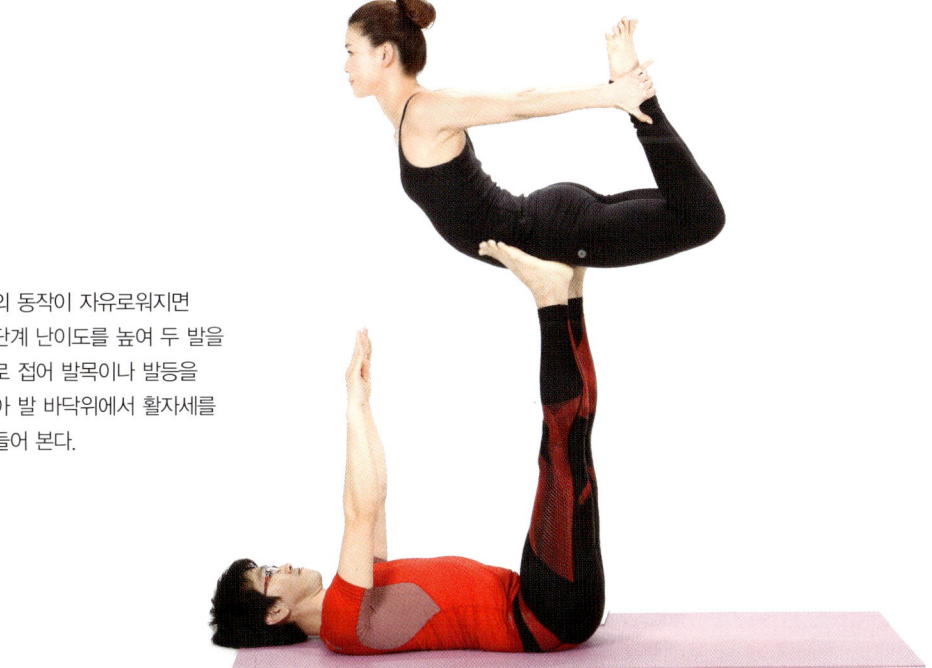

4 앞의 동작이 자유로워지면 한단계 난이도를 높여 두 발을 뒤로 접어 발목이나 발등을 잡아 발 바닥위에서 활자세를 만들어 본다.

명상에 대하여

1. 명상이란?

고요히 눈을 감고 정신과 마음(감각)을 한 곳에 집중하여 자신을 둘러싸고 있는 정신적·육체적 고통에서 벗어나 마음의 평온을 얻는 것으로 종교(힌두교, 불교, 도교 등)에서는 수행을 위한 방법으로 많이 이용되어지고 있다.

힌두교에서 종교적으로는 깨달음·해탈의 경지에 오른 상태를 말하고 있고, 전통적으로는 요가의 하나의 흐름으로 라자 요가(raja-yoga)라고 한다.

요가의 수행체계는 크게 명상법(라자 요가), 선행법(카르마 요가), 육체적(하타 요가)로 나뉘는데, 요가의 입장에서 본 명상은 여러 단계의 수행체계를 거쳐 행하여진다.

먼저 윤리적인 가르침을 배우며, 육체적으로 수행을 하여 몸을 부드럽게 만드는 아사나를 행한다. 아사나는 명상에서 가장 중요한 바른 호흡을 행하기 위해 꼭 필요한 부분으로, 되도록 배로 호흡을 천천히 마시고 내쉬는 것이 중요하다.

이런 외적인 수행을 거쳐 내적인 단계에 이르게되면 마음을 한 곳에 집중시켜 흩어지지 않게 하며 순수하고 맑아지는 상태, 정신이 최고조로 집중되어 평온한 마음을 오랫동안 유지시킬 수 있으며 행복한 삶을 살아갈 수 있을 것이다.

현대사회에서는 많은 스트레스로부터 의식을 분리하여 심리적 안정과 육체적 휴식을 주어 건강한 몸을 만들게 하는 방법으로 명상을 하기도 한다.

2. 명상이 뇌파에 미치는 영향

2009년 한국을 방문한 미국 하버드대 의대 크리스토퍼 거머(Christopher Germer) 교수는 "마음챙김(mindfulness)이라는 불교의 명상수행법이 미국에서 심리치료에 널리 확산돼 있으며 심리치료가의 40% 이상이 이 명상법을 쓰고 있다"고 말했다. 미국에서는 매년 명상 관련 논문 1200여 편이 심리학이나 의학 학술지에 발표되고 있으며 그에 따르면 뇌파 명상을 할 때 뇌에 변화가 일어난다고 한다. 뇌의 활동은 기본적으로 전기적 활동을 하며 뇌에 자극이 오면 뇌 속에 있는 신경세포들은 전기적 펄스를 내고 이러한 펄스가 모여 특정한 형태로 나타난 것을 뇌파(EEG)라고 부른다. 과학자들은 뇌파의 변화를 통해 마음의 변화를 유추할 수 있다고 말한다. 이 가운데 특히 명상하는 동안 나타나는 뇌파가 세타파다.

오랫동안 명상을 수행한 사람은 명상을 하지 않는 평소에도 세타파를 쉽게 보여줄 수 있다. 다시 말해 임의대로 세타파를 낼 수 있는 것이다. 일반인들도 어떤 통찰이나 창의적인 생각이 일어나는 순간 세타파를 경험한다.

즉 세타파 발생은 어떤 통찰이나 직관적 깨달음이 일어날 때 나타나는 현상이라고 할 수 있다. 명상은 세타파를 발생시켜 인지기능을 높여주는 것 외에 신체적 실행능력도 탁월하게 발휘할 수 있도록 해준다. 운동 경기에서 대기록을 수립한 사람들은 경기 도중 명상과 비슷한 무념무상의 상태에 이른다고 한다. 즉 세타파가 발생해 고통, 피로감, 실패에 대한 공포감 등 온갖 생각이 사라지고 최고 경지의 쾌감만이 뒤따른다고 한다.

3. 명상과 전두엽의 활성관계

사람들이 불안이나 분노, 우울과 같은 불쾌한 감정을 느낄 때 활성을 보이는 뇌 부위는 편도체와 우측 전전두피질이다. 반대로 낙천적이고 열정에 차 있고 기력이 넘치는 긍정적 감정상태에 있을 때는 좌측 전전두피질이 활기를 띠게 된다. 다시 말해, 오른쪽 전전두피질이 활발해지면 불행과 고민이 많아지고, 왼쪽 반구가 활발해지면 행복해지고 열정에 찬다는 것이다. 극단적으로 오른쪽 전전두 쪽으로 활동성이 기울어져 있는 사람은 임상적으로 우울이나 불안장애를 보인다.

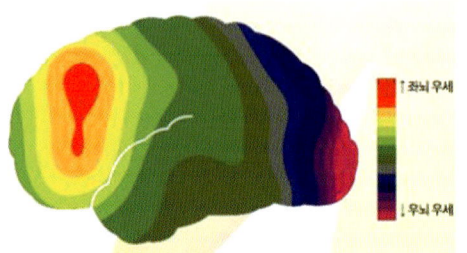

출처:Pychoi.Sci

● 명상하면 좌뇌 전두엽 활성화

긍정적인 감정상태에서는 왼쪽 전전두피질이 더 활발하고 부정적인 감정상태에서는 오른쪽 전전두피질이 더 활발하다. 뇌파(알파파) 강도의 좌뇌와 우뇌 차이를 표현한 이미지로 왼쪽 전전두피질이 더 활발하다. 명상 수행자들이 보이는 패턴이다.

데이비슨 박사는 1만~5만 5000시간 명상수행을 해온 티베트 승려 175명을 대상으로 fMRI를 촬영한 결과 한 사람의 예외도 없이 좌측 전전두엽의 활동이 우측 전전두엽에 비해 우세함을 발견했다. 이처럼 오랜 명상수행은 뇌의 활동성을 바꿔놓아 행복한 마음의 세계로 인도한다.

4. 명상이 삶에 미치는 영향

2000년대에 들어와 명상이 스트레스 관련 질환을 치료하는 데 유용하게 활용될 수 있으며 면역기능도 강화시킨다는 사실이 알려졌다.

미국 애리조나대 심리학자 샤피로(Francine Shapiro) 박사팀은 유방암 환자에게 명상프로그램을 적용한 결과 수면의 질이 향상됐음을 발견하고 이때 명상 시간이 길수록 수면 후의 상쾌함도 큰 것으로 나타났다.

현대사회에서 명상이 큰 도움이 될 집단 4곳을 꼽는다면 먼저 만성질환으로 시달리는 환자와 그 가족들이다. 만성질환은 몸 뿐 아니라 마음까지 지치게 만들기 때문이다. 두 번째로는 학교다. 신체의 갑작스런 변화로 충동과 욕망을 억제하지 못하는 청소년들은 심할 경우 주의력결핍과잉행동장애(ADHD)를 보이기도 한다. 명상은 이들이 넘치는 에너지를 생산적인 방향으로 돌리는 데 유용할 것이다. 일터의 스트레스 또는 일자리가 없어 오는 스트레스를 극복하는 데도 명상이 도움이 될 것이다. 끝으로 고령화 사회가 진행되면서 삶의 의미를 찾지 못해 방황하는 노인들에게 명상은 보람있는 여생을 설계하는 데 동반자가 될 것이다.

흔히 명상은 특정 종교나 지역에 국한된 수행법이라고 생각하기 쉽다. 그러나 최근 들어 대학에서도 '행복학'이라는 명상 열풍이 불고 있다. 미국 하버드대에서는 심리학자 벤 사하르(Tal Ben-Shahar) 박사가 개설한 행복한 강의에 학부 학생의 20%가 몰려들어 화제가 됐다. 행복이란 객관적 지표에 이르렀을 때 얻는 게 아니라 주관적으로 느끼는 만족감이다. 몸과 마음은 하나이다. 마음이 건강해지면 몸도 건강해진다. 규칙적인 운동과 명상, 충분한 수면과 건강한 식습관, 즐거운 마음가짐이 행복으로 가는 고속도로다. 하루가 다르게 복잡해지는 현대사회에서 명상이 주목받는 이유다.

〈출처〉
매체명 : 과학동아
저자 : 장현남 영남대 명예교수

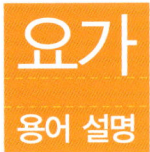

요가 용어 설명

A

Agni(아그니) - 힌두교의 불(火). 또는 불을 다스리는 신(神)과 힘을 뜻한다. 탄트라 요가(Tantar yoga)에서는 중요한 불꽃으로 상징. 하타 요가(Hatha yoga)에서는 인체 하부의 단전(丹田)부위에 불의 기운을 모으는 수행법.

Agni sara(아그니 사라) - 불의 힘 또는 본질. 여섯 가지 전통적인 크리야(정화기법) 중의 하나.

Aham(아함) - 가아(假我). 무지(無知)에서 오는 무상(無常)한 번뇌의 인생으로서의 자기. 진실한 실체로서의 자기를 인식하지 못하는 '나'라는 자아의식. 불멸의 참자기인 진아(眞我: Atman)의 반대 개념.

Ahamkara(아함카라) - '나'라는 존재의식. 자아의식(自我意識). 에고(Ego). '나'라는 정신과 육체적인 감정. 정신적, 육체적 개인의식.

Ahimsa(아힘사) - 다섯 가지 야마 중의 첫 번째(억제). 비폭력(非暴力). 불살생(不殺生)

Ajna chakra(아즈나 차크라) - 미간에 위치한 여섯 번째 영성의 중추.

Anahata chakra(아나하타 차크라) - 심장 부의에 위치한 네 번째 영성의 중추.

Anahata sounds(아나하타 사운드) - 명상 중에 들리는 신비한 소리.

Ananda(아난다) - 정신적인 행복.

Ananta(아난타) - 영원한. 힌두(Hindu)신화에 따라 불멸성을 상징하는 뱀. 영원한 존재로서의 시간성을 나타내는 무한(無限)뱀. 세샤(Shesha)로도 불리며, 그 위에 유지(維持)의 신 비쉬누(Vishnu)가 누워있다.

Angula(앙굴라) - 손가락 넓이의 간격.

Anubhawa(아누바와) - 정신적인 깨달음. 영적(靈的)실현.

Anuloma Viloma(아눌로마 비로마) - 코로 숨을 들이쉬는 다른 방법. 프라나야마.

Apana(아파나) - 다섯 가지 대기의 요소 중 배꼽 근처에 위치하는 마니푸라-차크라에 모여 인체 내에서 생식과 배설기능을 담당하며 상승과 하강의 흐름을 일으키는 기(氣). 프라나(Prana)가 하늘에서 내려오는 천기(天氣)라 한다면 아파나(Apana)는 아래로부터 받쳐주는 지기(地氣)라 할 수 있다.

Aparigraha(아파리그라하) - 다섯 가지 야마 중의 하나(언제). 불 탐욕.

Arati(아라티) - 신성한 공간(제단, 성당 등) 앞에서 등불을 이용하여 경건한 수련.

Asana(아사나) - 글자 뜻대로 '앉다'를 의미. 자세(라자 요가의 세 번째 단계). 요가 좌법(坐法)과 체위(體位)들. 바른 몸과 명상을 위한 기초가 되는 자세들. 몸의 생기(生氣: Pranas)로 각 차크라(Chakra)들을 열고 닫는 수행체계. 아쉬탕가 요가(Ashtanga yoga)의 세 번째 단계. 하타 요가(Hatha yoga)경전들에는 여러 가지 자세들에 대하여 구체적으로 예시하고 있지만 요가_수트라에서는 쾌적(快適)한 명상의 자세만을 언급하고 있다.

Asana siddhi(아사나 싯디) - 요가적 좌법이나 자세의 완성.

Ashram(아쉬람) - 암자. 보통 자연 속에서 학생과 선생들이 살면서 요가를 수행하는 장소. 스승(Guru)이 머물거나 깨달음의 가르침을 제시(提示)했던 스승의 정신과 교감(交感)하기 위한 장소 또는 수도자들이 공동체적인 생활을 하는 거처나 소박한 휴식처.

Asteya(아스테야) - 다섯 가지 야마 중의 하나 (억제). 부절도(훔치지 않음). 정직(正直). 요가-수트라 첫 단계인 야마(Yama)의 다섯 가지 금계 중에서 남의 것을 갖지 않는 불투도(不偸盜). '도둑질하지 말라'는 계율(戒律).

Astral body(아스트랄체) - 신비한 몸. 빛의 몸. 인체 밖으로 떠도는 마음과 감각의 몸. 일종의 우주적인 탯줄에 연결되어 있음.

Astral plane(아스트랄계) - 불가사의한 층.

Astral travel(영적 여행) - 물리적 육체에서 아스트랄체가 일시적으로 분리하는 것으로 수면 중 꿈꿀 때, 명상 중에 또는 다른 영적인 경험을 할 때 발생.

Atma darshan(아트마 다르샨) - 자기 통찰.

Aura(오라) - 성인들의 후광(後光). 영혼의 에너지. 또는 일종의 생체 에너지로서 모든 생명체에게서 발산된다. 사람은 주로 푸른색 계열의 색조를 띤다고 하나, 사람의 생각이나 영적 등급, 마음의 상태에 따라서 다른 빛을 지닌다.

Avatar(아바타) - 글자 뜻대로는 내려가는 사람. 인간의 몸이 되신 신(神).

Avidya(아비드야) - 무지(無知). 무명(無明). 무의식. 무감각. 어두움.

Ayurveda(아유르베다) - 글자 뜻대로는 생명의 과학 또는 지식. 전통적인 인도 치료. 인도(印度) 전통 생활의학 체계. 초기(初期)의 베다(Veadas)는 신의 말씀이자 권위의 상징이었지만, 후기(後期)에 들어오며 좀더 인간에 접근하는 사유(思惟)가 진행된다. 그 이론적 토대(土臺)는 우파니샤드(Upanisad)적 철학이며, 실천적인 면에서는 요가, 그리고 의학적 접근은 아유르베다 또는 아유르베딕(Ayurvedic)이다. 개인적 성향에 따른 체질을 알아내어 부조화를 건강하게 개선시키려는 인도 전통의 의학체계로 이해할 수 있다.

B

Basana(바사나) - 선천적 기질(氣質). 과거의 인상(印象)이 잠재의식으로 남아 의식면에 깊이 잠재(潛在)되어 있는 개인적 욕구(慾, 求), 습기(習氣)훈습(薰習). 문자적인 뜻은 '향내' 전생의 경험과 행위들로부터 생긴 잠재력 또는 인상. 잠재적 업력(業力: Karma)의 작용이 현생에 반복하여 그 힘이 미치는 습관과 같은 의미이다. 향을 쌌던 종이는 향이 없어도 그 향내가 남아있는 것처럼 과거로부터 묻어져온 개인의 잠재적 성향(性向)이다.

Bahir kumbhaka(바이르 쿰바카) - 숨을 내쉰 상태로 멈춤.

Bhagavad Gita(바가바드 기타) - 글자 뜻대로는 신의 노래, 가장 중요한 요가 경전 중의 하나. 고대 인도의 고전(古典). 마하바라타(Mahabharata)의 끝 부분인 제 6권에 있는 요가 교의서(敎義書). 제목을 글자 그대로 직역하면 '거룩한 이의 노래'라는 뜻이 된다. 여기서 거룩한 이는 바로 비쉬누(Vihanu)신의 화신(火神: Avatara)이기도 한 크리슈나(Krishna)를 가리킨다.

Bhakti yoga(박티 요가) - 헌신의 요가.

Brahmacharya(브라마차리아) - 다섯 가지 야마 중의 하나(억제), 감각과 특히 금욕의 억제.

Brahmamuhurta(브라마무허타) - 해 뜨기 한 시간 반전의 기간으로 명상 수행에 가장 도움이 되는 시간이다.

Brahman(브라만) - 신성. 절대자.

C

Cast(카스트) - 브라흐만(Brahman), 즉 창조신이 몸에서 나오는 장소에 따라 신분이 결정되었다는 신화적 근거에 바탕을 둔 신분 계급제도(階級制度).

Chakra(차크라) - 글자 뜻대로는 수레바퀴. 아스트랄체에 위치한 영성의 중추.

Chandra(찬드라) - 달(月)

Chela(첼라) - 제자. 문하생(門下生)

Chin mudra(친 무드라) - 의식을 모으는 상징적 자세. 영적 지식을 상징. 엄지와 검지 손가락을 모으고 나머지 손가락은 편 명상의 손동작.

D

Darshan(다르샨) - 스승(Guru)을 친견하여 빛을 인도받음.

Desa(데샤) - 요가를 수행하는 동안 집중하는 장소.

Devata(데바타) - 신위. 신성한 힘.
Devavani(데바바니) - 글자 뜻대로는 신의 언어. 산스크리트어의 다른 이름.
Dharana(다라나) - 집중(라자 요가의 여섯 번째 단계). '단단히 잡는다'와 '고정한다'는 뜻을 지닌 산스크리트어 'dhr'에 어원을 둠.
Dharma(다르마) - 바른 행동. 우주의 법. 특성. 의무. 본분. 바른길(Purushartha). 다르마는 카르마 안에서 스스로의 의지로 개선시키거나 바꿀 수 있는 미덕을 말한다. 의무와 미덕의 정신, 혹은 지고한 가르침이나, 그 확신을 가르치는 뜻으로 사용되기도 한다. 문맥에 따라 의무(義,務), 도덕(道,德), 의(義), 진리(眞理), 법(法) 등의 다양한 뜻으로 사용된다.
Dhyana(디야나) - 명상(라자 요가의 일곱 번째 단계)
Drashta(드라스타) - 관철자.
Drishti(드리쉬티) - 통찰.

E

Ekagrata(에카그라타) - 정신 집중. 몰입되어 있는 의식.
Elemental(엘러멘틀) - 아스트랄계에 사는 존재

G

Gunas(구나스) - 자연의 특징.
Guru(구루) - 인도나 티벳 등지에서 정신적인 깨달음을 얻은 이에게 붙이는 존칭. 문자적인 뜻은 어둠을 몰아내는 사람이다. 여기에서 구(Gu)는 어둠, 루(Ru)는 빛을 뜻한다. 무지를 깨우치게 하고, 무명(無明)을 제거하여 어둠에서 벗어나도록 빛을 주는 정신적 지도자. 무지(無知)로부터 깨달음으로 인도하는 영적인 스승의 의미이기도 하다.

H

Hatha(하타) - 하(해), 타(달), 인체의 미묘한 에너지를 조절하고 조화시키는 것에 초점을 두는 요가의 방법. 하타 요가(Hatha yoga)는 인간의 몸과 정신, 음과 양의 조화로움 균형을 이루기 위한 수행체계이다.

I

Ida-nada(이다-나디) - 음기(陰氣), 몸의 왼쪽으로 흐르는 기의 통로. 양기(陽氣 : Pingala-nadi)는 오른쪽으로 흐르는 기의 통로.
Ishta devata(이시타 데바타) - 자기 자신이 믿는 특정한 형태의 신.
Ishvara(이쉬바라) - 우주를 통해 인지되는 신(절대적인 의식으로서의 신에 반대).
Ishvara prandihana(이쉬바라 프란디하나) - 다섯 가지 니야마 중의 하나(의식). 신에 대한 헌신 또는 복종.

J

Jala(잘라) - 물.
Japa(자파) - 만트라(성스러운 주문)를 반복적으로 암송하는 것.
Japa mala(자파 말라) - 자파의 수행에 사용되는 염주.
Japa(자파) - 진언(眞言) 또는 주문(呪文). 인도 수행자들은 제자가 입문할 때 스승(Guru)이 제자에게 개인적인 만트라(Mantra)를 준다. 따라서 수행자마다 반복하여 외우는 만트라가 다르다.
Jaya(자야) - 승리. 정복. 성공. 통제. 제어.
Jiva(지바) - 개별적 생명. 개인의 영혼(靈魂).
Jivan mukti(지반 묵티) - 현재 살고있는 생애에서 지혜의 진리를 깨달아 삼매(Samadhi)의 경지를 경험하는 현생해탈(現生解脫)
Jnana yoga(즈나나 요가) - 지식의 통로.

K

Kama(카마) - 정욕(情慾), 열애(熱愛), 욕망(慾望), 열정(熱

情)을 상징하며 인도(印度) 전통신화에 등장하는 사랑의 신(神).

Kaivalya(카이발야) - 독존(獨存)의 경지. 해탈(解脫). 체험자와 체험 대상이 나누어지지 않는 상태.

Kapalabhati(카팔라바티) - 배로만 하는 호흡으로 크리야(정화 기법)와 프라나야마 둘 다 훈련.

Karma(카르마) - 행동. 업의 법칙 작용과 반작용의 법칙.

Karma yoga(카르마 요가) - 자기 행위의 통로

Kosa(코샤) - 진아(Atman)를 둘러싸고 있는 다섯 개의 영적 층(層). 요가철학에서는 우리가 전부라고 생각하는 육체 외에도 섬세하고 진동률이 높은 몸들이 여러 겹으로 겹쳐 존재하며 영혼(靈魂)을 다섯 층으로 싸고 있다고 한다.

Kriya(크리야) - 정화 기법

Kshipta(크쉽타) - 글자 뜻대로는 던져진 또는 흩어진 마음이 산란한 상태.

Kumbhaka(쿰바카) - 지식(止息), 기(氣)의 보류. 프라나야마(Pranayama)와 같은 의미를 가진다. 수행자가 숨을 완전히 마시거나 토한 다음 숨을 멈춘 상태에서 오관(五官)을 닫고 유지한 채 기(Prana)의 운용을 적절하게 조절하는 것을 말한다. 따라서 단지 숨을 그치는 것이 아니라 숨을 멈춘 채 자신이 의지하는 곳으로 프라나(Prana), 즉 생기(生氣)를 순환시키는 의미가 내포되어 있다. 마시는 숨(Puraka), 토하는 숨(Rechaka), 그리고 멈춘 숨(Kumbhaka)으로 구분한다.

Kundalini(쿤달리니) - 육체에 내재(內在)한 신비한 생명력. 문자적인 뜻은 '똬리를 틀고 있는 뱀(蛇)과 같은 자각할 수 있는 영적(靈的) 에너지의 근원(根源)'. 미저골 주변(Muladhra-cakra)에 감겨서 잠들어 있는 우주의 생식력과 잠재 능력의 샥티가 각성(覺醒)되어 척추의 수슘나-나디(Sushumna-nadi)를 타고 상승하면, 그 힘으로 의식 센터인 차크라(Chakra)가 단계적으로 열린다.

Kundalini energy(쿤달리니 에너지) - 개개인에 잠재해 있는 원천적인 우주 에너지.

Kundalini yoga(쿤달리니 요가) - 라자 요가의 한 분파로 그 목적은 쿤달리니 에너지를 일깨우는 것이다.

L

Laya chintana(라야 친타나) - 글자 뜻대로는 흡수, 마음을 분해해서 원래의 목적에 집중하기 위해 마음을 집중함.

Likhita japa(리키타 자파) - 만트라 쓰기.

M

Maha(마하) - 크고 위대한. 한계 없이 무궁한.

Maha-bandha(마하-반다) - 목(Jalandhara)과 복부(Uddiyana) 그리고 항문(Mula)부위의 수축(收縮)인 반다(Bandhas)들과 지식(止息 : Kumbhaka)을 모두 아우르는 위대한 반다이다.

Maha mantra(마하 만트라) - 글자 뜻대로는 큰 진언.

Mahabharata(마하바라타) - 고대 인도의 대 서사시로 문자적인 뜻은 '위대한 서약(誓約)'이며, 특히 금계(禁戒 : yama)를 지키기를 서약하는 것으로 '위대한 바라타(Bharata)의 이야기'의 뜻을 가지고 있다.

Mala(말라) - 꽃송이들을 실로 꿰어 연결한 화환. 툴씨(Tulsi)줄기, 백단 향(Sandalwood), 보리수 씨앗, 산호, 수정, 또는 다른 귀한 광석 등으로 만든 염주(念珠).

Manas-sakti(마나스-샥티) - 이다-나디(Ida-nadi)를 통과하는 정신적 힘.

Manasika japa(마나시카 자파) - 만트라를 마음속으로 암송하는 것.

Mantra(만트라) - 명상시 사용하는 성스러운 음(音).

Mantra shakti(만트라 샥티) - 만트라 고유의 에너지.

Marga(마르가) - 진리의 길(道). 완전한 자유를 위한 해탈의 길.

Maya(마야) - 육체에 내재한 근원적인 여성력(女性力 : Sakti)

Meru(메루) - 말라(꽃송이들을 실로 꿰어 연결한 화환)에서 중간에 있고 보통 가장 큰 염주.

Mouna(모우나) - 침묵 의식. 침묵 수행.
Mudha(무다) - 마음이 우둔한 상태.
Mukta(묵타) - 해방된 자. 자유로운 영혼.
Mukti(묵티) - 완전한 자유(自由), 지복(至福). 마야(Maya)의 환영(幻影)에 의해 만들어진 세상의 굴레에서 완전히 벗어남을 뜻한다. 해탈(解脫 : Moksa), 열반(涅槃 : Nirvana), 독존(獨存 : Kaivalya)은 같은 의미를 가진다.

N

Nadi(나디) - 인체 내의 미세한 기운(氣運 : Prana)이 흐르는 통로. 기맥(氣脈). 비관(秘管).
Nadis(나디스) - 아스트랄체에 있는 섬세한 에너지 경로.
Namastte(나마스떼) - "당신의 내재(內在)된 신성에 경배합니다." 라는 의미를 가진 전통적인 인도의 인사말.
Neti-neti(네티-네티) - 글자 뜻대로는 ~이 아니다, ~이아니다 ; 베다적 명상 기법.
Nidra(니드라) - 요가적 잠. 꿈도 꾸지 않은 깊은 수면(睡眠).
Nirguna(니르구나) - 무(無-우주의식). 무형(無形)의 성질.
Niruddha(니루다) - 글자 뜻대로는 억눌러있는 모든 생각의 파장이 억제된 마음의 상태.
Niyamas(니야마스) - 일련의 다섯 가지 윤리적 의식(라자 요가의 두 번째 단계)

O

Ojas(오자스) - 정신 에너지. 인체에서 모든 일곱 가지 다투스(조직)의 요소. 생명력(生命力). 영적인 힘. 생명 에너지를 조절하는 육체조직의 본질.
OM(옴) - 절대자. 브라만의 상징음.

P

Padmasana(파드마사나) - 연꽃 자세. 결과부좌(연꽃좌).
Pangraha(판그라하) - 저장한 부 또는 재산.

Patanjali(파탄잘리) - 요가에서 가장 중요한 본문 중의 하나인 라자 요가 수트라를 쓴 위대한 현자.
Phala(팔라) - 열매. 결과.
Pradipka(프라디피카) - 빛. 등불. 지혜.
Prana(프라나) - 생명에너지
Pranayama(프라나야마) - 프라나, 즉 생명 에너지의 억제(라자 요가의 네 번째 단계)
Pratyahara(프라티야하라) - 감각들의 철회(라자 요가의 다섯 번째 단계)
Puraka(푸라카) - 흡기(吸氣). 마시는 숨.
Purusha(푸루샤) - 무한(無限). 순수(純粹)한 우주심(宇宙心)삼캬(Samkhya)철학에 따른 원리적 순수함을 뜻하는 용어. 인간에 내재한 근원적인 오염되지 않은 순수성을 의미한다. 요가적 수행으로 경험된 자아를 확인하면 독존(獨存)의 상태를 이루며 자신이 온 우주 그 자체임을 인식하고 편재(遍在)한다. 바로 이것을 깨닫는 것이 진정한 요가의 목적이다.

S

Sabdabrahman(성 브라만) - 브라만을 일컫는 음성 형태. 우주의 부정기적인 진동.
Sadhana shakti(사다나 샥티) - 정신 수련(사다나)에 의해 활성화 된 에너지.
Sadhu(사두) - 영적인 사람. 수행자.
Saguna(사구나) - 유(有-원시 의식). 형태를 가진. 유형(有形)의.
Sahasrara chakra(사하스라라 차크라) - 아스트랄체의 일곱 번째 차크라. 뇌의 정수리에 위치해 있음.
Sakshi aham(샥시 아함) - 글자 뜻대로 나는 증인이다.
Sakshi bhav(샥시 바브) - 스스로의 생각을 초연하게 나타내는 태도.
Samadhi(사마디) - 축복으로 경험할 수 있는 해탈의 경지.
Samata(사마타) - 균형상태. 안정. 평온.
Samskara(삼스카라) - 인상. 경향
Sanyasin(산야신) - 산야시(Sanyasi). 산야사(Sanyasa). 수

도사 또는 수녀. 완전한 금욕의 생활을 선택한 사람. 세상과 초연(超然)한 구도자.

Sanskrit(산스크리트) - 신의 언어. 세계에서 가장 오래된 언어 중의 하나로 알려져 있고 요가 경전에 쓰여진 언어. '데바나가리' '신들의 노래' '범위(範圍)'로 해석할 수 있는 인도 고대의 신성한 문자 및 그 언어체계. 한역(漢譯)으로는 범어(梵語)

Santosha(산토샤) - 다섯 가지 니야마 중의 하나(의식). 만족

Samsara(삼사라) - 생사(生死)를 윤회(輪廻)하는 세계. 우주적 경과.

Samskara(삼스카라) - 인상(印象). 잠재력(潛在力). 전생(前生)을 통하여 쌓아온 잠재적인 습(習)이나 잠재 인상. 개별적 행동의 자취. 즉 무의식에 저장된 기억 또는 인상.

Satsang(삿상) - 진리와 함께 또는 정신적으로 고결한 사람.

Sattva(사트바) - 세 가지 덕 또는 성질 중의 하나. 순수와 빛의 원칙.

Satya(사트야) - 다섯 가지 야마 중의 하나(억제). 진실.

Saucha(사우차) - 다섯 가지 니야마 중의 하나(의식). 청결.

Shakti(샥티) - 우주 에너지. 우주의 원천적(源泉的)인 힘. 샥티는 영성과 남성으로 나누어지고 여성에게서는 창조력, 유지력, 파괴력, 모체력, 최대력. 남성에게는 행동력, 에지력, 의욕력, 자연력으로 구분된다.

Shanti(샨티) - 산스크리트 용어에서는 육체적 평온(平溫), 정신적 평화(평화), 정열의 부재(不在), 괴로움에서 벗어남을 뜻하며, 인도에서는 평화를 기원하는 너의, 나의, 우리 모두의 평화를 의미한다.

Siddhas(싯다스) - 성취를 이룬 요가 수행자들.

Siddhasana(싯다사나) - 글자 뜻대로는 달인좌. 명상에 사용되는 앉는 자세 중의 하나.

Soda(소다) - 언제나, 변함없는.

Soham(소함) - 문자적인 의미로는 '내가 곧 그것이다.' 의식을 신성하게 고양시키는 소리(Mantra). '소(So)'는 우주의식이며, '함(Ham)'은 개인적 존재의식으로 이 양자(兩者)의 합일은 지고한 정신세계를 지향하는 기원이다.

Soma(소마) - 감로(甘露)

Solar plexus(태양 신경총) - 위의 아래쪽에 위치한 주요 신경망. 계통의 주요 에너지 중추.

Steya(스테야) - 도둑질. 강도.

Sukham sthiram(숙함 스터람) - 글자 뜻대로는 편안하고 확고한 자세. 라자 수트라스에서 명상 자세에 대한 설명.

Sushumna(수슘나) - 각성(覺醒)된 쿤달리니-샥티(Kundalini-sakti)가 척주(脊柱)의 중앙을 타고 흐르는 기(氣 : prana)의 통로(通路 : Nadi).

Sutra(수트라) - 경전(經典). 명언(明言)글자 뜻대로는 실. 시구. 연결된 경구(警句). 격언(格言). 금언(金言).

Svadharma(스바달마) - 자신의 의무(달마).

Svadhyaya(스바드야야) - 다섯 가지 니야마 중의 하나(의식). 경전 공부. 자기 반성.

Swami(스와미) - 수도사 또는 수녀. 글자 뜻대로는 주인. 지배자. 지도자.

Swami Sivananda(스와미 시바난다) - 인도에서 가장 위대한 현대 현자 중의 한명. 시바난다 요가 베단타 센터 배후에서 영감을 줌. 스와미 비슈누-데바난다의 스승.

Swami Vishnu-devananda(스와미 비슈누-데바난다) - 시바난다 요가 베단타 센터의 설립자. 세계적으로 유명한 스승이며 명상과 만트라(Meditatiom and Mantras)와 베스트 셀러인 요가(The Book of Yoga)의 저자이다.

T

Tamas(타마스) - 세 가지 덕 또는 성질 중의 하나. 무력. 무지. 암흑의 원칙.

Tantra(탄트라) - 밀교(密敎).비밀불교(秘密佛敎). 산스크리트어로 '확장'을 뜻함. 어원(語源)은 진리(眞理)의

'타트바(Tattva)'와 진언(眞言)의 '만트라(Mantra)'가 결합(結合)된 수행체계. 이 세상이 만물이 성스럽다는 관점에서 감각의 에너지를 정화시켜 성스러운 의식으로 통합시키는 과정이다.

Tapas(타파스) - 글자 뜻대로는 불. 다섯 가지 니야마 중의 하나(의식). 고행.

Tratak(트라탁) - 응시. 크리야(정화 기법)와 집중 연습.

Upamsu japa(우팜수 자파) - 만트라를 낮은 목소리로 말함.

Upanishada(우파니샤드) - 베단타 철학의 본질을 포함한 베다 경전.

V

Vaikhari japa(바이카리 자파) - 만트라를 들을 수있게 반복함.

Vama(바마) - 색깔.

Vedanta(베단타) - 글자 뜻대로는 베다스의 끝. 우파니샤드를 기초로 한 최고의 철학.

Veadas(베다) - 인도에서 가장 오래된 경전.

Vikshipta(비십타) - 마음의 부분적인 집중 상태.

Vritti(브리티) - 생각의 파장.

Yam(얌) - 구속(拘束)

Yamas(야마) - 윤리적인 억제(라자 요가의 첫 번째 단계)

Yoga(요가) - 글자 뜻대로는 결합. 최고의 영혼과 개별 영혼의 결합. 이러한 결합을 목적을 하는 영적 수련의 방법.

Yoga Sutras(요가 수트라) - 현자 파탄잘리가 쓴 요가에 대한 경구.

Yogi(요기) - 요가 행자.

Yoni mudra(요니 무드라) - 마음의 집중에 도움이 되는 특정한 에너지 형태를 만드는 손의 자세.

참고문헌

무드라_손으로 여는 새로운 세상 (게르트루트 히르시 저 / 송순봉 역 / 이선 감수)

요가 (시바난다 요가센터 저자 / 박지명 역자, 하남출판사)

라자요가 명상 (시바난다 요가센터 저자 / 박지명 역자, 하남출판사)

지은이 여동구(TAO)

TAO(타우)라는 뜻은 진리를 뜻합니다. 진리란 변하지 않는 의미를 담고 있듯이 요가를 통해 우리의 '참' 나를 찾을 수 있기를 바랍니다. 요가는 신체적인 운동뿐만 아니라 명상과 호흡을 통해 집중력을 향상시키고 건강한 몸과, 정신을 가질수 있습니다. 이 책을 통해 요가를 좋아 하시는 많은 분들과 함께 나누고 싶고 요가를 하면서 세상을 바라보는 여유를 가지시기 바랍니다…… 나마스떼(Namaste)

타우Tao 플로우 요가

초판 인쇄 2014년 4월 7일
초판 발행 2014년 4월 11일

지은이 여동구
펴낸이 진수진
펴낸곳 레몬톡

주소 경기도 고양시 일산서구 중산동 1682
출판등록 2013년 5월 30일 제2013-000078호
전화 031-926-7696
팩스 031-926-7697
전자우편 meko7@paran.com
홈페이지 www.haeminbook.com

ISBN 979-11-85254-85-2 13510

값 20,000원

*낙장 및 파본은 교환해 드립니다.
*본 도서는 무단 복제 및 전재를 법으로 금합니다.